LA GUÍA COMPLETA DE LOS

Adaptógenos

Descargo de responsabilidad

El contenido de este libro tiene una finalidad meramente divulgativa. La información aquí expuesta no debe sustituir en ningún caso al consejo médico profesional ni ser utilizada para diagnosticar, tratar o curar enfermedades, trastornos o dolencias. Por consiguiente, la editorial no se hace responsable de los daños o pérdidas causados, o supuestamente causados, de forma directa o indirecta por el uso, la aplicación o la interpretación de la información aquí contenida.

Título original: *The Complete Guide to Adaptogens*

Traducción: Blanca González Villegas

© 2018, Simon & Schuster, Inc.

Publicado por acuerdo con Simon & Schuster Inc., 57 Littlefield Street
Avon, Massachusetts, EE.UU.
Primera edición de Adams Media: julio de 2018.
Adams Media es una marca registrada de Simon & Schuster, Inc.

Diseño de las páginas interiores: Sylvia McArdle y Colleen Cunningham
Fotografías de las páginas interiores: Harper Point Photography
Ilustraciones de las páginas interiores: Katrina Machado

De la presente edición en castellano:
© Gaia Ediciones, 2018
  Alquimia, 6 - 28933 Móstoles (Madrid) - España
  Tels.: 91 614 53 46 - 91 614 58 49
  www.alfaomega.es - E-mail: alfaomega@alfaomega.es

Primera edición: noviembre de 2019

Depósito legal: M. 20.133-2019
I.S.B.N.: 978-84-8445-805-0

Impreso en India

Cualquier forma de reproducción, distribución, comunicación pública o transformación de esta obra solo puede ser realizada con la autorización de sus titulares, salvo excepción prevista por la ley. Diríjase a CEDRO (Centro Español de Derechos Reprográficos, www.cedro.org) si necesita fotocopiar o escanear algún fragmento de esta obra

LA GUÍA COMPLETA DE LOS

Adaptógenos

Desde la **ashwagandha** a la **rodiola**,
plantas medicinales excepcionales
que transforman y curan el organismo

AGATHA NOVEILLE

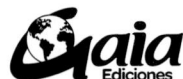

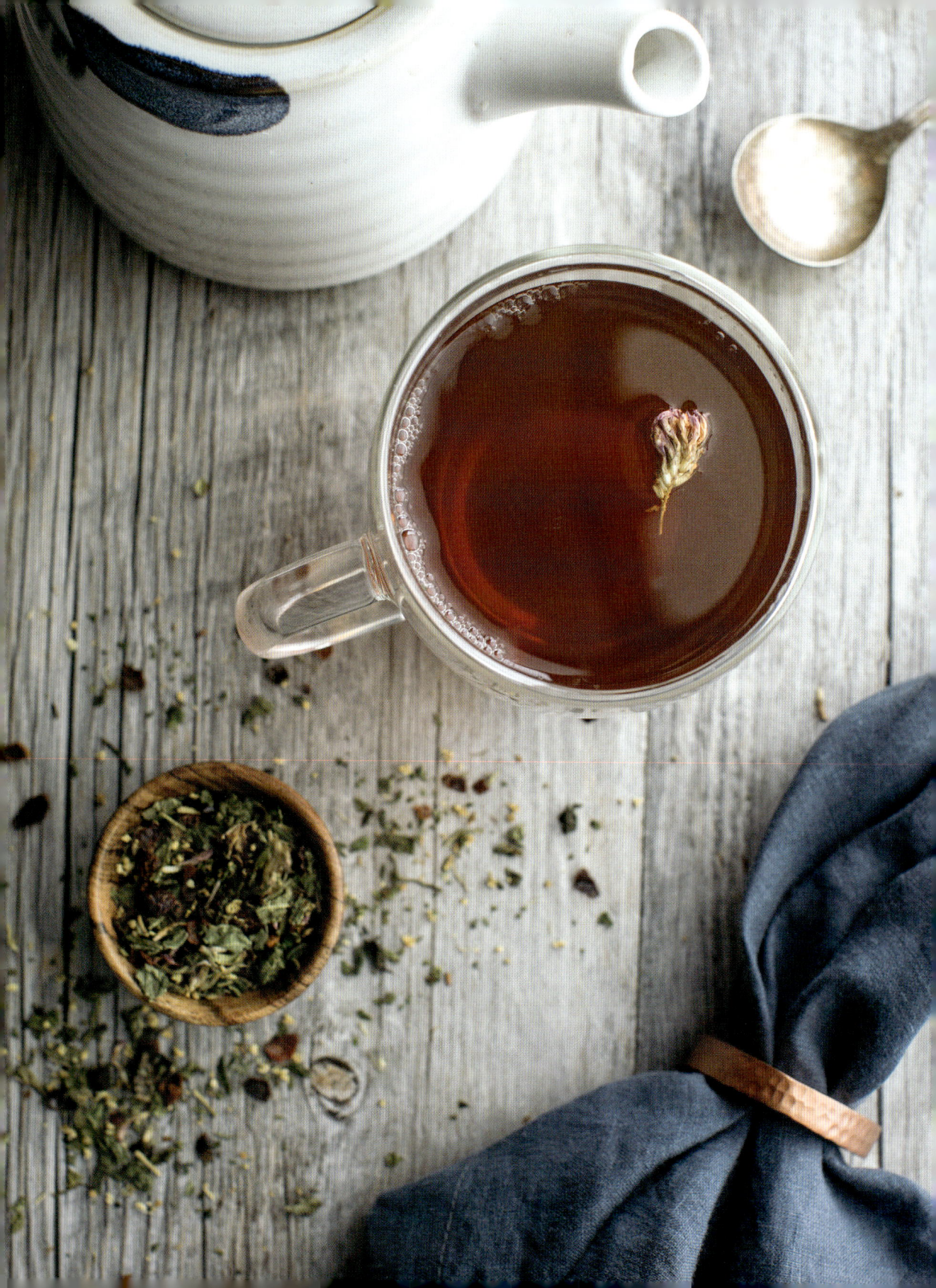

Índice

Introducción 9

PRIMERA PARTE
LOS FUNDAMENTOS BÁSICOS DE LOS ADAPTÓGENOS 13

1 Entender y utilizar los adaptógenos 15

¿Qué son los adaptógenos? 16
Seguridad 17
Herramientas y utensilios 20
Ingredientes básicos 22
Habilidades básicas 23
PROYECTO:
Elaboración de un extracto herbal mediante maceración 25
Cómo elaborar un extracto mediante percolación 26
PROYECTO:
Elaboración de un extracto herbal mediante percolación 28
PROYECTO:
Fabricación de un embudo de vidrio para percolar tinturas 31

2 Glosario de adaptógenos 35

Albahaca sagrada (tulsi) 36
Árbol de la seda 38
Ashwagandha 39
Astrágalo 41
Bardana 42
Centella asiática 44
Cordyceps 46
Dang shen 48
Eleutero 49
Espino blanco 51
Ginseng americano 53
Ginseng asiático 55
Goji 57
Grosellero de la India 58
He shou wu 60
Jiaogulan 62
Maca 63
Ortiga 64
Regaliz 66
Reishi 68
Rodiola 69
Satavar 70
Schisandra 72
Suma 73

SEGUNDA PARTE
RECETAS ADAPTÓGENAS PARA EL BIENESTAR 75

3 Recetas para mejorar el sueño 77

Extracto simple de schisandra y rodiola 79
Leche de medianoche 80
    Polvos para la leche de medianoche 81
    Leche de medianoche 81
Bocaditos de manteca de frutos secos para la hora de acostarse 83
    Especias para la hora de acostarse 84
    Manteca de frutos secos para la hora de acostarse 84
    Bocaditos de manteca de frutos secos para la hora de acostarse 85
Mezcla para una Infusión de Morfeo 86
    Una taza de infusión de Morfeo 87
Elixir sandman Reserva 89
Saquitos del jardín nocturno 90
Mezcla para el baño que calma el espíritu 92
Néctar nocturno 94
Tentempié de néctar nocturno y plátano frito para la hora de acostarse 96
Elixir del buen descanso 97
Bayas y cerezas con tomillo para la hora de dormir 99

4 Recetas para mejorar el estado de ánimo 101

Elixir de los días felices 103
Agua fresca de tulsi 104
Refrescos herbales carbonatados 105
Agua carbonatada con lavanda y tulsi 107
Árbol de la seda efervescente 108
Infusión de enredadera y bayas 109
Leche con rodiola y rooibos 110
Aceite de masaje estimulante 112
Bayas de goji con chocolate mexicano 114
Un poquito de miel calmante 116
Bocaditos de especias e higos para saborear el día 118
Especias para saborear el día 119
Bocaditos de higo 119
Budín de pistachos y aguacate con especias para endulzar el ánimo 121
    Especias para endulzar el ánimo 122
    Budín de pistachos y aguacate con especias para endulzar el ánimo 122

5 Recetas para mejorar la capacidad de concentración 125

Nueces acarameladas con canela y eleutero 128
Manteca casera de pipas de girasol 130
Polvos y crema para untar el poder del sol 132
Crema para untar el poder del sol 132
    Polvos del poder del sol 132
Comida para el pensamiento: budines de chía 133
Yogur de chía con frambuesas y rodiola 135
Budín de semillas de chía con matcha, melocotón y gynostemma 136
Ojimiel para genios 137
Budín supremo de chía y chocolate 139
Pistachos con chile, lima y dang shen 140
Pringue para el cerebro 142
Taza para pensar 144
Jarabe y refresco de lavanda y schisandra 147
Cordial de mora para mentes brillantes 149
Batatas asadas con romero 150

6 Recetas para mejorar la función inmune 153

Jarabe de goji y saúco 157
Cuencos multicereales con astrágalo 159
Infusión instantánea de grosellero de la India y jengibre 160
Salteado de bardana 162
Extracto para los que están hechos puré 163
Shrub de fresas y eleutero 164
    Extracto de eleutero a base de vinagre 165

Jarabe de fruta para el *shrub* 165
Shrub de fresas y eleutero 166
¡Miso, más adaptógenos, por favor! 167
Gominolas inmunitarias de bayas y astrágalo 170
Cacao de canela y cordyceps 173
Elixir inmunitario de arce y jengibre 174

7 Recetas para mejorar tu energía y tu resistencia 177

Láminas de fruta con rodiola 181
    Láminas de fruta de pera y arándanos 182
    Láminas de fruta de cereza y frambuesa 182
    Láminas de fruta sencillamente de fresa 182
Sal multiusos de semillas de ortiga 184
Jarabe de arce con maca y suma 186
Bocaditos de muesli 187
Perdido en el campo (infusión nocturna) 188
Mezcla de dang shen y espino blanco 190
Delicias de coco 192
    Delicias de coco con arándanos rojos y naranja 193
    Delicias de coco con chocolate y avellanas 193
    Delicias de coco con yogur y fruta fresca 194
Extracto de ginseng 195
Superswitchel 196
    Sal para el *Superswitchel* 197
    Superswitchel 197
Gelée de eleutero y limón 199

8 Recetas para reforzar la salud femenina 201

Refresco de granada y albahaca con rodiola 205
Miel de satavar con higos 206
Poción de rodiola 207
Hojas y bayas 210
Trufas de maca y chocolate 212
Chupitos para las supermujeres 213
Aceites de cocina con una gota de magia 215
    Magia picante de satavar 216
    Magia picante de hierbas de Provenza y ashwagandha 216
    Aceite de schisandra y orégano 216

Batido fácil de maca 219
Elixir de la vida amorosa 220
Sazonador vital de las abejas 223

9 Recetas para reforzar la salud masculina 225

Chupitos para los superhombres 227
Bombas de pipas 228
Electuario de arándanos rojos 230
Infusión masculina de chai y setas 233
Batido de suma y pipas de calabaza 235
Trufas del hombre de leyenda 236
Poción de zarzaparrilla y damiana 238
Explosión de poder con bolas de palomitas de maíz 239
Elixir de suma y crema de naranja 242
Sazonador corazón de león 245
Infusión nocturna buena para ellos 247

10 Recetas para mejorar el cabello, la piel y las uñas 249

Batido de arándanos y ortiga 253
Bebida embellecedora de bayas y flores 255
Amargos para el cerebro y la belleza 257
Gelée de belleza 258
Bombones de goji y grosellero de la India 261
Infusión ojos brillantes 262
Mezcla de especias para un desayuno embellecedor 264
Legendario elixir dorado de belleza 265
Aceite de satavar 267
Bebida de raíces antiojos de mapache 268

Conclusión: disfruta de los adaptógenos a diario 271

Apéndice A: recursos y suministradores 273
Apéndice B: bibliografía 275
Tabla de conversión del sistema imperial al métrico 276
Listado de sinónimos 278
Índice temático 279
Acerca de la autora 287

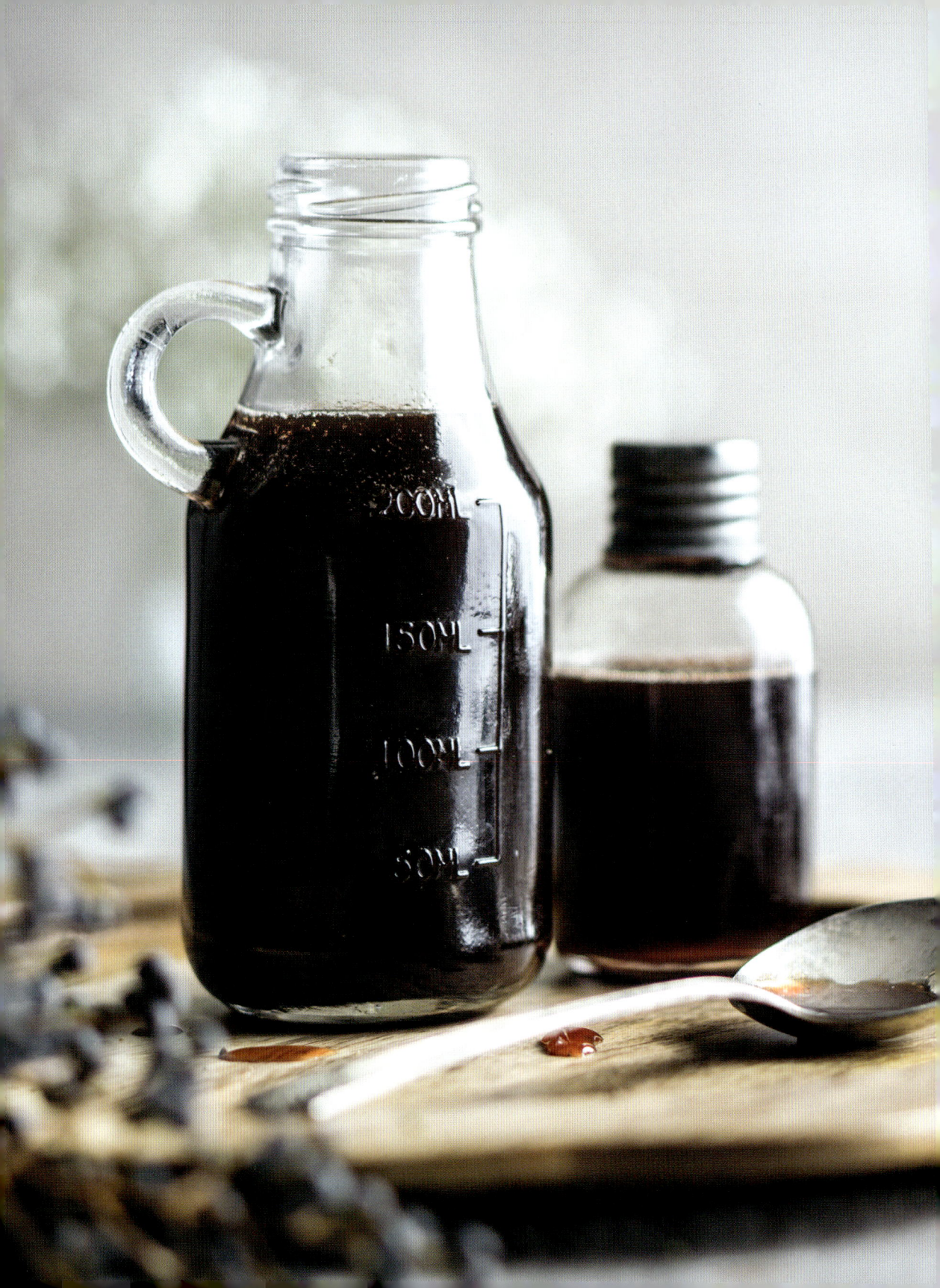

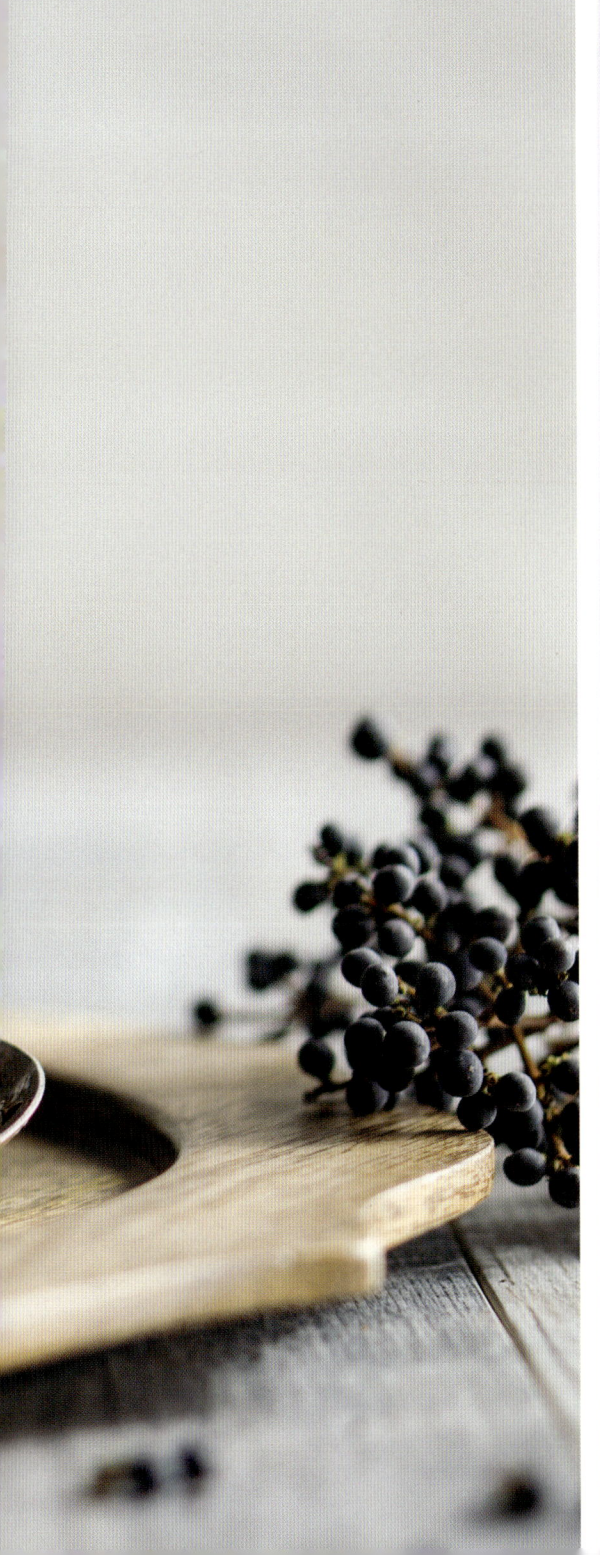

Introducción

El ser humano lleva cientos de años intentando alcanzar la longevidad y dominar la juventud y el rejuvenecimiento, y lo ha hecho de muchas maneras distintas. Desde la obsesión medieval por la alquimia y el elixir de la vida hasta la fascinación moderna por los superalimentos, es como si siempre hubiéramos tenido el afán de hacer más, de ser más y de establecer baremos nuevos en lo que respecta a la salud y la vitalidad.

Hace muchos años, la Unión Soviética encargó a sus científicos abrir un capítulo nuevo en esta empresa. Se les ordenó buscar y desarrollar sustancias que ayudaran a sus atletas, militares e incluso jugadores de ajedrez a destacar sobre los del resto del mundo, que les aportaran un plus de energía, fuerza, resistencia y habilidades mentales que les permitieran alcanzar la gloria internacional. Curiosamente, tras muchas horas de trabajo, estos científicos centraron sus investigaciones en las plantas, un grupo de hierbas muy concreto que recibieron el nombre de adaptógenos. El ginseng americano, el eleutero, la rodiola y la albahaca sagrada son solo unos pocos ejemplos de este tipo tan notable de plantas que hoy conocemos como adaptógenos y que han demostrado una influencia sutil pero cuantificable en la inmunidad, el sueño, los niveles de estrés, la energía y la resistencia.

Es mucho lo que los adaptógenos ofrecen para mejorar nuestro bienestar diario, tanto si estamos interesados en agudizar al máximo nuestras habilidades mentales como si lo que deseamos es aumentar nuestro rendimiento deportivo o encontrar formas de aprovechar las hierbas tónicas como parte de un estilo de vida saludable.

Existen muchos libros fabulosos en los que se detallan los múltiples usos tradicionales y las investigaciones modernas relacionadas con estas plantas, pero este es diferente, porque te enseña a incorporar estas hierbas asombrosas a tus rutinas diarias, y a hacerlo con estilo. Elaborando tus propios extractos, elixires e infusiones ahorras dinero, dispones de un producto de gran calidad y consigues algo único que no se encuentra en las tiendas. Puedes personalizar tus creaciones para que sean exactamente lo que quieres o lo que necesitas.

Los adaptógenos se prestan a prepararlos en una gran variedad de recetas creativas y trabajar así con ellos resulta un auténtico placer. En lugar de recurrir a una pastilla de vitaminas que te cuesta un ojo de la cara o a un extracto herbal de sabor amargo que tienes que tomar con la nariz tapada, puedes experimentar con infusiones sabrosas, jarabes deliciosos y aperitivos divertidos e interesantes que te permiten incorporar los adaptógenos a tu día a día.

Estas plantas pueden convertirse en un componente muy valioso de un estilo de vida saludable. Son también una forma estupenda de empezar a trabajar con las hierbas en general. Gracias a la seguridad que ofrecen (para que una planta sea calificada como adaptógena no debe ser tóxica y su uso prolongado no debe presentar ningún riesgo), resultan de las más fáciles y accesibles para una persona normal. Con unas pocas directrices generales puedes abordarlas con plena confianza. Vuelve la página para descubrir cómo empezar a crear tus propias recetas y sigue los pasos de todas aquellas personas que han realizado algunas de las búsquedas más apremiantes de la historia de la humanidad: ¿cuánto podemos hacer?, ¿cuánto podemos llegar a ser?, ¿hasta dónde pueden llegar nuestra salud y nuestra vitalidad?

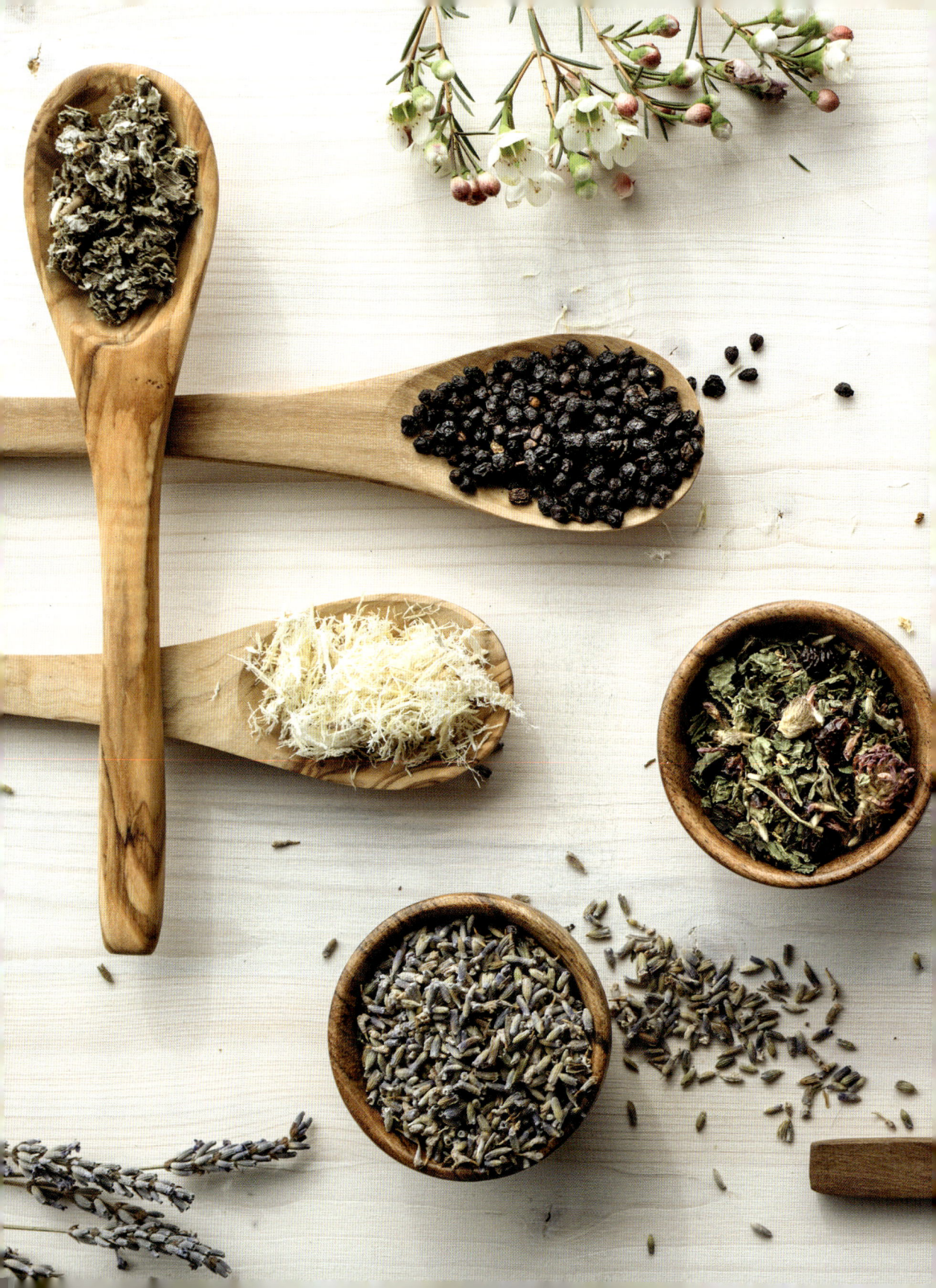

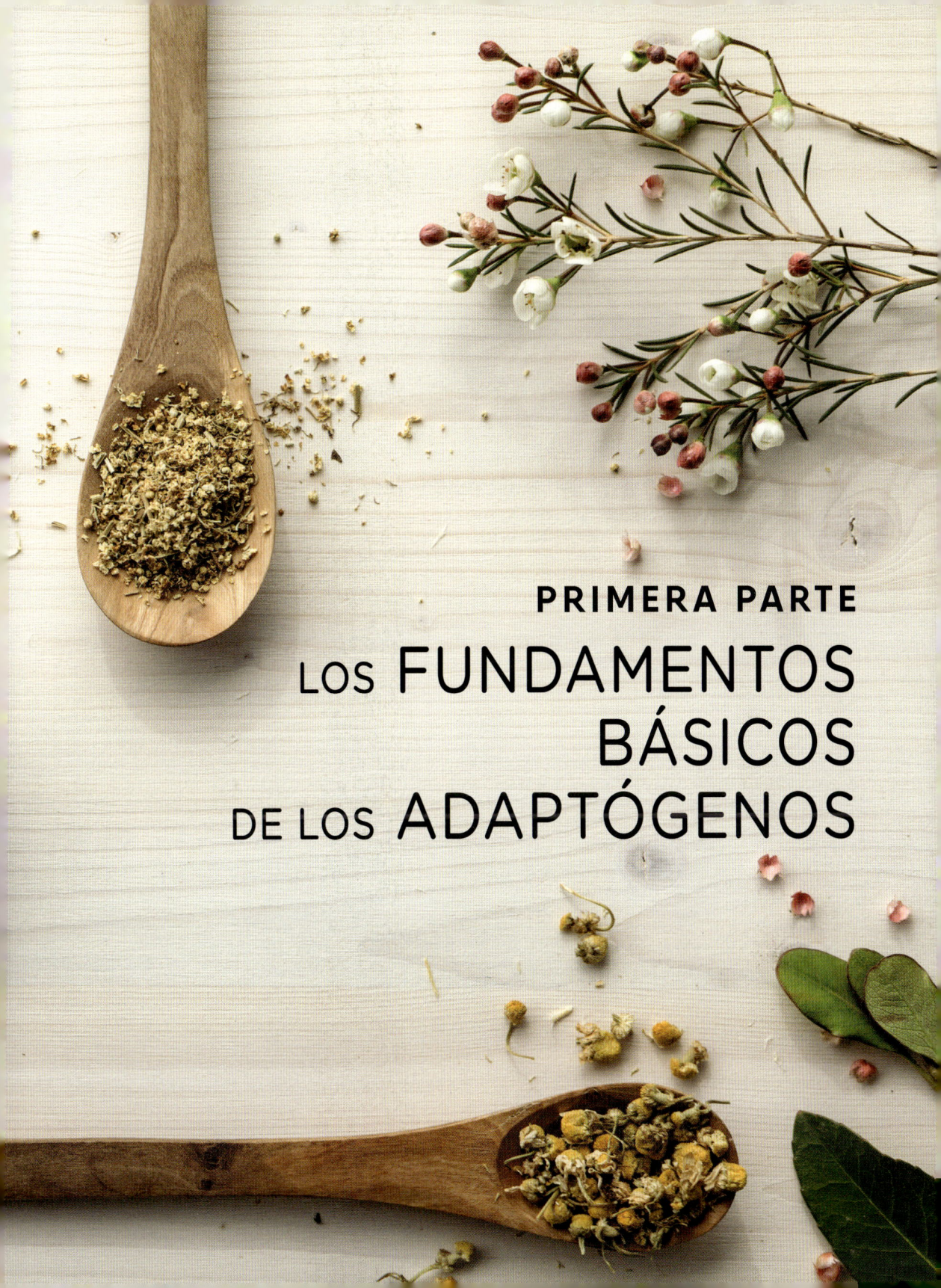

PRIMERA PARTE

LOS FUNDAMENTOS BÁSICOS DE LOS ADAPTÓGENOS

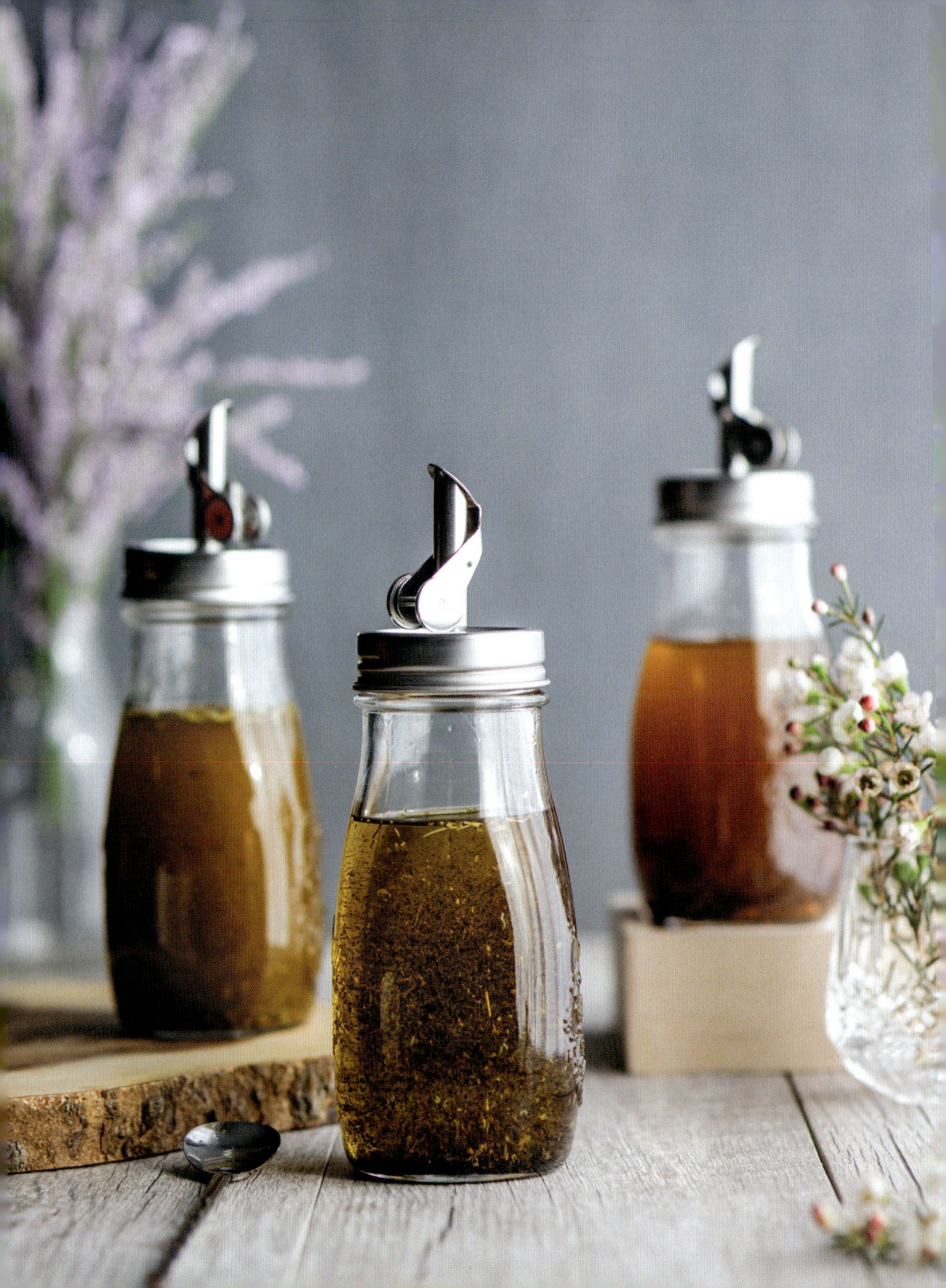

CAPÍTULO UNO

ENTENDER Y UTILIZAR LOS ADAPTÓGENOS

Son muchas las personas que quieren estar sanas sin necesidad de recurrir al bote de vitaminas. Desean encontrar formas de aumentar su vitalidad que dependan menos de una pastilla y más de tomar unas decisiones diferentes en lo que respecta a su estilo de vida; de incorporar alimentos muy nutritivos y de utilizar en su vida cotidiana los preceptos básicos de muchas formas ancestrales de curación como el herborismo. Durante esta búsqueda en pos de la salud y la vitalidad máximas, muchas se topan con el concepto de las hierbas adaptógenas.

¿Qué son los adaptógenos?

Desde hace miles de años se habla de plantas con propiedades revitalizantes o reconstituyentes que realzan nuestra salud, aunque la palabra adaptógeno es moderna y solo se ha utilizado para describir este tipo de plantas desde los años cuarenta del siglo pasado. Muchas de las que conocemos hoy en día como adaptógenas llevan utilizándose desde hace muchas generaciones en el Ayurveda (el sistema tradicional de herborismo de India) y en la medicina tradicional china.

En el Ayurveda, por ejemplo, algunas como el grosellero de la India, el satavar y la albahaca sagrada se clasifican como hierbas *rasayana*, es decir, unas plantas que incrementan la vitalidad y que, según se cree, favorecen la juventud y aumentan la resistencia a las enfermedades. En el herborismo moderno utilizamos como adaptógenos estas tres junto con otras muchas *rasayanas*.

Uno de los conceptos de la medicina tradicional china agrupa las plantas en tres categorías basándose en sus acciones y en la seguridad que ofrecen. Muchas de las pertenecientes a la primera categoría, que en ocasiones se conocen como hierbas «superiores», son apreciadas por su influencia tónica y por la armonía que aportan a la salud en general. Gran parte de las que hoy conocemos como adaptógenas pertenecen a esta clase: shou wu, eleutero y schisandra entre otras.

¿Y cómo hemos llegado a describirlas como adaptógenas? A finales de los años cuarenta del siglo pasado, el gobierno de la extinta URSS ordenó a sus científicos la creación de una sustancia que pudiera utilizarse para incrementar el rendimiento de los deportistas, militares e incluso jugadores de ajedrez de élite del país y de este modo dominar y destacar internacionalmente en todos los ámbitos.

El término moderno «adaptógeno» se lo debemos al médico y científico soviético Nikolai V. Lazarev. En 1947 lo creó a partir de la palabra latina *adaptare*, que significa «adaptar», y lo empleó para definir una sustancia que aumenta la resistencia inespecífica del cuerpo ante el estrés para hacerlo más capaz de adaptarse a circunstancias estresantes.

Con el tiempo, las investigaciones soviéticas sobre los adaptógenos —que estaban estrictamente centradas en su seguridad— se apartaron de sustancias químicas como el dibazol y empezaron a centrarse en el ginseng americano. A partir de ahí, se ampliaron para incluir otras plantas pertenecientes también a la familia *Araliaceae*, como el eleutero, e incluso una selección más amplia de hierbas.

Para 1968, los doctores Israel I. Breckman e I. V. Dardymov habían desarrollado la catalogación funcional que ha evolucionado a lo que hoy en día conocemos como adaptógenos. Según la definición utilizada por Breckman y Dardymov:

1. Un adaptógeno no es tóxico para el receptor.
2. Un adaptógeno produce una respuesta inespecífica en el cuerpo: un incremento del poder de resistencia frente a múltiples estresores que incluyen agentes físicos, químicos o biológicos.
3. Un adaptógeno produce en la fisiología una influencia normalizadora independientemente de la dirección del cambio de las normas fisiológicas que haya provocado el estresor.

Aunque esta es la primera definición funcional registrada de los adaptógenos, no existe ninguna definición «oficial». Sin embargo, al igual que la original, la mayoría de las descripciones modernas incluyen los conceptos siguientes:

- No son tóxicos.
- Aumentan la resistencia ante estresores múltiples.
- Ayudan a normalizar las respuestas fisiológicas a pesar de los cambios anteriores relacionados con el estrés que se hayan producido en el organismo.

Uso constante

Una pregunta acuciante que plantean muchas personas cuando empiezan a tomarlos es la siguiente: ¿debo hacer descansos cuando tomo adaptógenos? Si así fuera, ¿con qué frecuencia debo hacerlos? En realidad, este tipo de plantas parece actuar mejor cuando se toman de forma regular y por lo general no debes preocuparte por la posibilidad de que puedan forzar el cuerpo o de que este pueda desarrollar una intolerancia. A mí personalmente me gusta elegir uno para tomarlo al menos una vez al día durante unos meses antes de pasar a otro o de hacer un descanso. He observado que me resulta útil revisar periódicamente mis objetivos personales con respecto a mi salud y mis preocupaciones a la hora de decidir qué adaptógeno voy a utilizar. Nuestros cuerpos van cambiando con el tiempo y por eso resulta lógico que cambiemos también nuestros adaptógenos para que se ajusten a lo que está sucediendo en nuestra salud.

Seguridad

Gracias a su influencia poco habitual sobre la capacidad del cuerpo para afrontar el estrés, los adaptógenos pueden ofrecernos una forma única de reforzar nuestra salud. Y si bien son un medio para alcanzar un máximo nivel de salud y rendimiento, la clave es la moderación. ¡Es decir, no deberían sustituir a unas buenas prácticas de cuidado personal, como dormir lo suficiente y comer bien!

Es cierto que los adaptógenos y demás hierbas son «completamente naturales» pero, aun así, debes tomar una serie de precauciones a la hora de utilizarlos. Siempre existe la posibilidad de que, al usar en exceso algo bueno, suframos una reacción alérgica o experimentemos efectos secundarios si los tomamos al mismo tiempo que algunos medicamentos concretos. Algunas de las consideraciones de seguridad más importantes aparecen reflejadas en la descripción de cada planta que encontrarás en el glosario (véase capítulo 2), pero siempre es conveniente consultar con tu profesional de atención primaria antes de incluir los adaptógenos en tu dieta.

A la hora de decidir incorporar cualquier planta a tu dieta, es importante que tengas en cuenta tu estado de salud actual y tu historial de salud, y esto aplica especialmente a los adaptógenos. Algunos de ellos, como el regaliz, por ejemplo, pueden aumentar la tensión arterial en personas sensibles. Por lo general, esto sucede cuando se consume en grandes cantidades y durante periodos prolongados pero, si eres propenso a sufrir hipertensión arterial, debes utilizarlo de forma consciente y solo después de haber consultado con tu médico. Otro ejemplo es la albahaca sagrada. Aunque es un estupendo adaptógeno y nervino (que fortalece el sistema nervioso), puede no ser apropiada durante el embarazo.

Si estás siguiendo algún tipo de tratamiento médico, es doblemente importante conocer todo lo relativo a la seguridad de las hierbas con las que trabajas. En algunos casos, las plantas pueden influir sobre el metabolismo o alterar la forma en la que el hígado procesa los medicamentos. Las hierbas, incluidas las adaptógenas, pueden ejercer una influencia sinérgica o antagonista cuando se toman de forma conjunta con determinados fármacos. Si estás siguiendo un tratamiento diario, siempre es preferible hacer una buena investigación y hablar con el médico o el farmacéutico antes de utilizarlas.

Instrucciones de uso

Si sigues estas instrucciones y tratas los adaptógenos con el respeto que merecen como potentes aliados de la salud, puedes incorporar estas plantas maravillosas a tu vida cotidiana y disfrutar de sus múltiples beneficios.

Observa los tamaños de las porciones

Cuando incorpores plantas a tu dieta, es importante recordar que más no es necesariamente mejor. Cada hierba tiene un intervalo de seguridad propio que no debe superarse y has de tener cuidado de no mezclar grandes porciones de varias de ellas que tengan propiedades similares. Por ejemplo, es preferible tomar una porción completa de una fórmula que favorezca el sueño antes que una de cuatro plantas diferentes que surtan el mismo efecto. Y con los adaptógenos pasa lo mismo. Son plantas seguras, pero tomar una cantidad excesiva de una o más a la vez o durante el transcurso de un día puede ponerte nervioso o agresivo. En el caso de los suplementos herbales envasados que compramos en las tiendas, es importante cumplir la dosificación y seguir las instrucciones que los acompañan. Asegúrate de que conoces las normas básicas sobre dosis correctas para los preparados que vayas a hacer en casa. Ten en cuenta la cantidad de recetas que usas y cuántos suplementos herbales con adaptógenos tomas a lo largo del día (incluidos los suplementos comerciales que incluyan este tipo de plantas) y no superes los tres.

Solo para adultos

A veces resulta tentador incorporar los adaptógenos a la dieta de toda la familia, pero lo que puede ser una planta maravillosa para un adulto quizá no lo sea tanto para un niño. Algunos adaptógenos ejercen una influencia muy potente sobre el sistema endocrino y pueden alterar los niveles hormonales de los adultos. Como los niños están en etapa de crecimiento y su sistema endocrino se está desarrollando, el uso de este tipo de plantas con preadolescentes e incluso adolescentes es un tema muy complejo.

Botellas de vidrio color ámbar

Los herboristas parecen tener una cierta obsesión por las botellas de vidrio marrón, pero tienen motivo para ello. Este tipo de vidrio no permite entrar a la luz, con lo que protege los extractos que contiene y los conserva mejor. Si no tienes más remedio que guardarlos en un tarro de vidrio transparente (si te has quedado sin botellas vacías o tienes un presupuesto muy ajustado), asegúrate de guardarlos en un armario fresco y oscuro cuando no los estés usando. Yo prefiero las botellas con tapón de rosca en lugar de las que tienen cuentagotas, tan populares. Para medir las dosis empleo unas cucharillas medidoras o el tapón de la botella.

Hay unos pocos que pueden considerarse excepciones a esta norma pero, en la mayor parte de los casos, siempre es preferible hablar con un herborista cualificado acerca de la situación concreta del niño antes de tomar la decisión de incorporar los adaptógenos a su dieta.

Herramientas y utensilios

Es probable que muchas de las herramientas y utensilios que vas a necesitar para las recetas y proyectos de este libro los tengas ya en tu cocina. Busca en tus cajones y armarios los siguientes objetos básicos:

- Cazuela de vidrio o esmaltada
- Bol grande
- Colador
- Cucharas para remover
- Utensilios para medir
- Tarros de vidrio
- Hervidor de agua
- Prensa francesa o de émbolo

Cazuela de vidrio o esmaltada

Una cazuela mediana o grande de vidrio o esmaltada resulta muy útil para hacer infusiones y decocciones de hierbas y suele ser mejor que las metálicas porque no lixivia ni reacciona con las recetas.

Bol grande

Un bol grande de vidrio es esencial para mezclar los ingredientes de una infusión o para crear recetas más elaboradas.

Colador

Un colador facilita mucho el filtrado de las infusiones, extractos y aceites herbales. De otra forma, puede resultar un procedimiento bastante fastidioso. Los filtros para jaleas o las bolsas con soporte también resultan útiles. Los filtros de café pueden servir para una urgencia, pero tienen propensión a desgarrarse. Es muy agradable disponer de una solución más resistente y reutilizable.

Cucharas para remover

Si no eres aficionado a las cucharas de madera, asegúrate de elegir un utensilio duradero, de un material no reactivo y resistente al calor. Las cucharas y espátulas de silicona son buenas alternativas.

Utensilios para medir

El vidrio tiene la ventaja de que permite ver a través de él, con lo que puedes distinguir medidas exactas desde un lado del recipiente, pero las cucharas y vasos medidores de acero inoxidable también son duraderos y fáciles de limpiar.

Tarros de vidrio

Los tarros de vidrio son los envases perfectos para elaborar oleomacerados, extractos y elixires, y para guardar tés y mezclas de hierbas en polvo. Los de medio y un litro (16 y 32 onzas) son los más versátiles y muy apropiados para la mayor parte de los proyectos de este libro. Las bandas y tapas metálicas tienen tendencia a oxidarse cuando entran en contacto con los extractos herbales y los procesos de elaboración de vinagres. Puedes adquirir tapas de rosca de plástico para tarros de vidrio. Son una buena alternativa.

Hervidor de agua

En un apuro siempre puedes calentar agua en un cazo, pero el hervidor resulta muy cómodo para servir en un vaso o en una prensa francesa. A veces resulta complicado encontrar un hervidor resistente, pero a la larga merece la pena invertir en uno que sea duradero. Si lo eliges con silbato, que tenga una bisagra que lo mantenga firmemente sujeto para que no se pierda. Los hervidores esmaltados pueden ser muy bonitos, pero tienen propensión a desconcharse, rajarse o desgastarse por abajo, allí donde entran en contacto con la cocina, así que deben tratarse con sumo cuidado.

Acero inoxidable

Recuerda que, aunque para los proyectos herbales lo mejor son los boles y cazuelas de vidrio o esmaltados, los hervidores y las prensas francesas de acero inoxidable resultan también muy apropiados y tienen la ventaja de ser más duraderos. Evita los metales muy reactivos como el aluminio y el cobre porque pueden alterar el sabor de los ingredientes herbales o reaccionar con ellos, tal y como hacen con los alimentos.

Prensa francesa o de émbolo

Una buena prensa francesa convierte la preparación de un café en un proceso elegante y sencillo, y lo mismo sucede con las infusiones. ¿Por qué enredar con otros filtros y coladores cuando una prensa de émbolo funciona tan admirablemente bien? Admito que una colección de filtros para infusiones puede resultar divertida, sobre todo porque los hay de todas las formas y estilos, ya sean clásicos o humorísticos. Sin embargo, para preparar fácilmente una taza o varias de una vez o para evitar el desorden en la cocina, una buena prensa francesa es lo perfecto.

Ingredientes básicos

Aparte de las hierbas, las recetas te van a pedir algunos ingredientes adicionales más. Puedes cogerlos todos de una vez para tenerlos a mano o irlos recopilando a medida que los vayas necesitando para recetas concretas.

Vinagre de sidra

El vinagre de sidra es el más clásico para el herborista doméstico. Se utiliza para preparar aliños infundidos para ensalada, ojimieles (un tipo de jarabe elaborado con hierbas, vinagre y miel) y otras bebidas a base de fruta, azúcar y vinagre herbal. La mayor parte de la gente considera que su sabor es mejor que el del vino blanco y tiene la ventaja de que su procesamiento es menor. En muchos casos se puede utilizar en lugar del vodka para preparar un extracto muy agradable y muy apropiado las ocasiones en las que no se desea emplear alcohol. El producto final será ligeramente distinto pero aun así se puede usar bien.

Vodka y brandy

El vodka es el ingrediente más sencillo para elaborar extractos herbales en casa. Puedes escoger uno de 40 o 50° de graduación, que dará un extracto con un 40 o 50 por ciento de alcohol respectivamente. Es fácil de conseguir y barato. El brandy sirve para preparar extractos agradables y elixires, que suelen tener un mejor sabor que el de los extractos simples. Comprueba la graduación de la bebida que elijas. Para que se conserve bien debe ser de 40° como mínimo.

Miel

La miel se utiliza como endulzante y, en algunas de las recetas de este libro, como portador o conservante. Si puedes, ponte en contacto con algún apicultor local para asegurarte de que las abejas están bien cuidadas y de que la miel se coseche de forma sostenible. En caso contrario, elige con atención la marca porque las prácticas apícolas comerciales dejan a menudo mucho que desear. Si no quieres usar miel, puedes sustituirla por néctar de agave, jarabe de arroz integral o jarabe de arce. Ten en cuenta que cualquiera de ellos puede cambiar la consistencia del producto final y acortar su vida útil, pero no hay ningún motivo que te impida experimentar si te apetece. He anotado mis sustituciones favoritas en todas aquellas recetas donde me ha parecido útil hacerlo.

Aceite de oliva o de sésamo

Para simplificar las cosas, todas las recetas de este libro se elaboran con aceite de oliva con independencia de que se vayan a usar por vía tópica u oral. Considero que este tipo de aceite es estupendo en ambos casos, y que resulta estable para infundir mediante calor tanto si se desea producir aceites tópicos como para cocinar. El virgen extra tiene un sabor más pronunciado que el virgen, pero puedes utilizar cualquiera de ellos.

Habilidades básicas

Si eres capaz de moverte por la cocina sin demasiados problemas, no tendrás ninguna dificultad para realizar la mayoría de las recetas de este libro. De hecho, si alguna vez has preparado una taza de té, estarás familiarizado con el proceso de elaborar infusiones y decocciones, los dos preparados herbales más básicos para los que no se necesita más que agua caliente y plantas. Pueden tomarse por vía oral o aplicarse externamente como solución para enjuagues o en un baño.

Las infusiones son preparados herbales elaborados con hojas y flores y se hacen prácticamente igual que una taza de té. Las hojas o flores (por lo general, 1 o 2 cucharaditas por cada cuarto de litro [8 onzas] de agua) se introducen en una taza de agua caliente y se dejan reposar. La principal diferencia entre una infusión y una taza de té normal es el tiempo que se dejan en reposo las hierbas. Mientras que un té como el verde se suele dejar solo tres minutos, o cinco como máximo, las infusiones se deben dejar al menos diez minutos.

Las decocciones se elaboran hirviendo a fuego lento entre diez y veinte minutos las partes más duras de las plantas como las raíces, las cortezas y las bayas secas y luego dejándolas reposar. El hervido descompone y ablanda la dura celulosa de las paredes celulares de la planta y permite así que las sustancias beneficiosas se liberen al agua.

Sin embargo, hay una forma de preparación con la que quizá no estés familiarizado: la elaboración de un extracto herbal, lo que en ocasiones se denomina tintura. Quizá conozcas los que vienen en botellitas de color ámbar con cuentagotas que están en los estantes de tu herbolario. Para la mayoría de las recetas herbales de este libro, puedes usar un extracto comercial o prepararlo tú mismo en casa.

Los extractos a base de alcohol son unos de los preparados herbales más eficaces que existen y se conservan muy bien. Cuando se elaboran y se guardan correctamente, pueden durar hasta diez años. La forma más común de prepararlos consiste en poner en remojo hierbas frescas o secas en una mezcla de alcohol y agua y dejarlas allí durante un mínimo de dos semanas. Es lo que se denomina maceración. Para material seco, una solución de una bebida alcohólica de 40º suele ser la perfecta, así que un vodka de esta graduación va muy bien porque es barato y se puede adquirir fácilmente. La proporción más común de planta y alcohol para este procedimiento es de 1:5. Para la mayoría de las plantas se puede emplear también un método «popular»: introdúcelas en un tarro de vidrio y añade el vodka suficiente para cubrirlas.

Para las personas con una mente más científica, la receta para preparar un extracto con una proporción 1:5 es la siguiente:

1 parte de planta molida por peso (normalmente en gramos)
+ 5 partes de vodka por volumen (normalmente en mililitros)

Si estás más habituado a medir en onzas, la proporción es la misma pero tendrás que trabajar con dos tipos de medidas: onzas de peso para la planta y onzas de volumen para la bebida.

El rendimiento variará ligeramente dependiendo de las plantas empleadas; algunas absorben más vodka y resulta más difícil exprimirlas, pero por lo general se obtiene al menos un 80 por ciento. Evidentemente puedes aumentar o disminuir las cantidades para obtener más o menos extracto, pero 120 mililitros (4 onzas) es una buena medida para empezar. Cabe bien en un tarro de litro y por lo general dura alrededor de un mes si lo usas tres veces al día.

Así es como se elabora un extracto básico según el método más común. Tendrás que dejarlo unas dos semanas macerando antes de que esté listo para usarse.

PROYECTO
Elaboración de un extracto herbal mediante maceración

Lo mejor es emplear hierbas ya pulverizadas. Cuanto más finas estén, más fácil le resultará al vodka ablandarlas y extraer la materia herbal. Para pulverizar hierbas cortadas y tamizadas viene muy bien un molinillo de café.

SE OBTIENEN APROXIMADAMENTE ENTRE 120 Y 150 ML (4-5 ONZAS)

INGREDIENTES
29 gramos (1 onza de peso) de la hierba seca y pulverizada que elijas
145 mililitros (5 onzas de volumen) de vodka

Elaboración

1. Coge un tarro de vidrio de un litro (1 cuarto de galón) de capacidad y asegúrate de que esté limpio y seco. Introduce en él la hierba medida y añade el vodka.

2. Tapa el tarro y agita suavemente las hierbas y el vodka hasta que se hayan mezclado bien. Durante 2 semanas comprueba a diario el nivel de alcohol y sacúdelo con suavidad. Cada hierba absorberá una cantidad diferente de vodka, por lo que es posible que en algún momento tengas que añadir un poco más para que esté siempre cubriendo las hierbas.

3. Al cabo de 2 semanas, deja reposar el tarro de extracto durante un día para que toda la hierba se pose en el fondo. Coloca un colador o un filtro sobre un bol grande y recúbrelo con un trozo de muselina limpia. Vierte el extracto con cuidado por el colador forrado. A continuación, saca la materia que se haya posado en el fondo con una cuchara, colócala en el centro de la muselina y recoge los bordes de la tela para envolverla. Retuércela para exprimirla todo lo posible.

4. La materia herbal que haya quedado en la tela se echa a la pila de compost y la tela se lava y se seca para volver a utilizarla en otra ocasión. Vierte el extracto final en una botella limpia de vidrio color ámbar. Etiquétala con el nombre del extracto y la fecha en la que lo embotellaste.

Cómo elaborar un extracto mediante percolación

Si sigues el proceso básico de elaboración de extractos que acabamos de ver, tendrás que esperar un mínimo de dos semanas antes de que tu extracto esté listo para prensarlo. Sin embargo, la maceración no es el único método de elaboración. El proceso de percolación que conoces si te haces un café todas las mañanas puede usarse también para preparar un extracto en una tarde. La extracción por percolación para las hierbas se describió por primera vez en el libro *Remington. Farmacia* publicado originalmente hacia 1880 y popularizado entre los herboristas modernos por James Green y el difunto Michael Moore.

Para elaborar un extracto mediante percolación, las hierbas finamente molidas se humedecen con alcohol y luego se aprietan bien en un embudo de vidrio elaborado con el cuello de una botella. A continuación se vierte la cantidad de alcohol necesaria por el embudo y se deja gotear a través de las hierbas pulverizadas. La velocidad de goteo se regula apretando o aflojando el tapón del extremo del embudo. En este mismo capítulo encontrarás instrucciones para fabricar un embudo de percolación.

Para un extracto por percolación de proporción 1:5 utilizarás la misma cantidad de hierbas y de vodka que en el de maceración y necesitarás un poco más de vodka para humedecer las plantas al principio. Además, aunque para un extracto normal puedes usar plantas cortadas y tamizadas, para un percolado solo se deben usar hierbas pulverizadas.

Para empezar, es útil recordar que apretar las hierbas en el embudo requiere un cierto arte y que tendrás que ir probando. La primera capa será la menos apretada y la última, la más. Esto se hace así para permitir que el vodka fluya de una forma constante y suave a través de la planta.

El proceso se divide en tres fases para que resulte más fácil de seguir. Aunque al principio puede dar la sensación de que son muchos pasos, cuando hayas elaborado unos cuantos extractos siguiendo este método podrás hacerlo muy rápido y fácilmente. Estos son los utensilios que vas a necesitar para preparar un extracto por percolación:

Utensilios

- Un bol de vidrio grande
- Una taza medidora de vidrio (opcional)
- Un embudo de vidrio de elaboración casera
- 2 filtros de café
- Un palillo chino
- Un taquito de madera
- Un peso suficientemente pequeño como para que se ajuste en la parte más ancha del embudo (una piedra plana y limpia o unas cuantas canicas de vidrio aplastadas)
- Un tarro de vidrio de 1 litro (1 cuarto de galón) de capacidad

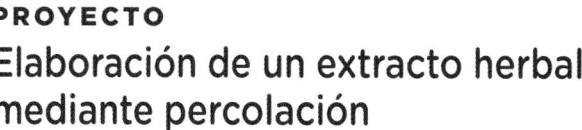

PROYECTO
Elaboración de un extracto herbal mediante percolación

SE OBTIENEN APROXIMADAMENTE ENTRE 120 Y 150 ML (4-5 ONZAS)

INGREDIENTES

29 gramos (1 onza de peso) de la hierba seca y pulverizada que elijas
145 mililitros (5 onzas de volumen) de vodka
La cantidad extra de vodka que sea necesaria

Primera fase: rellenar el embudo de vidrio

Esta fase es la preparación básica para elaborar un extracto mediante percolación. Se humedece la materia herbal para que se ablande y luego se introduce en el embudo de vidrio

1. Vierte la hierba finamente pulverizada que vayas a utilizar en un bol grande de vidrio. Ve añadiendo vodka poquito a poco hasta que toda la planta esté húmeda por igual. Debe estar suficientemente humedecida para que puedas introducirla y apretarla bien en el embudo según los pasos siguientes. Evita que se convierta en una especie de sopa; debe estar más bien como para «hacer un castillo de arena». Si quieres una medida más técnica, introduce la hierba seca pulverizada en un vaso medidor de vidrio apretándola para comprobar su volumen. Calcula ⅔ de esta medida. Esa es la cantidad de vodka que deberás utilizar. Una vez añadido todo este vodka, comprueba que toda la hierba está húmeda. Si no fuese así, agrega un poco más.

2. Dibuja el perímetro de la abertura grande del embudo de vidrio sobre dos filtros de café. Córtalos y reserva. Coge uno de ellos y dóblalo por la mitad para obtener un medio círculo. Vuelve a doblarlo y tendrás un cuarto de círculo.

3. Abre el filtro de café doblado por el centro para formar un cono.

4. Asegúrate de que la tapa del embudo está bien cerrada. Introduce sin apretar un poco de la hierba húmeda en el cono y colócalo en el cuello del embudo. Puede que necesites el palillo para hacerlo o que lo consigas con los dedos.

5. Divide el resto de la planta en tres partes iguales.

6. Introduce con cuidado una tercera parte de planta en el embudo de vidrio y aplástala suavemente con el taquito de madera, con cuidado de que quede lisa por arriba. Añade otra tercera parte y aplástala más que la primera. Incorpora el último tercio y aplástala todavía más que las dos primeras capas.

Segunda fase: deja reposar la planta

Una vez relleno el embudo de vidrio, ha llegado el momento de añadir el vodka, cerrar el extremo abierto del embudo y dejar reposar la bebida y la hierba durante toda la noche.

1. Coloca el segundo filtro de café encima de la planta apisonada y pon el peso encima.

2. Retira la tapa del embudo para que pueda salir el aire.

3. Coloca el embudo lleno sobre la boca de un tarro grande de vidrio y asegúrate de que está bien recto.

4. Vierte con cuidado y muy despacio los 145 mililitros (5 onzas) de vodka para que cubran la planta. Debe removerla lo menos posible. Si has rellenado bien el embudo, el vodka irá poco a poco saturando el polvo y empezará a gotear por abajo.

5. Puede tardar unos minutos en empapar toda la planta y empezar a gotear. Cuando empiece a hacerlo de una forma constante, mantén el embudo derecho y vertical, levántalo del tarro y cierra la tapa. A continuación, vuelve a colocarlo sobre el tarro. Lo más probable es que te queden al menos un par de centímetros de vodka encima de la planta, y posiblemente más.

6. Tapa el extremo abierto del embudo de vidrio con un trozo de film plástico o una bolsa con cierre zip para evitar que se ensucie el vodka. Deja reposar sin moverlo durante toda la noche.

Fase tres: percolación

Cuando la planta haya reposado toda la noche, deberás abrir ligeramente la tapa para permitir que el extracto fluya gota a gota. Deberá caer una cada 1 a 3 segundos.

1. Retira el plástico para evitar que se forme el vacío.
2. Levanta con cuidado el embudo de vidrio manteniéndolo recto y ve abriendo poquito a poco la tapa para que vayan saliendo gotas. Ten cuidado de no abrirla tanto que se caiga.
3. Vuelve a colocar el embudo de vidrio sobre el tarro y deja que el extracto se vaya percolando al fondo del tarro durante unas horas.
4. Vigila el extracto para asegurarte de que en todo momento queda un espacio libre entre la tapa y el líquido del tarro para que pueda gotear libremente. La tapa no debe sumergirse en ningún momento. Si ves que empiezas a quedarte sin hueco libre, levanta el embudo con suavidad y pásalo a un tarro vacío para que termine de percolar.
5. La percolación durará unas horas. Este tiempo dependerá de lo apretada que estaba la hierba, de la velocidad del goteo e incluso del tipo de hierba que hayas usado. Pasa el extracto terminado a una botella de vidrio ámbar limpia y etiquétala con la fecha y el nombre de la planta utilizada.
6. Por lo general no queda prácticamente nada de líquido en la hierba una vez terminado el extracto. Estará ligeramente húmeda pero todo el extracto bueno ya está en el tarro que tiene debajo. Los restos pueden compostarse. Quedará muy poco vodka así que no hay ningún problema por echarla directamente a la pila de compost.

PROYECTO
Fabricación de un embudo de vidrio para percolar tinturas

Para fabricar el equipo para percolar extractos necesitarás una botella de vidrio con cuello como las de vino o las de algunas marcas de agua con gas y un tapón que la cierre bien. Si no puedes encontrar en tu tienda una marca de bebidas que tenga tapón de rosca, seguro que consigues alguna vacía por internet. Las empresas que venden suministros para los destiladores domésticos son unas fuentes estupendas.

También necesitarás una forma de cortar y separar la botella en dos mitades. Hay muchas formas de hacerlo. Los tutoriales que vienen con los utensilios para cortar botellas y las instrucciones que encontrarás en YouTube te mostrarán un método para cortar el vidrio y modos de alternar calor y frío. Algunos tutoriales te dirán que uses cosas como una vela o una cuerda ardiendo para el calor y hielo o agua con hielo para las temperaturas opuestas. Cada uno de estos métodos tendrá distintos niveles de éxito y dificultades y algunos resultan mucho más complicados que otros.

Por sencillez y facilidad de uso, el mejor es un aparato para cortar botellas de vidrio y ese es el que vamos a explicar aquí. A pesar del gasto inicial de compra, este método tiene la ventaja de que aplica una tensión mínima al cristal y permite realizar un corte limpio que se suaviza fácilmente con un pequeño lijado. Siempre podrás utilizarlo más adelante para hacer otros proyectos estupendos con botellas de vidrio recicladas así que, si te gusta hacer manualidades de todo tipo, es una herramienta muy útil.

Algunos aparatos traen bandas de separación de silicona. Estas no solo disminuyen la tensión que se aplica sobre el vidrio, lo que significa que tendrás menos probabilidades de dejar bordes dentados o de romper botellas, sino que te permiten separar las botellas fácilmente con agua hirviendo y agua fría solo; mucho menos lío que utilizando velas y antorchas. Tú decides qué tipo de herramienta prefieres utilizar pero te repito que las instrucciones siguientes emplean el método más fácil: agua caliente y fría.

Herramientas

- Aparato para cortar botellas de vidrio
- Gafas de seguridad
- Guantes de seguridad
- Mascarilla de papel desechable
- Hervidor de agua
- Paño de cocina doblado

Prepara la botella

Si has comprado la botella en una empresa de suministros para destiladores caseros, probablemente puedas saltarte este paso. Si estás reciclando una de cerveza o de vino, lávala y sécala muy bien y elimina todas las etiquetas y adhesivos de la parte exterior antes de hacer cualquier otra cosa.

Marca el vidrio

Una vez limpia la botella y sin etiquetas, ha llegado el momento de marcar el vidrio. Para ello deberás realizar un primer corte controlado alrededor de la botella para permitir que se rompa en dos mitades limpias. Ajusta el utensilio para cortar sobre la botella de manera que la marca quede aproximadamente a la mitad de esta y sigue las instrucciones. Asegúrate de ponerte gafas y guantes de seguridad.

Aplica calor y frío

Una vez marcada la botella, retira el utensilio cortador. Si el aparato trae bandas de separación de silicona, aplícalas a ambos lados de la marca. Calienta el hervidor de agua hasta que hierva. Cuando tengas el agua caliente lista, abre el grifo de la cocina para que corra un chorro medio de agua fría. No hace falta que esté helada, solo lo suficientemente fría como para volver a poner la botella justo por debajo de la temperatura ambiente después de aplicarle el agua caliente. Alternar entre el agua caliente y la fría es lo que produce tensión en la marca.

Coloca el paño de cocina doblado en el fondo del fregadero para que la botella no se rompa contra él al partirse. Sostén la botella sobre el paño y deja caer sobre la marca un chorrito de agua caliente del hervidor. Al cabo de unos 15 segundos, deja el hervidor a un lado y coloca la botella bajo el agua fría del grifo. Alterna el agua caliente y la fría las veces que sea necesario. Transcurridos unos minutos, una mitad de la botella se desprenderá y caerá al fregadero sobre el paño.

Lijar los bordes

Si todo va bien, tendrás un corte recto sin bordes dentados que habrá que lijar. Utiliza la lija que acompaña al equipo de corte o un papel de lija de carburo de silicio de grano fino. Lo más importante a la hora de lijar el vidrio es que debes hacerlo debajo del chorro de agua corriente y mantenerlo siempre mojado porque el polvo de vidrio es peligroso si se inhala. Si quieres tomar más precauciones, puedes ponerte una mascarilla de papel desechable durante este paso.

Trabajando sobre el fregadero bajo el agua corriente fría, redondea y suaviza los bordes del embudo con la lija. Puedes reciclar la otra mitad de la botella o guardarla para otros proyectos de manualidades.

Ahora que ya conoces las herramientas y técnicas básicas, ha llegado el momento de echar un vistazo a los adaptógenos.

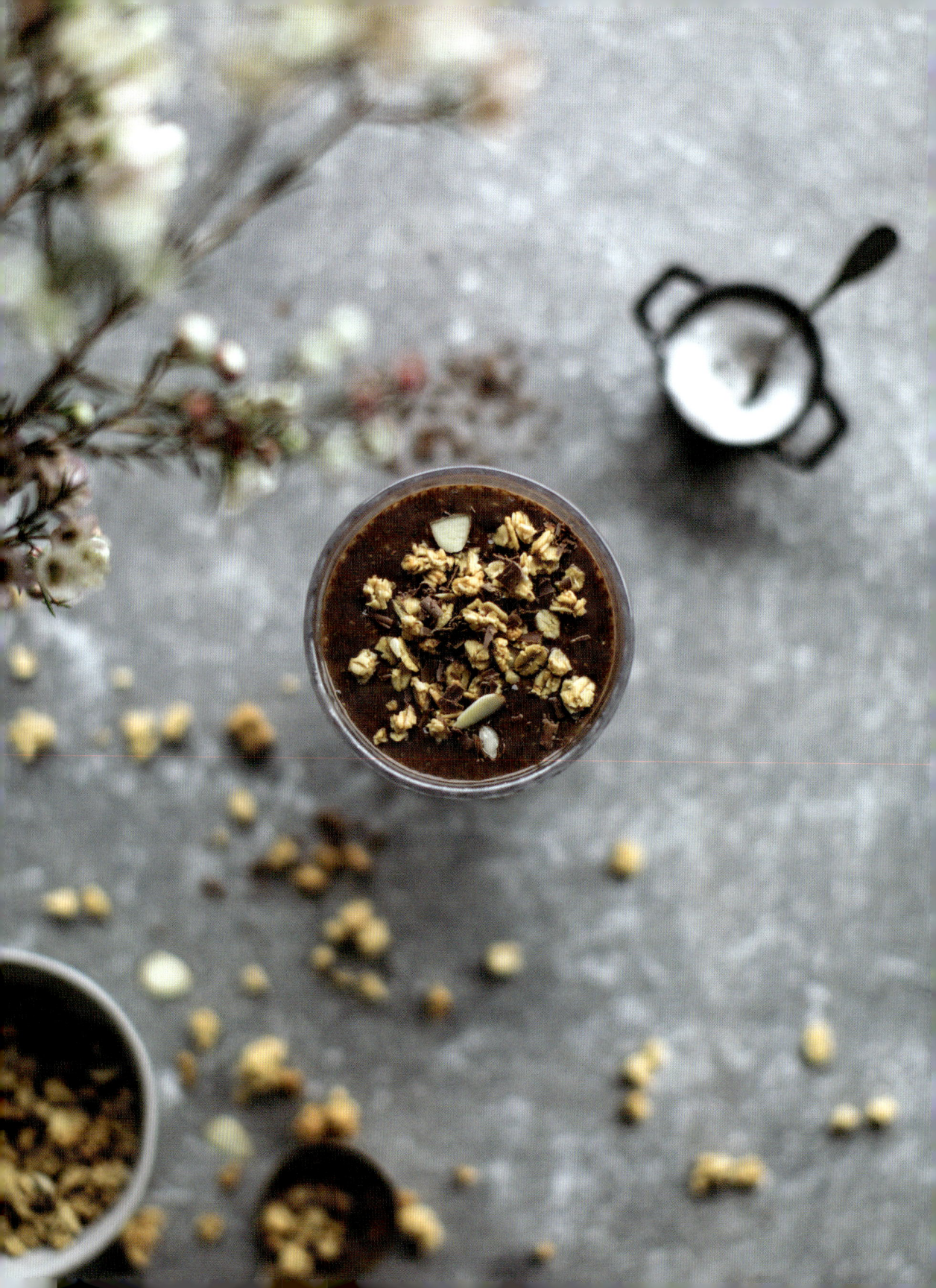

CAPÍTULO DOS

GLOSARIO DE ADAPTÓGENOS

Las hierbas adaptógenas pueden encontrarse en todas las principales tradiciones herbales del mundo y crecen en un abanico muy amplio de climas y entornos. Aunque en conjunto actúan de una forma muy amplia en muchos órganos del cuerpo, cada una de ellas tiene una serie de particularidades en lo que respecta a sus propiedades y las zonas en las que destaca. Conocer una serie de datos básicos te ayudará a elegir cuál es la mejor para las distintas situaciones y te aportará un contexto de la cultura tradicional, la historia y las costumbres que le dan vida en el uso cotidiano.

Albahaca sagrada (tulsi)
Ocimum sanctum

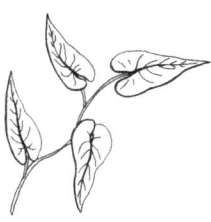

Así como existen distintas variedades de mentas que podemos cultivar en nuestro huerto doméstico, también existen diferentes tipos de albahaca sagrada. Pertenecen a la familia de las mentas y se pueden encontrar como suplementos o plantas de jardín. Entre ellos están Rama, Krishna, Vana y Kapoor. Estas variedades pueden utilizarse indistintamente, pero tienen sabores y aromas ligeramente diferentes. Es una planta originaria de India, algunas regiones de China y muchos de los países adyacentes y se cultiva como perenne en zonas tropicales o como anual en climas más fríos. Se adapta a la vida en maceta, lo que permite introducirla en casa durante el invierno.

El tulsi es una planta tónica del Ayurveda que lleva más de tres mil años de uso tradicional y se considera una de las más potentes de India. Además de sus propiedades rejuvenecedoras como adaptógeno, la medicina popular india emplea la infusión como expectorante para la bronquitis y para aliviar el malestar de estómago y los vómitos, y la planta pulverizada para la congestión.

Los herboristas modernos la utilizan para el sistema nervioso en casos de confusión mental, para reforzar la memoria, para mejorar la recuperación de los traumatismos craneoencefálicos y como nervino durante las depresiones. Sus propiedades para el sistema inmunitario hacen que resulte muy útil para las alergias medioambientales.

- **Temperatura mínima de cultivo**: -1 °C (30 °F) (puede cultivarse como planta de interior o como anual en otras zonas).

- **Propiedades**: nervino, tónico del sistema inmunitario, antioxidante, antivírico, carminativo (alivia los gases), diurético, expectorante.

- **Seguridad**: Los distintos resultados obtenidos en estudios con animales podrían indicar que es preferible evitar el uso de la albahaca sagrada durante el embarazo. Tradicionalmente se le atribuyen efectos contrarios a la fertilidad, por lo que probablemente sea mejor que no tomes este adaptógeno si estás intentando quedarte embarazada.

- **Dosificación**: Una dosis normal de albahaca sagrada está entre 40 y 60 gotas de extracto 3 veces al día o 1 cucharadita de hierba seca en 240 mililitros (8 onzas) de agua para preparar una infusión.

Árbol de la seda o acacia de Constantinopla
Albizia julibrissin

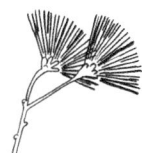

Este árbol ha sido introducido como especie ornamental y crece silvestre en muchos lugares porque se ha adaptado con mucha facilidad y se ha naturalizado. Las flores rosas con borlas y la forma tan particular de las hojas resultan fáciles de identificar.

David Hoffman la incluye como adaptógena en su libro *Medical Herbalism*.

En la medicina tradicional china se utilizan como nervinas tanto la corteza como las flores. Se considera que la corteza produce un efecto más fuerte, más enraizante, mientras que las flores son más estimulantes, pero ambas se emplean para aliviar el estrés y la ansiedad.

Se emplea tradicionalmente para tratar la diarrea, el insomnio y la mala memoria. La corteza es también muy valorada como apoyo herbal durante la recuperación de lesiones y traumatismos físicos.

- **Temperatura mínima de cultivo**: -23 °C (-10 °F).
- **Propiedades**: analgésico, sedante, nervino relajante.
- **Seguridad**: No debe emplearse durante el embarazo.
- **Dosificación**: La forma más común de utilizarlo es en extracto. Una dosis habitual es de 30 a 60 gotas y puede tomarse hasta 3 veces al día.

Ashwagandha
Withania somnifera

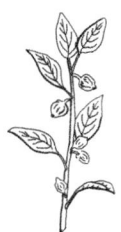

La ashwagandha es un adaptógeno con fama de nervino calmante y como tal resulta muy apropiada para aquellas personas que no desean o no necesitan un estimulante. Los problemas de salud relacionados con el sistema nervioso (como la ansiedad, la fatiga y el insomnio provocado por el estrés) son unos buenos motivos para plantearse la utilización de esta planta.

Parece realzar la función endocrina y ayuda a reforzar el tiroides hipoactivo y a mantener el funcionamiento equilibrado de los testículos y las glándulas suprarrenales. Se emplea a menudo en fórmulas ayurvédicas para favorecer la fertilidad y la vitalidad masculina.

También tiene usos como hierba femenina. Puede resultar útil en casos de menstruación abundante porque es muy rica en hierro y en África se ha empleado como tónico uterino para las mujeres que sufren abortos repetidos.

Evidentemente, también puede usarse para reforzar el sistema inmunitario. Produce una acción equilibradora y puede emplearse en casos de hiper e hipoinmunidad.

En regiones donde la temperatura mínima no baja de los -6 °C (20 °F) se puede cultivar como planta perenne y en aquellas más frías, como anual. La clave consiste en germinar las semillas bajo techo, igual que los tomates. Necesita unos doscientos días para alcanzar la plena madurez pero unas raíces de al menos cien días pueden estar ya suficientemente desarrolladas como para poder cosecharse. Prefiere exposiciones a pleno sol y suelos alcalinos.

- **Temperatura mínima de cultivo**: -12 °C (10 °F).
- **Propiedades**: tónico para el sistema inmunitario, tónico de fecundidad, relajante nervino, antiespasmódico.
- **Seguridad**: Este adaptógeno pertenece a la familia de las solanáceas; si otras plantas de esta misma familia te producen alergia, quizá te convenga elegir otros adaptógenos. Puede estimular la glándula tiroidea, por lo que no es ideal para las personas cuyo tiroides sea excesivamente activo. Es también muy rica en hierro y puede no ser conveniente si sufres alguna dolencia por exceso de este mineral. Se ha empleado tradicionalmente para los niños, sobre todo en casos de malnutrición. Aunque en ocasiones se utiliza como tónico de fecundidad, puede no ser apropiada durante el embarazo.
- **Dosificación**: Los extractos suelen tomarse en dosis de 30 a 40 gotas hasta 3 veces al día. Para preparar una decocción se emplea ½ cucharadita en 240 mililitros (8 onzas) de agua. Se pueden tomar entre 2 y 3 tazas al día.

Astrágalo

Astragalus membranaceus

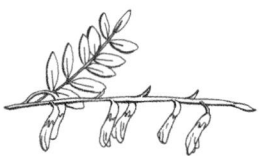

El astrágalo es un adaptógeno suave y un tónico muy bueno del sistema inmunitario. En chino se denomina *huang qi*, que significa «el líder amarillo», en referencia al color amarillo de las raíces frescas y a su puesto como hierba tónica principal de la medicina tradicional china. Puede utilizarse también para proteger el hígado y los riñones de los daños producidos por virus o medicamentos, para disminuir el nivel de azúcar en sangre y para mejorar el flujo sanguíneo al corazón.

Es una planta perenne oriunda de China, Mongolia, Corea y Siberia y puede cultivarse en zonas soleadas y arenosas cuyas temperaturas mínimas estén entre -23 °C y 4 °C (10-40 °F). Pertenece a la familia de las leguminosas y puede alcanzar una altura máxima de 90 centímetros (36 pulgadas). Las raíces deben cosecharse de plantas que hayan tenido tiempo de madurar; las de tres o cuatro años suelen ser buenas candidatas.

- **Temperatura mínima de cultivo**: -23 °C (-10 °F).
- **Propiedades**: tónico cardíaco, protector hepático, tónico del sistema inmunitario, tónico pulmonar.
- **Seguridad**: El astrágalo se ha evitado tradicionalmente durante enfermedades agudas porque se creía que podía hacer que la fiebre durara más o fuera más alta. Por eso, si te sientes mal, es preferible que la evites. Es uno de los adaptógenos considerados seguros para los niños.
- **Dosificación**: Se pueden usar 40 a 80 gotas de extracto hasta 3 veces al día. Para preparar una decocción, emplea 2 cucharaditas de hierba seca en 240 mililitros (8 onzas) de agua.

Bardana
Arctium lappa

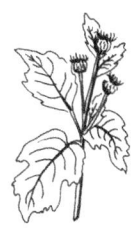

Aunque la bardana no tiene nada de exótico, sin duda merece la pena mencionarla junto a algunos de los otros adaptógenos menos habituales. A pesar de que suele clasificarse más como reconstituyente que como adaptógena, algunos herboristas (incluidos Lise Wolff y Christopher Hobbs) sí la consideran apropiada en ambas categorías.

Es una planta bienal que en ocasiones se considera mala hierba y que se adapta con facilidad a la mayoría de las condiciones ambientales. Si decides cultivarla, sería conveniente que la recolectaras toda antes de que floreciera y echara semillas. También puedes colocar una bolsa de papel marrón sobre las semillas maduras para recogerlas antes de que se dispersen. ¡En caso contrario, es posible que ya no seas capaz de librarte de ella y desearás no haber llegado a plantarla! Algunas variedades pueden alcanzar tamaños muy grandes. La mayoría tiene raíces pequeñas que pueden recolectarse al cabo de tres o cuatro meses.

Las investigaciones indican que puede proteger contra la mutagenicidad (cambios en el ADN) y que posee propiedades antitumorales. Los herboristas la emplean regularmente para el mal funcionamiento de las glándulas de muchas partes del cuerpo como el sistema linfático, el páncreas, el sistema endocrino, la próstata, el hígado y el bazo. Es también un adaptógeno beneficioso para recuperarse de enfermedades prolongadas y para devolver la salud al organismo.

- **Temperatura mínima de cultivo**: -40 °C (-40 °F).
- **Propiedades**: reconstituyente, diurético, tónico linfático y hepático.
- **Seguridad**: Si tienes alergia a plantas de la familia de las compuestas o asteráceas (como la ambrosía o la artemisa), puedes sufrir una reacción alérgica a la bardana. De lo contrario, suele considerarse una planta muy suave y segura, tanto que puede usarse incluso como verdura de raíz.
- **Dosificación**: Las dosis de extracto de raíz de bardana suelen ser de 30 a 60 gotas hasta 3 veces al día. También se puede elaborar una decocción con solo una cucharadita o hasta con una cucharada sopera de raíz seca.

Centella asiática
Centella asiatica

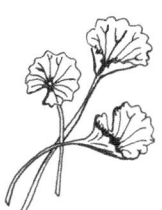

Algunos herboristas clasifican la centella asiática como adaptógeno mientras que para otros es estrictamente un nootrópico (una planta que favorece el funcionamiento saludable de la mente). Es una hierba tónica ayurvédica útil para la salud cardiovascular y como equilibradora del sistema inmunitario, estimulante tiroideo y tónico del sistema nervioso.

Es una planta estupenda si buscas un adaptógeno que favorezca la claridad mental y la capacidad de concentración; se han realizado estudios que la relacionaban con una mejoría de la salud neuronal en pacientes con enfermedad de Alzheimer.

Uno de los aspectos más fascinantes de la centella asiática como adaptógeno es la forma en la que sus efectos equilibradores del sistema inmunitario se combinan con sus propiedades vulnerarias. Una planta vulneraria es aquella que favorece la salud de la piel y de otros tejidos de todo el cuerpo. Gracias a esta combinación de efectos, puede ayudar a las personas que sufren enfermedades autoinmunes como la artritis reumatoide, dolencias inflamatorias del tracto digestivo y trastornos de la piel relacionados con las alergias.

Es sensible a las heladas y puede cultivarse en zonas cuya temperatura mínima no baje de los -15 °C (5 °F). Necesita suelos húmedos y emplazamientos soleados. De vez en cuando he oído a gente emocionada por haberla encontrado en sus jardines, pero debes ser consciente de que existen varias plantas parecidas que pueden confundirse fácilmente con ella.

- **Temperatura mínima de cultivo**: -18 °C (0 °F).
- **Propiedades**: tónico cardiovascular, nervino, estimulante tiroideo, tónico del sistema inmunitario.
- **Seguridad**: La centella asiática suele considerarse una planta nutritiva con un margen muy amplio de seguridad, incluso para niños. Sin embargo, es rica en unos componentes denominados saponinas que tienen diferentes propiedades pero que dependen en gran medida de las grasas y el colesterol para su asimilación y utilización en el cuerpo humano. Debido a este contenido en saponinas, puede no ser una buena elección para aquellas personas que tienen problemas con la absorción de las grasas, déficit de vitaminas liposolubles o trastornos relacionados con la producción de bilis.
- **Dosificación**: Una dosis de centella asiática suele ser de 40 a 60 gotas y puede repetirse hasta 3 veces al día. Para hacer una infusión se emplean 1 o 2 cucharaditas de hierba seca en 240 mililitros (8 onzas) de agua y se pueden tomar hasta 3 al día.

Cordyceps
Cordyceps sinensis

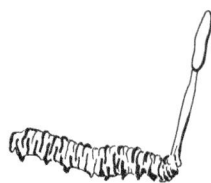

Aunque la mayoría de las setas se suelen encontrar en árboles o troncos caídos, los cordyceps son un tipo de hongo que coloniza a las orugas. Tras infectar y consumir las larvas de una mariposa de la familia *Hepialidae*, fructifica y forma una seta para liberar las esporas. Esta seta, junto lo que queda de la oruga, es lo que se recolecta y se seca para utilizarlo como cordyceps.

Al parecer, este adaptógeno en concreto solo se ha utilizado en la medicina tradicional china desde el siglo XVIII, así que es relativamente reciente. Es bastante raro en estado silvestre, por lo que en origen estaba reservado para el emperador y la familia real. El incremento de su popularidad ha dado lugar a la caza furtiva y a problemas medioambientales, pero existen varias empresas que producen un cordyceps excelente cultivado en soja en lugar de en orugas.

Se empleaba en la medicina tradicional china para reforzar la salud de los riñones y muchos conceptos supuestamente afectados por ella como la infertilidad, la disfunción sexual, la micción frecuente, los sudores nocturnos, los mareos, los acúfenos y la fatiga. Entre sus aplicaciones más modernas están el uso para mejorar el rendimiento atlético, como anfótero inmunitario y como tónico renal y pulmonar.

- **Temperatura mínima de cultivo**: no aplica.
- **Propiedades**: protector hepático y renal, anfótero inmunitario, tónico de la fertilidad.
- **Seguridad**: El cordyceps es un ejemplo de adaptógeno estupendo siempre que se cumplan los parámetros tradicionales. Si te pasas con él, podrías experimentar ansiedad, retención de líquidos o debilitamiento del sistema inmunitario. Puede interactuar con medicamentos inmunosupresores. El cultivado puede ser más seguro que el silvestre y resulta más barato. Después de todo, en su hábitat natural crece sobre una oruga en descomposición en presencia de contaminantes potenciales como mohos y bacterias.
- **Dosificación**: En extracto se pueden tomar entre 20 y 40 gotas hasta 3 veces al día. Para preparar una decocción, utiliza entre un cuarto y media cucharadita y toma solo 1 o 2 tazas al día.

Dang shen
Codonopsis pilosula

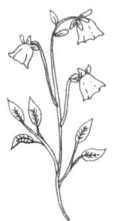

El dang shen es una preciosa enredadera de flor oriunda de China. Como planta de jardín se da muy bien en espaldera, en un emplazamiento parcialmente soleado y en suelo húmedo y bien drenado. Prefiere climas frescos, pero es sensible a las heladas y no soporta temperaturas inferiores a los -20 °C (-5 °F).

El primer uso registrado de este adaptógeno lo encontramos en 1670 en el libro *Origen de la materia médica clásica,* de Zhang Lu. En la medicina tradicional china se empleaba a menudo como alternativa más barata y suave al ginseng. Tiene fama de mejorar la digestión, de favorecer la producción de glóbulos sanguíneos y como tónico del sistema inmunitario. A menudo se emplea en protocolos de este sistema medicinal para reforzar el sistema inmunitario y disminuir los efectos secundarios de los tratamientos anticancerosos. Favorece los niveles saludables de azúcar en sangre porque actúa como agente hipoglucémico y resulta beneficioso como tónico digestivo y pulmonar. Se conoce también como *codonopsis*.

- **Temperatura mínima de cultivo**: -20 °C (-5 °F).
- **Propiedades**: protector gástrico, hipoglucémico, tónico del sistema inmunitario.
- **Seguridad**: El dang shen puede ser una opción mejor que el ginseng para aquellas personas a las que este último les resulta demasiado fuerte. Incrementa la cantidad de hemoglobina por lo que, si tienes un nivel demasiado elevado de hierro, puede no ser apropiada para ti. Al igual que el astrágalo, suele evitarse durante enfermedades agudas como resfriados y gripes.
- **Dosificación**: Cuando tomes dang shen, entre 40 y 80 gotas de extracto se considera una dosis y puede tomarse 3 veces al día. Para hacer una decocción se emplean 1 o 2 cucharaditas de raíz en 240 mililitros (8 onzas) de agua para hacer una dosis y pueden tomarse hasta 2 tazas de ella al día.

Eleutero
Eleutherococcus senticosus

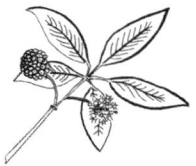

El eleutero es un arbusto de sotobosque que crece en zonas con temperaturas mínimas situadas entre los -40 °C y los -6 °C (-40 a 20 °F). Prefiere algo de sombra y se adapta a diversas condiciones de suelo. En su hábitat originario del norte de China, crece en las montañas. A veces se conoce equivocadamente como ginseng siberiano porque, aunque no es un verdadero ginseng, sus propiedades son similares. Así es como se comercializó originariamente, pero hoy en día está prohibido venderlo con este nombre porque el término ginseng está reservado para *Panax quinquefolius*.

Resulta igual de apropiado para hombres y mujeres y especialmente beneficioso para los ancianos. Es suave, refuerza y puede utilizarse durante periodos prolongados. Posee propiedades nervinas y aporta apoyo cognitivo, favorece la salud del sistema inmunitario y ayuda a conservar un nivel saludable de colesterol y una buena salud del corazón en épocas de estrés. Además de ser un buen adaptógeno cotidiano, es excelente para los deportistas porque refuerza la resistencia, acorta los tiempos de recuperación y parece proteger el sistema inmunitario durante los entrenamientos duros.

Es estupendo para aquellas personas que tienen un trabajo muy estresante, jornadas laborales muy largas u horarios muy variables. A menudo parece fomentar la buena calidad del sueño y reduce los despertares nocturnos, pero no provoca somnolencia durante el día. Ayuda también a bajar los niveles de azúcar en sangre.

Con respecto a la inmunidad, ayuda al sistema inmunitario a reducir la incidencia de resfriados y enfermedades agudas, pero también resulta muy beneficioso durante la recuperación de enfermedades crónicas e intervenciones quirúrgicas.

- **Temperatura mínima de cultivo**: -40 °C (-40 °F).
- **Propiedades**: tónico del sistema inmunitario, hipoglucémico, mejora la resistencia.
- **Seguridad**: El eleutero puede reaccionar con los medicamentos para el corazón y reforzar la efectividad de los antibióticos macrólidos y algunas otras medicinas, por lo que es necesario tener cuidado al combinarlo con los fármacos.
- **Dosificación**: La dosis habitual de eleutero es de 50 a 100 gotas, 3 veces al día, o media cucharadita de hierba seca en 240 mililitros (8 onzas) de agua para hacer una decocción normal.

Espino blanco

Crataegus monogyna; Crataegus oxiacantha

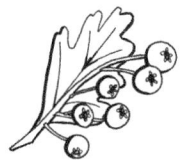

El espino blanco o majuelo se reconoce fundamentalmente por sus propiedades cardiovasculares pero es también nervino y se empleó en la medicina tradicional china como tónico para el bazo. El herborista Donald Yance lo considera un adaptógeno, pero es otra más de esas plantas que pueden o no clasificarse como un auténtico adaptógeno. Las investigaciones están empezando a indicar que ejerce en el cuerpo una influencia que va más allá del sistema cardiovascular, aunque eso sea lo primero que nos viene a la cabeza cuando pensamos en esta planta.

Aunque en Occidente se ha considerado tradicionalmente una planta para el sistema cardiovascular, si investigamos un poco más atrás en la medicina tradicional china le descubriremos muchos más usos. Se ha empleado como refuerzo del sistema nervioso para combatir la depresión, la ansiedad y los problemas de concentración. También se ha utilizado como tónico digestivo en aquellos casos en los que se observaba hinchazón, indigestión o debilidad digestiva.

El espino blanco es un arbolillo o arbusto originario de muchos climas. Puede ser difícil de identificar por la forma de sus hojas, porque varía de un árbol a otro, pero tiene unas espinas características y brillantes frutos rojos en otoño. Se emplean las hojas, las flores y los frutos.

- **Temperatura mínima de cultivo**: -40 °C (-40 °F).
- **Propiedades**: coadyuvante digestivo, tónico cardiovascular, relajante nervino.
- **Seguridad**: El espino blanco es una planta muy segura y puede usarse tanto en niños como en adultos. Puede reaccionar con medicamentos para el corazón y potenciarlos; si estás siguiendo algún tratamiento de este tipo, debes consultar con tu médico antes de utilizarlo.
- **Dosificación**: La dosis para el espino blanco suele ser de entre 40 y 60 gotas de extracto o 1 o 2 cucharaditas de hojas y flores secas en 240 mililitros (8 onzas) de agua para hacer una infusión que se toma hasta 3 veces al día.

Ginseng americano
Panax quinquefolium

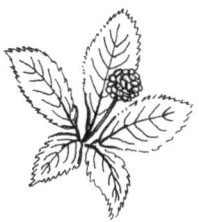

El ginseng americano es quizá una de las hierbas adaptógenas más conocidas. Lo utilizaron, y siguen haciéndolo, muchos de los pueblos nativos de ese continente y gracias a la exportación, que empezó ya en el siglo XVIII, se ha hecho extremadamente popular en la medicina herbal china, llegando a menudo a eclipsar en uso y demanda al ginseng asiático.

Los dos usos más populares del ginseng americano son reforzar los niveles de energía y aumentar el deseo sexual masculino, pero eso representa una perspectiva excesivamente limitada y simplista de esta planta. Los herboristas la emplean como anfótero inmunitario y apoyo del sistema endocrino. Tradicionalmente se ha utilizado también para combatir la tos crónica seca, el asma y la diabetes y como ayuda digestiva. Aunque es uno de los adaptógenos más populares, es también uno de los que pueden resultar excesivamente estimulantes y provocar efectos secundarios como dolores de cabeza, molestias estomacales, insomnio, ansiedad o hipertensión arterial.

Por desgracia, el sensacionalismo que rodea al ginseng ha tenido su precio en los hábitats boscosos de todo el ámbito de crecimiento de esta planta. Cuando yo era pequeña, mis abuelos se retiraron a una preciosa propiedad de 24 hectáreas (60 acres) de los montes Apalaches, en el noreste de Georgia. Ambos eran maestros jardineros e inmediatamente exploraron los bosques que rodeaban su nuevo hogar y descubrieron bellos rodales de muchas plantas de bosque diferentes entre las que se encontraba el ginseng americano. Por desgracia, después de aquel primer año, no volvieron a verlo. Los recolectores furtivos esquilmaron la ladera de la colina y el ecosistema local no se recuperó en los veinte años que vivieron allí.

Últimamente la situación ya complicada del ginseng americano se ha vuelto todavía más urgente pero, por suerte, se están realizando esfuerzos de conservación. Se pueden conseguir plantas en los viveros y, debido a la escasez y a la presión a la que está sometido en estado silvestre, los granjeros y los directores de bosques privados han empezado a producir para el comercio un ginseng similar al silvestre, también conocido como ginseng certificado de cultivo en bosques.

A esta planta le gustan los bosques mixtos de coníferas, no tolera las sequías ni las condiciones excesivamente húmedas y requiere mucha sombra. Si dispones de un hábitat apropiado para él y deseas cultivarlo, necesitarás grandes dosis de paciencia si tu objetivo es recolectar las raíces. El cultivo del ginseng es un proceso largo que requiere años para que la planta alcance la plena madurez. Puede vivir mucho tiempo y, cuanto más viejas son las plantas, más valor tienen las raíces. Los cultivadores de este ginseng cultivado en condiciones similares a las silvestres pueden tener que dejar crecer sus plantaciones un mínimo de diez años antes de poder hacer una recolección y en algunas regiones se exige legalmente que tengan al menos cinco años antes de cosecharlas.

- **Temperatura mínima de cultivo**: -40 °C (-40 °F).
- **Propiedades**: estimulante del sistema nervioso central, tónico del sistema inmunitario, tónico amargo, hipoglucémico.
- **Seguridad**: El ginseng americano puede resultar demasiado estimulante para algunas personas e interactuar con los medicamentos anticoagulantes.
- **Dosificación**: Una dosis de extracto de ginseng americano suele ser de 60 a 100 gotas 3 veces al día. Para preparar una infusión pueden usarse 1 o 2 cucharaditas de planta por cada 240 mililitros (8 onzas) de agua. Si te interesa probarlo pero te preocupa la posibilidad de que una dosis normal sea demasiado fuerte para ti, prueba con media dosis y ve aumentándola hasta llegar a la normal.

Ginseng asiático

Panax ginseng

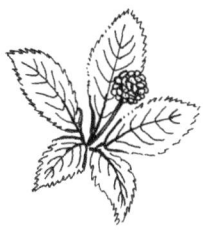

El ginseng asiático es una de las hierbas tónicas más populares de la medicina china y se han realizado muchas investigaciones científicas sobre sus usos tradicionales. De todas formas, si tenemos en cuenta el estilo de vida y el temperamento típicos de los países occidentales, es posible que sea un adaptógeno muy poco apropiado para sus habitantes. Es uno de los más estimulantes, y eso puede ser muy bueno para las personas extremadamente agotadas y exhaustas que también se interesan por conseguir unos niveles de energía saludables a través del estilo de vida y la dieta. Sin embargo, para las personas más sanas, sobre todo aquellas que tienen mucha energía, están sumamente ocupadas y toman cafeína, puede resultar excesivo. Al igual que otros adaptógenos, influye sobre la inmunidad y las suprarrenales y puede ayudar a proteger la salud del corazón gracias a su gran contenido en antioxidantes.

Es también un símbolo de lo que podría ocurrirle al ginseng americano si la demanda continúa superando a los esfuerzos de conservación. Está prácticamente extinto en estado silvestre en sus antiguos hábitats de Corea y el norte de China.

- **Temperatura mínima de cultivo**: -40 °C (-40 °F).
- **Propiedades**: tónico del sistema inmunitario, tónico adrenal; puede ayudar a reducir los niveles de azúcar en sangre y protege la salud del corazón.

- **Seguridad**: El ginseng asiático puede incrementar los efectos de los anticoagulantes y de los medicamentos para disminuir el nivel de azúcar en sangre y podría interferir con algunos tipos de antidepresivos. Si experimentas dolor de cabeza, ansiedad, hipertensión arterial, insomnio o diarrea mientras lo tomas, podrías probar un adaptógeno menos estimulante o disminuir la cantidad. Evita tomar cafeína mientras lo estés usando para disminuir las probabilidades de sufrir efectos secundarios negativos.

- **Dosificación**: Puedes usar entre 20 y 40 gotas de extracto hasta un máximo de 3 veces al día o beber 1 o 2 tazas de decocción al día. Para una taza de decocción se emplean 1 o 2 cucharaditas de raíz molida en 240 mililitros (8 onzas) de agua.

Goji
Lycium barbarum

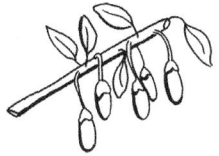

Las bayas de goji crecen en una enredadera perenne y son originarias de China. Se han naturalizado en Hawái y existe una especie relacionada con ellas que crece en el suroeste de Estados Unidos. Estas plantas no son especialmente exigentes en lo que respecta a las condiciones de crecimiento; les gustan los suelos medios bien drenados y a pleno sol. Pueden crecer en zonas cuyas temperaturas mínimas estén entre -26 °C y -1 °C (-15 a 30 °F).

En la medicina tradicional china, los tónicos hepáticos como el goji suelen emplearse también para favorecer la salud de los ojos. El goji tiene fama de ayudar en casos de mala visión nocturna; ojos secos, enrojecidos o doloridos; glaucoma; degeneración macular: lagrimeo excesivo y cataratas, especialmente en fórmulas junto con otras plantas.

Este adaptógeno se considera un tónico nutritivo para el hígado, los riñones y la sangre, y sus antioxidantes ayudan a estabilizar y fortalecer las venas, los capilares y las arterias.

- **Temperatura mínima de cultivo**: -30 °C (-20 °F).
- **Propiedades**: antiinflamatorio, antioxidante, protector hepático, tónico del sistema inmunitario, hipoglucémico, planta nutritiva.
- **Seguridad**: El goji pertenece a la familia de las solanáceas, por lo que debes evitar usarlo si tienes alergia a este tipo de plantas. Según el uso tradicional, es preferible no consumirlo si tienes tendencia a la diarrea, la flatulencia o la hinchazón.
- **Dosificación**: Se pueden tomar entre 60 y 90 gotas de extracto de bayas de goji entre 3 y 4 veces al día. Para preparar una taza de decocción, utiliza 1 o 2 cucharaditas de frutos secos con 240 mililitros (8 onzas) de agua. También puedes tomar hasta 30 gramos (1 onza) de frutos secos al día.

Grosellero de la India

Emblica officinalis o *Phyllantus emblica*

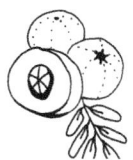

Este árbol, también denominado mirobálano émblico o sarandí, es un popular tónico ayurvédico procedente de India. Aunque se conozca como grosellero de la India, no está relacionado con el grosellero europeo (*Ribes grosularia*). Es un árbol de tamaño mediano que en algunos casos puede alcanzar una altura de 18 metros (60 pies). Es oriundo de India, el sur de China, Sri Lanka, Birmania y Malasia. Muestra una gran sensibilidad al frío y solo puede cultivarse al aire libre en zonas cálidas.

En el Ayurveda, los frutos se clasifican como *rasayana* y se cree que prolongan la juventud, la vida y la buena memoria. Aunque está considerado como uno de los adaptógenos más suaves, tiene fama de aumentar la resistencia a las enfermedades y de alimentar la sangre. Se considera un tónico especialmente eficaz para devolver el apetito y favorece la salud del hígado, de los huesos, de los dientes y del pelo. Las investigaciones modernas han demostrado que el fruto es muy rico en vitamina C y antioxidantes, con lo que refuerza la salud del tejido conjuntivo, los vasos sanguíneos y los ojos y favorece una respuesta inflamatoria saludable. Es un ingrediente clave de las mezclas tónicas ayurvédicas *triphala* y *chyawanprash*.

- **Temperatura mínima de cultivo**: -4 °C (25 °F).
- **Propiedades**: antiinflamatorio, antioxidante, antivírico, laxante suave.
- **Seguridad**: Es aconsejable espaciar 4 horas la toma de esta planta y la de hierro o medicamentos porque sus taninos podrían interferir con la absorción del hierro o la eficacia de los fármacos, sobre todo de los alcaloides.
- **Dosificación**: 60-90 gotas de un extracto de 1:4 o 1:5. Utiliza media o 1 cucharadita de fruto por 240 mililitros (8 onzas) de agua para elaborar una decocción. Puede tomarse hasta 3 veces al día.

He shou wu (fo-ti)
Polygonum multiflorum

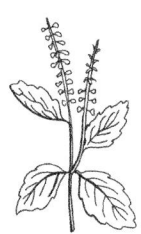

He shou wu significa «señor He de pelo negro». El señor He es la persona a la que se atribuye el descubrimiento de las propiedades de esta planta. La literatura antigua está repleta de leyendas populares fantásticas y estrambóticas acerca de ella (por ejemplo, se dice que la raíz de una planta de *he shou wu* de trescientos años transmite la inmortalidad).

Con independencia de algunas de las afirmaciones más estrafalarias que existen sobre ella en la medicina tradicional, también se usa para fines más normales como nutrir los riñones y el hígado y aliviar la debilidad y la fatiga, el dolor lumbar, los mareos, el insomnio y la disfunción eréctil. También se usó en fórmulas que los artistas marciales aplicaban tópicamente para los golpes. En el herborismo tradicional japonés se emplea para el estreñimiento y las dolencias inflamatorias de los intestinos.

Las aplicaciones modernas de esta planta son similares; se emplea como ayuda contra los mareos, los acúfenos, la anemia, el dolor lumbar y el encanecimiento prematuro. También se usa para favorecer la fecundidad masculina y, en algunos casos, para la salud reproductora de las mujeres.

El *he shou wu* es una enredadera de flor que resiste temperaturas mínimas de -15 °C (5 °F). Tolera la sombra ligera y prefiere suelos arenosos y húmedos. Es perenne y, una vez establecida en el jardín, reaparece año tras año.

- **Temperatura mínima de cultivo**: -15 °C (5 °F).
- **Propiedades**: antioxidante, astringente, colagoga (estimula el flujo de la bilis), laxante, neuroprotectora, reduce el colesterol.
- **Seguridad**: La raíz no procesada del *he shou wu* puede provocar diarrea en personas sensibles. Por lo general, esta planta se presenta cocida al vapor con jugo de alubias negras y vino de arroz amarillo, lo que hace que resulte menos laxante que en las otras formas. Si sufres algún trastorno hepático anterior, es preferible que busques otra alternativa. Evita combinar esta planta con medicamentos hepatotóxicos como el paracetamol, la tetraciclina y las estatinas.
- **Dosificación**: Entre 30 y 40 gotas de extracto 3 veces al día. Para preparar una decocción, utiliza 1 o 2 cucharaditas de raíz seca y curada por cada 280 mililitros (10 onzas) de agua. Puedes tomar 140 mililitros (4 onzas) cada vez hasta un máximo de 3 veces al día.

Jiaogulan
Gynostemma pentaphyllum

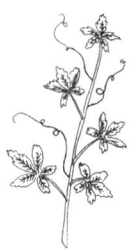

En la literatura antigua existen pocas referencias acerca del jiaogulan. El interés por esta planta se suscita en los años sesenta del siglo pasado, cuando se le descubrieron algunos componentes idénticos a los del ginseng asiático. Aunque comparte algunas de las propiedades de este, tiende a producir sobre el sistema nervioso una influencia calmante, no estimulante. Este miembro de la familia de los pepinos es muy fácil de cultivar aunque no resiste temperaturas inferiores a los -6,5 °C (20 °F). En climas más fríos puede plantarse en una cesta colgante y pasarse adentro durante el invierno o incluso cultivarse como planta de interior.

En ocasiones se conoce también como gynostemma. Es un adaptógeno excelente como tónico del sistema inmunitario y muy rico en antioxidantes. Favorece los niveles saludables de colesterol y mejora la salud del corazón.

- **Temperatura mínima de cultivo**: -6,5 °C (-20 °F).

- **Propiedades**: antioxidante, tónico del sistema inmunitario, nervino, protectora hepática, expectorante.

- **Seguridad**: Ten cuidado cuando combines el jiaogulan con medicamentos anticoagulantes, tranquilizantes o sedantes porque puede interactuar con ellos. Intenta tomarlo junto con la comida para minimizar las posibilidades de sufrir molestias estomacales. Si utilizas una cantidad excesivamente grande, podrías sufrir palpitaciones, fatiga, mareos o una erupción.

- **Dosificación**: Una dosis de extracto de jiaogulan suele estar entre 80 y 120 gotas de extracto hasta 3 veces al día. Para preparar una infusión, utiliza 1 o 2 cucharaditas de planta en 240 mililitros (8 onzas) de agua. Puedes tomarla hasta 3 veces al día.

Maca

Lepidium meyenii

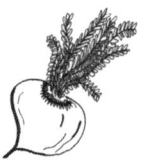

La maca es una verdura de raíz que se cultiva en Perú y su peculiaridad es que consigue prosperar en las condiciones increíblemente duras de las grandes altitudes de los Andes. Aunque existe un gran interés por su uso como alimento funcional y se considera un adaptógeno, puede resultar complicado buscar estudios en humanos que confirmen sus posibles propiedades. En general se valora porque aumenta el deseo sexual y mejora la salud hormonal tanto de hombres como de mujeres, aunque se desconoce cómo lo hace exactamente. Se han realizado algunas investigaciones de las distintas variedades (existen ocho tipos diferentes) y estos trabajos demuestran que cada una de ellas posee un perfil ligeramente distinto de vitaminas, minerales y otros factores. Aunque en Perú se emplea como verdura, en otros países solo puede conseguirse seca y pulverizada. Su cultivo resulta complicado en la mayor parte de las regiones porque necesita un clima frío y una altitud elevada.

- **Temperatura mínima de cultivo**: no aplica.
- **Propiedades**: afrodisíaca, tónico nutritivo, aumenta el conteo espermático.
- **Seguridad**: La maca se emplea tradicionalmente como alimento, por lo que en líneas generales se considera segura, pero hasta la fecha existe poca información acerca de sus posibles interacciones con los medicamentos.
- **Dosificación**: Por lo general, los suplementos sugieren unas dosis iniciales de 1000 a 1500 miligramos de maca pulverizada repartidos normalmente en varias tomas.

Ortiga
Urtica dioica

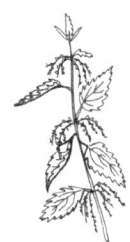

La ortiga es muy conocida por sus hojas nutritivas que la convierten en una estupenda verdura para recolectar en estado silvestre y que favorecen la salud pulmonar y renal y la del sistema inmunitario durante la época de las alergias. Menos conocidos son los beneficios de la raíz, que se emplea para mejorar la salud prostática, y de las semillas, que en la medicina tradicional china se emplean para reforzar la salud de la próstata y de los riñones. Las herboristas Kiva Rose y Henriette Kress han escrito acerca de sus experiencias con las semillas de ortiga como adaptógeno. Según Rose, promueven el aumento de la energía, reducen el estrés y favorecen la claridad mental. Según Kress, son un potente tónico renal. En herborismo, los tónicos son plantas nutritivas que poseen una afinidad particular con un sistema concreto del organismo. Otro ejemplo de tónico es el espino albar, por su afinidad con el corazón. Las semillas de ortiga ayudan a reforzar la respuesta del cuerpo ante el estrés y fortalecen el funcionamiento de las glándulas suprarrenales tan bien como otros adaptógenos más exóticos.

Tal y como sucede con la bardana que vimos anteriormente, este adaptógeno no tiene nada de exótico, y esa es precisamente una de las cosas que me parecen más maravillosas de él. Es una mala hierba, silvestre, y puede cultivarse en la mayor parte de los climas. Es cierto que las hojas producen una picadura desagradable por culpa de unos pelillos diminutos y huecos que contienen ácido fórmico. Por eso es necesario ponerse guantes para recolectarlas. Cuando están secas o mustias, en seguida dejan de picar. Las hojas jóvenes se hierven antes de comerse para evitar su picadura. A pesar de esta característica temporal, las ortigas se consideran muy seguras si se preparan correctamente.

Si deseas utilizar las semillas, lo más probable es que tengas que cultivarlas tú mismo porque la mayor parte de las empresas que las venden ofrecen solo la cantidad que viene en un envase de semillas para jardinería.

- **Temperatura mínima de cultivo**: -46 °C (-50 °F).
- **Propiedades**: tónico renal y adrenal.
- **Seguridad**: Con los guantes puestos, pasa las semillas por un tamiz para evitar picarte con las hojas y déjalas secar.
- **Dosificación**: Kress sugiere usar 1 o 2 cucharadas soperas de semillas mezcladas con yogur o un zumo espeso. También pueden añadirse a sopas y estofados o emplearse como condimento alimentario. Kiva Rose prefiere elaborar un extracto con las semillas frescas y observa que entre 1 y 5 gotas pueden ya resultar eficaces, aunque también puede emplearse una dosis completa de 30 gotas. Esta dosis de semillas de ortiga puede usarse hasta 3 veces al día.

Regaliz
Glycyrrhiza glabra

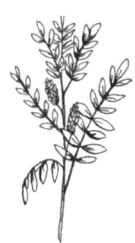

Como adaptógeno, el regaliz posee propiedades antivíricas, antihistamínicas, antiinflamatorias, antioxidantes y expectorantes. Es un tónico excelente para el sistema inmunitario y ayuda a equilibrarlo en los casos de hiper o hipoactividad. Es también una planta muy apropiada para la salud del tracto digestivo que sirve de ayuda en aquellas enfermedades que cursan con un exceso de inflamación.

Se ha empleado tradicionalmente como protector hepático para facilitar el funcionamiento del hígado y tratar la exposición a toxinas o para ofrecer apoyo en casos de daños hepáticos provocados por drogas o virus. En las fórmulas herbales chinas clásicas suele usarse en pequeñas cantidades porque se considera que actúa como armonizador de todas las demás hierbas de la fórmula.

Es originario del sureste de Europa y el suroeste de Asia. Prefiere los climas templados y aprecia los lugares soleados y los suelos bien drenados. Puede alcanzar una altura de 150 centímetros (5 pies), así que asegúrate de que lo colocas en un lugar donde pueda tener suficiente espacio.

- **Temperatura mínima de cultivo**: -18 °C (0 °F).
- **Propiedades**: normalizador del sistema inmunitario, antiinflamatorio, protector hepático.
- **Seguridad**: Muchas fórmulas herbales tradicionales de China incluyen una pequeña cantidad de regaliz y hoy en día sería muy conveniente plantearse el uso de esta planta de una forma similar. Las cantidades grandes tomadas durante mucho tiempo pueden provocar retenciones de sodio y pérdida de potasio y desarrollar hipertensión arterial, un trastorno conocido como hiperaldosteronismo. Si tienes la tensión arterial elevada, puede no ser una buena elección. Tampoco combina bien con los diuréticos que agotan el potasio, determinados tipos de antidepresivos ni con la digoxina.
- **Dosificación**: Una dosis de extracto de regaliz puede ser de solo 10 gotas hasta 3 veces al día o llegar hasta las 60 gotas 3 veces al día. Si tienes intención de utilizarlo durante mucho tiempo, utiliza la cantidad más baja y deja de usarlo si observas señales de que se están empezando a desequilibrar los electrolitos (retención de líquidos o calambres musculares) o hipertensión arterial.

Reishi
Ganoderma lucidum

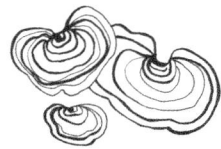

El reishi es un adaptógeno muy suave que debe tomarse durante un periodo de tiempo más largo de lo habitual para que pueda expresar todos sus beneficios. Se ha investigado mucho sobre él. Parece ser beneficioso para el sistema cardiovascular, tiene propiedades nervinas y refuerza la salud del hígado.

Como tónico del sistema inmunitario, actúa como inmunomodulador, es decir, una sustancia que puede incrementar o disminuir la actividad del sistema inmunitario dependiendo de lo que este necesite para alcanzar el equilibrio. También se están estudiando sus posibles usos como refuerzo de este sistema durante los tratamientos anticancerosos.

En la actualidad existen seis tipos de reishi clasificados en el herborismo tradicional chino y cada variedad posee unas cualidades ligeramente diferentes. Estas setas pueden cultivarse en el interior utilizando kits de crecimiento de setas medicinales que están disponibles en los suministradores especialistas.

- **Temperatura mínima de cultivo**: no aplica.
- **Propiedades**: antivírico, tónico cardíaco, tónico del sistema inmunitario, nervino.
- **Seguridad**: El reishi suele considerarse un adaptógeno muy seguro que puede utilizarse durante periodos prolongados.
- **Dosificación**: Se pueden tomar entre 80 y 100 gotas de extracto hasta un máximo de 6 veces al día.

Rodiola

Rhodiola rosea

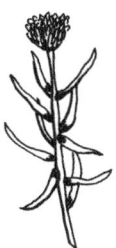

Este adaptógeno es una planta suculenta que crece en los climas fríos del norte. Es originario de Canadá, Rusia y los países escandinavos. Prefiere las exposiciones soleadas y los suelos secos y arenosos o las rocallas.

La rodiola forma parte de la farmacopea oficial rusa como antidepresivo y tónico nervioso. Tradicionalmente se empleaba para aumentar el vigor mental y la resistencia física, para reforzar el sistema inmunitario durante el invierno y como tónico de fertilidad y endocrino tanto para hombres como para mujeres.

Al igual que el eleutero, potencia el sistema inmunitario de los deportistas porque los entrenamientos duros pueden en ocasiones provocar una disminución de la función inmunitaria. Ayuda también a equilibrar los niveles de azúcar en sangre, favorece la fertilidad y la salud reproductora de ambos sexos, fortalece el corazón y lo protege de daños relacionados con el estrés.

- **Temperatura mínima de cultivo**: no aplica.
- **Propiedades**: antivírico, nervino, estimulante del sistema inmunitario, tónico cardíaco, neuroprotector.
- **Seguridad**: La rodiola puede provocar insomnio si se toma ya avanzado el día y es preferible evitar su uso si se padecen trastornos mentales.
- **Dosificación**: Una dosis normal de extracto de rodiola suele estar entre 40 y 60 gotas de extracto y puede tomarse 3 veces al día. Para preparar una infusión se hace una decocción de 1 o 2 cucharaditas de raíz seca en 240 mililitros (8 onzas) de agua y se toma hasta un máximo de 3 veces al día.

Satavar o shatavari

Asparagus racemosus

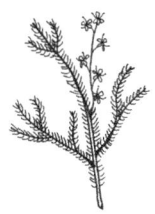

El satavar es un tipo de espárrago silvestre muy utilizado en el Ayurveda. Aparece ya mencionado en el *Rig-Veda*, escrito en el año 1500 a.C. El nombre de esta planta tiene dos posibles traducciones, como consecuencia de los homónimos del término sánscrito original: «la que tiene cientos de maridos» o «cien raíces». Ambos nombres son sorprendentemente apropiados. Es una planta muy apreciada para la salud y la fertilidad femenina y tiene una masa de raíces densas y suculentas bajo tierra y unos tallos engañosamente finos por arriba. Además de utilizarse como afrodisíaco y como tónico femenino, es también útil como tónico contra la fatiga y la falta de apetito. Tradicionalmente se ha empleado para combatir la inflamación de la vejiga y la uretra y la tos irritativa con mucosidad pegajosa. Sus propiedades calmantes y emolientes hacen que resulte muy útil para la salud urinaria, respiratoria y digestiva.

En su hábitat nativo puede encontrarse en India, el sureste de Asia, Malasia, África e incluso el norte de Australia. Soporta temperaturas mínimas entre -9 °C (15 °F) y 10 °C (50 °F). Aprecia el pleno sol, pero puede crecer en zonas parcialmente sombrías y tiene un desarrollo trepador apropiado para su hábitat forestal nativo. Las raíces son la parte que se emplea en herborismo, pero los brotes tiernos pueden cocinarse y consumirse como verdura.

- **Temperatura mínima de cultivo**: -9 °C (15 °F).
- **Propiedades**: antiespasmódico, diurético, tónico del sistema inmunitario, tónico pulmonar, estimula la producción láctea.
- **Seguridad**: Suele considerarse una hierba muy segura con pocos o ningún efecto secundario ni interacciones con medicamentos. Posee propiedades diuréticas suaves que intensifican los efectos de los diuréticos farmacológicos e interfieren con los medicamentos que se excretan a través de los riñones.
- **Dosificación**: El extracto de satavar puede tomarse hasta 3 veces al día en dosis de entre 40 y 80 gotas cada vez. Para preparar una infusión suele hacerse una decocción en 240 mililitros (8 onzas) de agua y tomarse hasta un máximo de 2 veces al día.

Schisandra
Schisandra chinensis

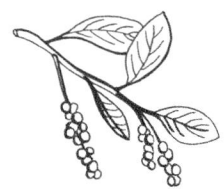

Las bayas de la schisandra, que es la parte de la planta que se emplea en herborismo, se conocen como la fruta de «cinco sabores» y su gusto está sin duda al nivel de ese apodo tan poco usual. Si mantienes una baya seca en la boca durante unos minutos, te darás cuenta rápidamente de que sus distintas partes son responsables de los distintos sabores. La piel es dulce, ácida y ligeramente salada pero, cuando muerdes las semillas, liberan los sabores amargo y picante.

Aunque suele considerarse un adaptógeno calmante, lo cierto es que produce un efecto doble sobre el sistema nervioso. Además de ser calmante y de aliviar la ansiedad, también realza los reflejos y la concentración.

Uno de sus usos tradicionales es ayudar a secar los fluidos excesivos, por lo que en ocasiones se ha usado para combatir la diarrea, la micción frecuente, la tos húmeda y trastornos del aparato reproductor como la eyaculación precoz o las secreciones vaginales abundantes.

- **Temperatura mínima de cultivo**: -35 °C (-30 °F).
- **Propiedades**: antioxidante, astringente, expectorante, tónico del sistema inmunitario, nervino.
- **Seguridad**: Según sus usos tradicionales, la schisandra no debe tomarse durante el transcurso de enfermedades agudas.
- **Dosificación**: De los extractos se pueden tomar entre 40 y 80 gotas hasta un máximo de 4 veces al día. Para preparar una infusión se hace una decocción con 1 o 2 cucharaditas de bayas en 240 mililitros (8 onzas) de agua y se pueden tomar 125 mililitros (4 onzas) hasta 3 veces al día.

Suma

Pfaffia paniculata

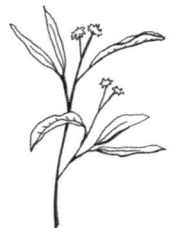

La suma es una planta selvática que recibe el sobrenombre de «para todo». En ocasiones se le denomina ginseng brasileño, aunque no forma parte de la familia de las araliáceas. Está más bien emparentada con el amaranto y la quinoa. Al igual que la maca, en los últimos años se le ha dedicado mucha atención como posible adaptógeno, aunque tradicionalmente se ha venido utilizando sobre todo como alimento.

- **Temperatura mínima de cultivo**: no aplica.
- **Propiedades**: En la actualidad es un posible adaptógeno cuyas propiedades etnobotánicas y farmacológicas todavía no se han investigado plenamente. Entre sus posibles beneficios estarían impulsar el rendimiento y el deseo sexual, realzar la función inmunitaria, reforzar el sistema endocrino y aumentar los niveles de energía. Los culturistas la emplean en ocasiones porque creen que sus componentes (beta-ecdisterona) imitan a la testosterona y ayudan a incrementar la masa muscular.
- **Seguridad**: Los posibles problemas de seguridad de la suma no se conocen todavía.
- **Dosificación**: Una dosis normal de suma parece estar en consonancia con la de la mayoría de las demás plantas adaptógenas: para la planta pulverizada y las tabletas, una dosis inicial de 1500 miligramos 2 veces al día y, para los suplementos líquidos, una dosis inicial de entre 30 y 40 gotas hasta un máximo de 4 veces al día.

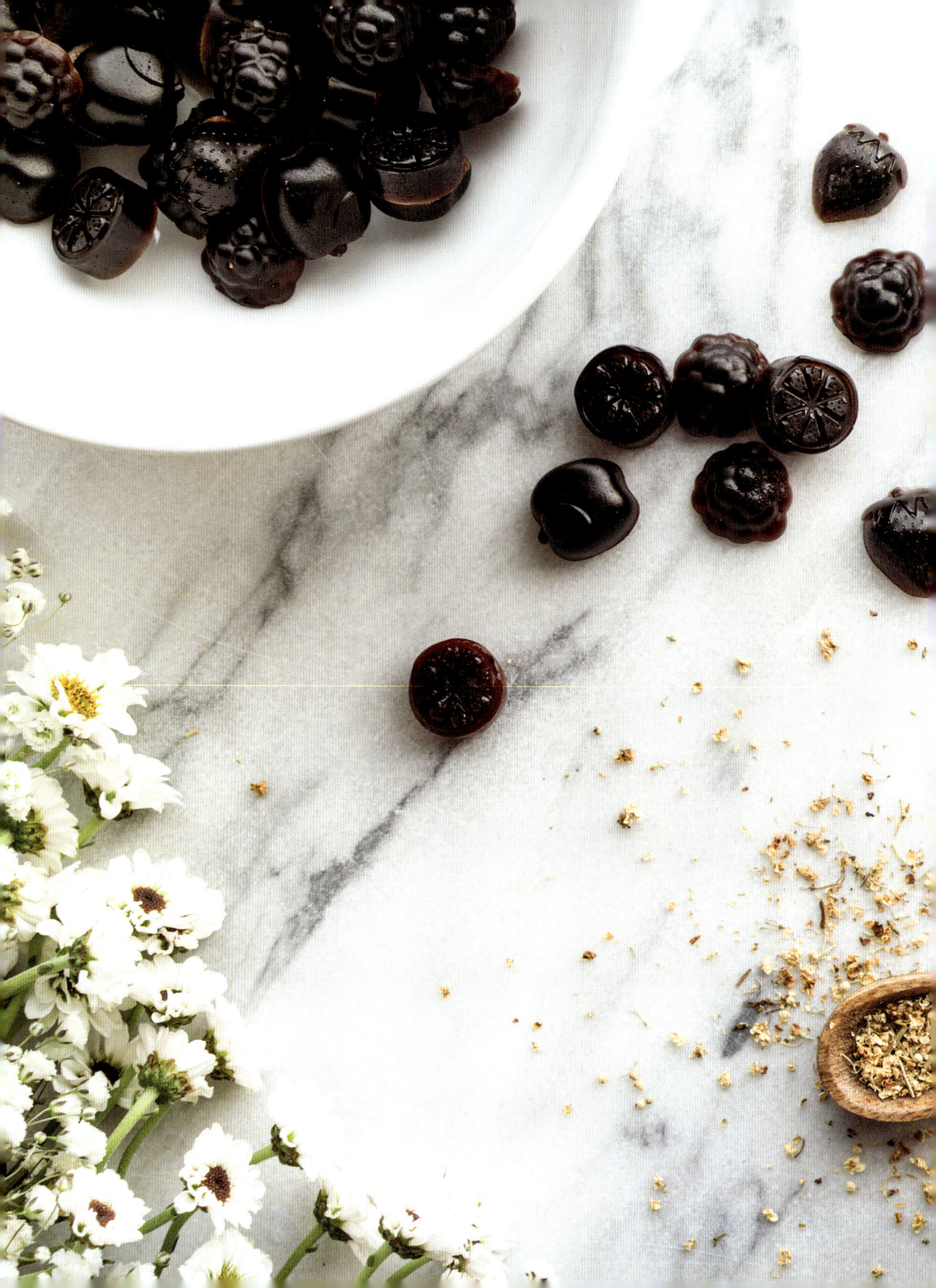

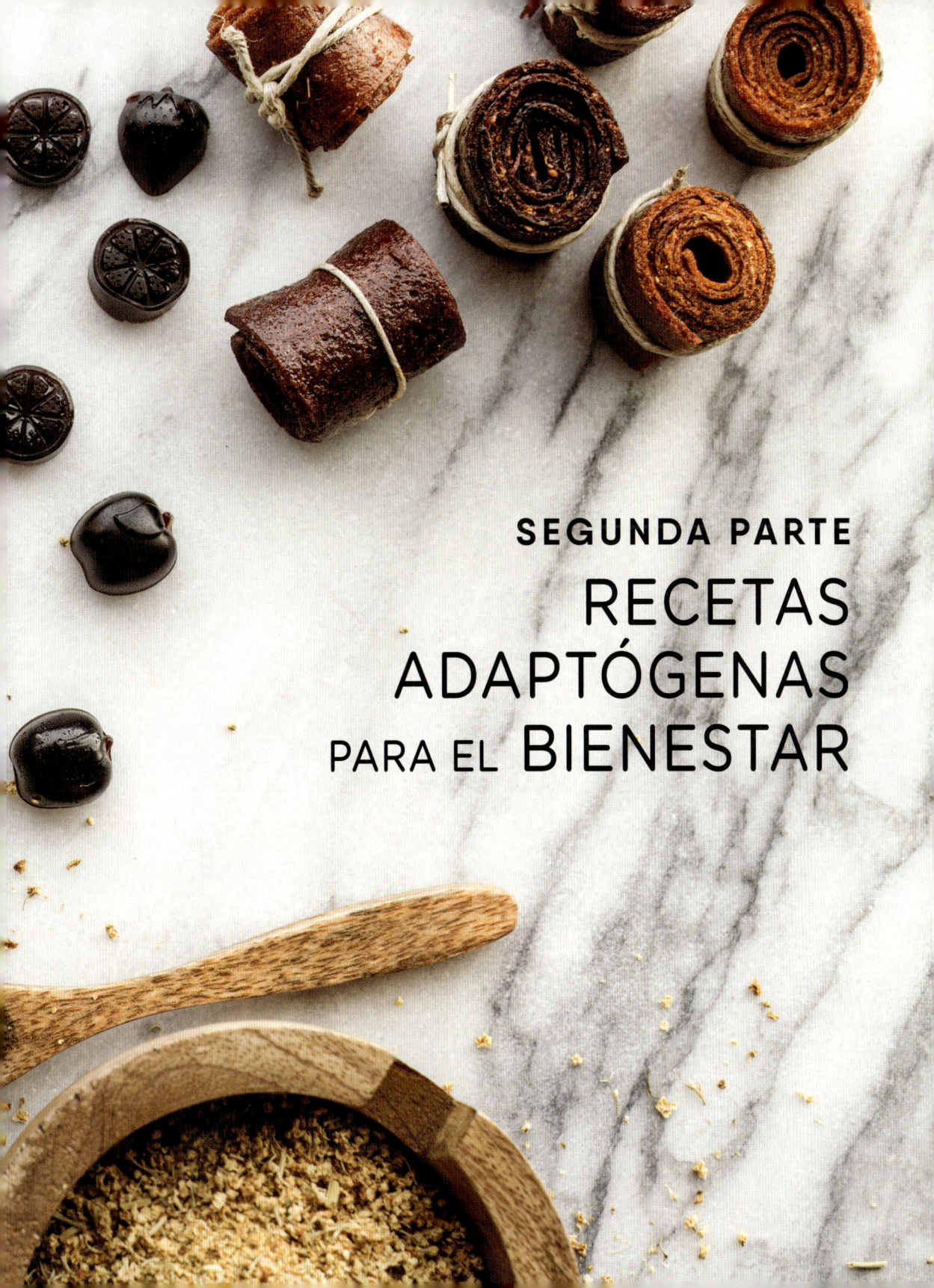

SEGUNDA PARTE
RECETAS ADAPTÓGENAS PARA EL BIENESTAR

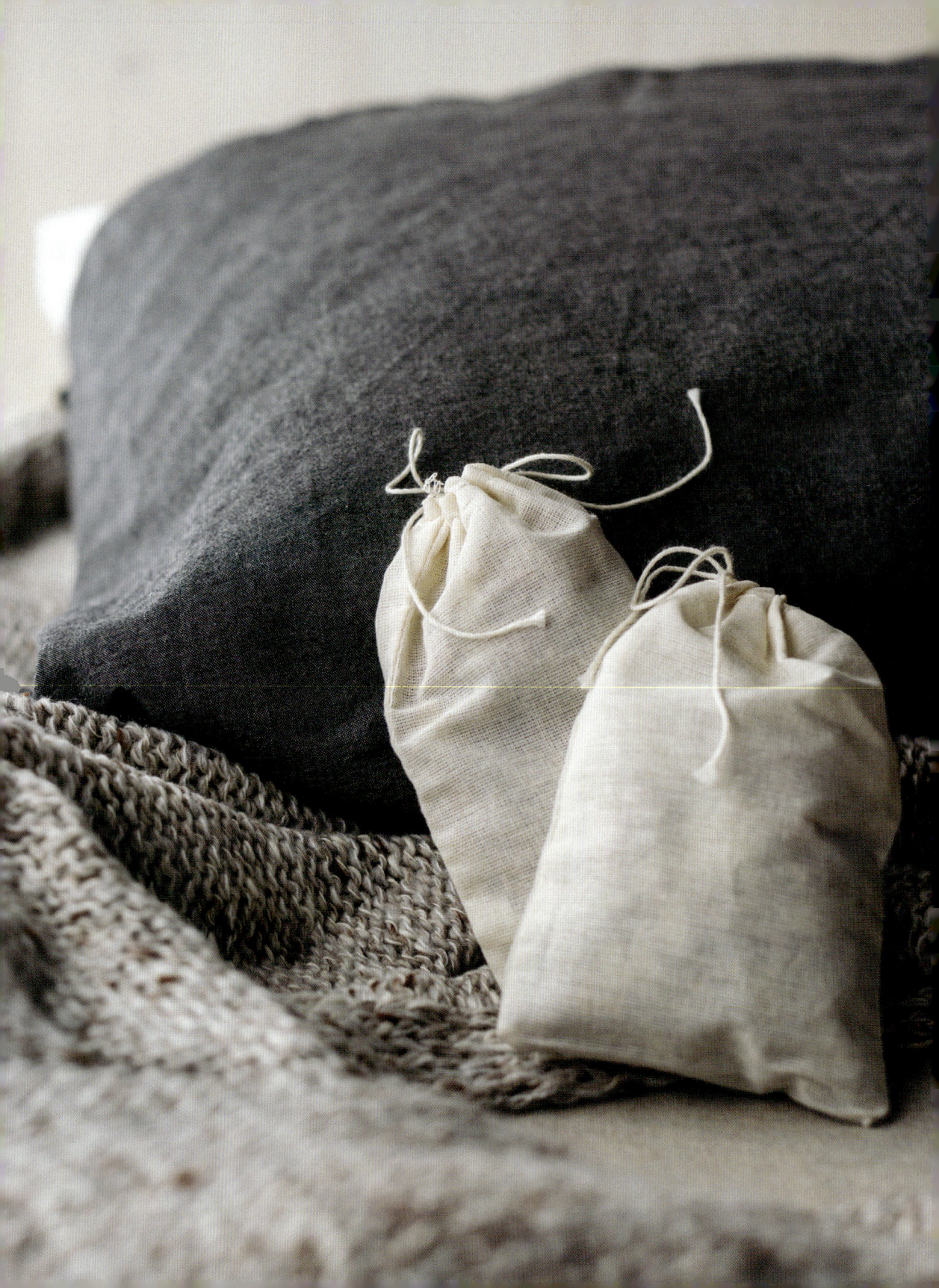

CAPÍTULO TRES

RECETAS PARA MEJORAR EL SUEÑO

Si no duermes bien, en seguida se resiente el resto de tu salud. Algunos adaptógenos son demasiado estimulantes para formar parte de la rutina nocturna pero otros son perfectos para favorecer un buen sueño. Presta atención a las respuestas de tu cuerpo a cada receta o adaptógeno que pruebes porque no hay dos personas que respondan exactamente igual ante cualquier planta. Quizá descubras que algunos adaptógenos te van mejor o que necesitas ajustar el momento de tomarlos (ya sea más cerca o más lejos de la hora de acostarte, para darles la oportunidad de actuar). Las recetas de esta sección están diseñadas para favorecer una rutina nocturna saludable, pero debes asegurarte de que no estás luchando contra ellas. Puede resultarte útil crear una rutina tranquilizadora para el momento de acostarte, apagar las pantallas y los aparatos electrónicos una hora antes y asegurarte de que tu dormitorio es un lugar que asocias con la comodidad y el descanso.

Existe otra clase de plantas, denominadas nervinas, que complementan la acción de los adaptógenos y pueden usarse con seguridad al mismo tiempo que ellos. Son plantas que refuerzan la salud del sistema nervioso de muchas formas distintas. La manzanilla es una de las más conocidas y a menudo se emplea para calmar el estrés después de un día largo, pero existen otras como la melisa y la tila que pueden usarse antes de acostarse o durante el día. Algunas de las que resultan especialmente útiles como parte de una rutina para la hora de acostarse porque favorecen un buen descanso son el lúpulo, la valeriana y la amapola californiana.

Extracto simple de schisandra y rodiola

Al igual que el eleutero, la rodiola favorece el sueño saludable, pero tiende a ejercer una influencia más energizante durante el día. Si añades las cualidades nervinas de apoyo de la schisandra, el resultado es una combinación poco habitual y útil que te impulsará durante el día y te facilitará la desconexión por la noche. Es claramente preferible utilizar este extracto en la primera mitad del día, así que asegúrate de que lo tomas por última vez antes de las cuatro de la tarde.

La rodiola ayuda al cuerpo a adaptarse a las interrupciones del ritmo circadiano y mejora notablemente la calidad general del sueño. Aunque es una mezcla estupenda para facilitar el sueño en casa, como la rodiola ayuda al cuerpo a adaptarse al estrés de los cambios de altitud, puede ser también muy apropiada para los viajes.

Elaboración

Mezcla los dos extractos en una botella de vidrio ámbar de 120 mililitros (4 onzas). Etiquétala con los ingredientes y la fecha. La dosificación de este extracto es de 30 a 60 gotas.

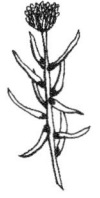

SE OBTIENEN 120 MILILITROS (4 ONZAS), CANTIDAD SUFICIENTE PARA UN MES

- **60 mililitros (2 onzas) de extracto de raíz de rodiola**
- **60 mililitros (2 onzas) de extracto de baya de schisandra**

Leche de medianoche

A últimas horas del día es preferible evitar el uso de la mayoría de los adaptógenos porque pueden dar al cuerpo un empujón de energía justo cuando debería estarse preparando para el sueño. La ashwagandha, sin embargo, es un adaptógeno muy tranquilizador y calmante que puede tomarse incluso a la hora de acostarse.

La leche y los productos lácteos, como la mantequilla clarificada, se emplean a menudo en el herborismo ayurvédico porque se dice que la leche ayuda a extraer los aspectos nutritivos de las hierbas que se toman con ella. Si prefieres no tomar leche de vaca, puedes probar esta receta con leche de cabra o con una bebida vegetal de coco o de almendras, por ejemplo.

Como la ashwagandha no destaca precisamente por tener un sabor agradable, en esta ocasión se empareja con rosa, que es más sabrosa y un nervino que complementa las propiedades calmantes de la primera, y unas especias para redondear los sabores. La baya de schisandra es otro adaptógeno que se ha utilizado tradicionalmente para esos casos en los que los sueños perturban el buen dormir.

El primer paso para preparar la Leche de medianoche es mezclar los Polvos para la Leche de medianoche.

Polvos para la leche de medianoche

SE OBTIENEN 60 RACIONES

¼ de taza de ashwagandha en polvo
¼ de taza de bayas de schisandra en polvo
1 taza de pétalos de rosa en polvo
1 cucharadita de canela molida
1 cucharadita de nuez moscada molida

Elaboración

Mezcla todos los ingredientes y guárdalos en la despensa en un recipiente hermético hasta el momento de usarlos.

Leche de medianoche

PARA 1 PERSONA

1 taza de leche o bebida vegetal
¼-1 cucharadita de Polvos para la Leche de medianoche
Miel al gusto

Elaboración

1. Calienta 1 taza de leche en un cazo pequeño hasta que esté templada. Ten cuidado de no cocerla ni calentarla demasiado.
2. Vierte la leche en una taza y añade entre un cuarto y 1 cucharadita de Polvos para la Leche de medianoche (la cantidad que desees).
3. Endulza con un poco de miel y bébela a última hora de la tarde o como parte de un tentempié para el momento de irte a la cama.

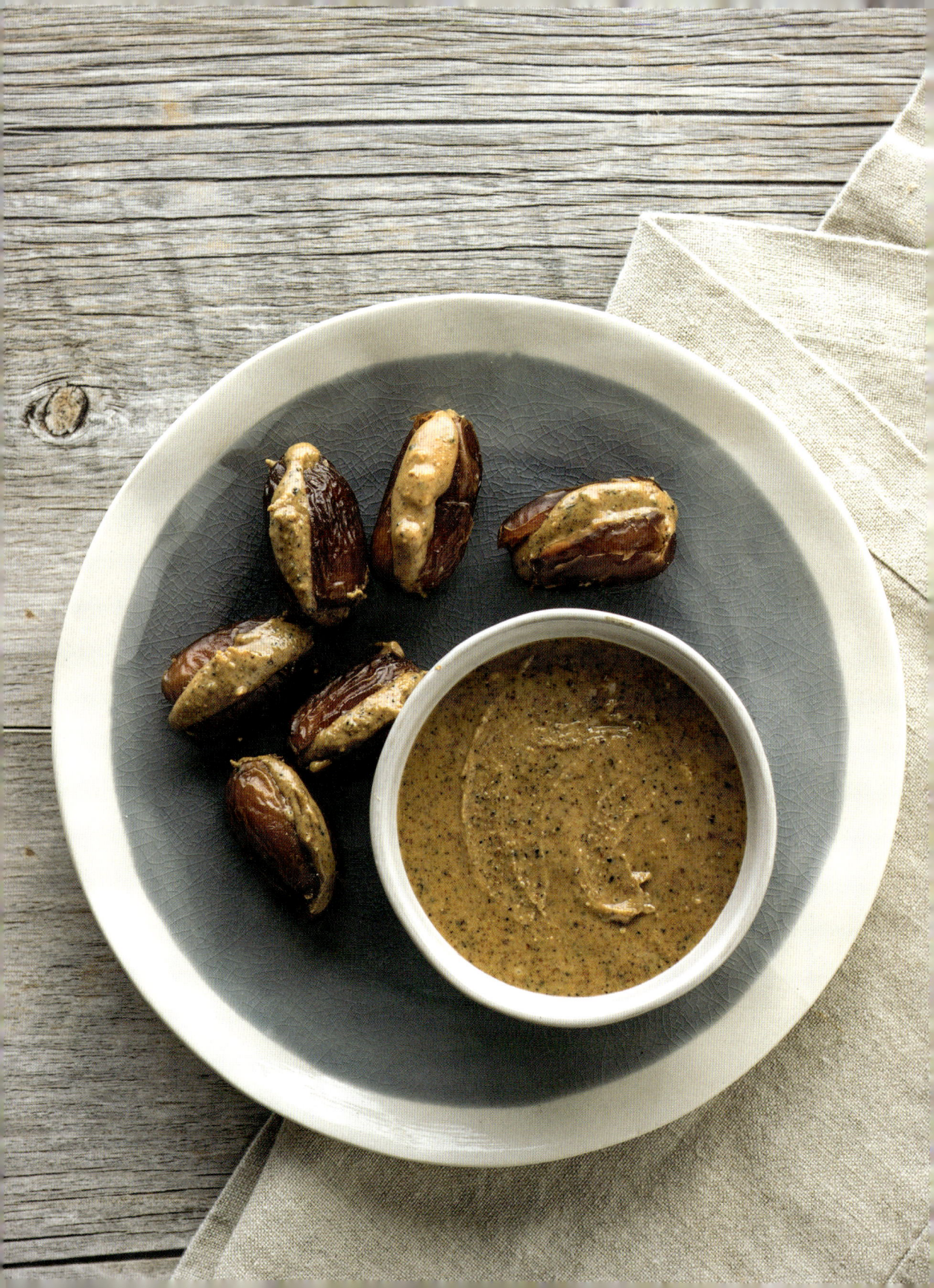

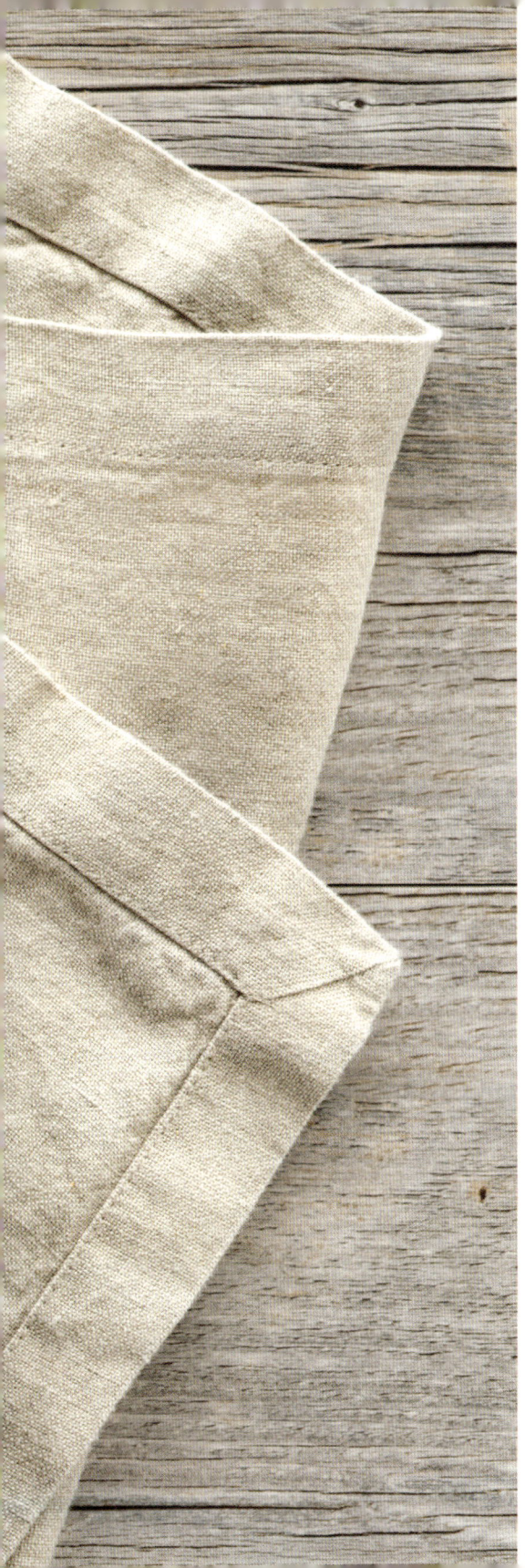

Bocaditos de manteca de frutos secos para la hora de acostarse

Estos aperitivos rápidos y sencillos para la hora de irse a la cama son un capricho dulce rico en calcio y magnesio y favorecen el sueño incluso sin la ayuda de los adaptógenos. Añádeles manteca de almendras mezclada con Especias para la hora de acostarse para que estimulen aún más el sueño.

En la medicina tradicional china, la baya de schisandra se considera más calmante y enraizante y menos estimulante que muchos otros adaptógenos. A diferencia de sus colegas más energizantes, se dice que tranquiliza el corazón y acalla el espíritu.

En esta receta se combina una mezcla adaptógena con schisandra con manteca de frutos secos y se utiliza para rellenar unos dátiles, pero también puede tomarse con galletas saladas, rodajas de manzana o pan... con todo aquello con lo que normalmente disfrutarías un poco de manteca de frutos secos o de semillas.

El primer paso para preparar los Bocaditos de manteca de frutos secos para la hora de acostarse es mezclar las Especias para la hora de acostarse.

Especias para la hora de acostarse

SE OBTIENEN 48 RACIONES

7 cucharadas soperas de bayas de schisandra en polvo
5 cucharadas soperas de ashwagandha en polvo
3 cucharadas soperas de manzanilla en polvo

Elaboración

Mezcla las bayas de schisandra, la ashwagandha y la manzanilla en polvo en un bol. Transfiérelas a un recipiente hermético y guárdalas en la despensa hasta el momento de preparar la Manteca de frutos secos para la hora de acostarse.

Manteca de frutos secos para la hora de acostarse

PARA 1 PERSONA

1 cucharadita de Especias para la hora de acostarse
1 cucharada sopera de manteca de almendras (o de cualquier otro fruto seco)

Elaboración

1. Mezcla 1 cucharadita de Especias para la hora de acostarse con 1 cucharada sopera de manteca de almendras en un bol pequeño.

2. Si quieres preparar una cantidad mayor, utiliza 5 cucharadas soperas de Especias para la hora de acostarse por cada taza de manteca de frutos secos o de semillas y mézclalas bien hasta que las hierbas estén homogéneamente repartidas.

3. Guarda la Manteca de frutos secos para la hora de acostarse en el frigorífico hasta el momento de usarla.

Bocaditos de manteca de frutos secos para la hora de acostarse

SE OBTIENEN 3 DÁTILES RELLENOS

3 dátiles deshuesados
1 cucharada sopera de Manteca de frutos secos para la hora de acostarse

Elaboración

1. Abre los dátiles para formar un bolsillito donde introducir la Manteca de frutos secos para la hora de acostarse.

2. Rellena cada dátil con un tercio de cucharada sopera de Manteca de frutos secos para la hora de acostarse. ¡Que los disfrutes!

¿Cómo podemos saber si una hierba sigue estando buena?

Si tienes desde hace unos meses una hierba seca guardada en la despensa, ¿cómo puedes saber si sigue estando buena? Debes familiarizarte con el aspecto y el olor que tiene cuando llega a tu casa. El uso de un suministrador de confianza aumenta las posibilidades de que tus hierbas estén frescas y vitales cuando las compras. Cada una tiene un olor y un aspecto únicos. Todo aquello que empiece a resultar desvaído y anodino y que haya perdido el olor es probable que esté ya en vías de estropearse. Hay ocasiones en que las plantas se ponen mohosas, así que mejor vigílalas. A veces el moho se puede ver (la hierba seca parece más polvorienta de lo habitual cuando agitas el recipiente) y otras se detecta por el olor. La mejor forma de describir el olor de una planta mohosa que conozco es que resulta algo rancio y tiene un claro aroma a pimienta.

Mezcla para una infusión de Morfeo

El jiaogulan es el protagonista de esta mezcla para infusión, tanto por su sabor y su dulzor natural como por sus propiedades calmantes y nutritivas para los nervios. ¿Y a qué se debe el divertido nombre de esta receta? En la mitología griega, Morfeo era el dios de los sueños, hijo del dios que personificaba al sueño. Dos nervinos, estróbilos de lúpulo y flores de tilo redondean los efectos tradicionales de la gynostemma y son también unas plantas muy populares para la hora de acostarse. Aunque la manzanilla es una hierba nocturna muy consagrada, yo he comprobado que en ocasiones me produce sueños desagradablemente vívidos. Si observas que te sucede algo parecido, puedes sustituirla por melisa. Si está seca, no variará demasiado el sabor de esta receta pero, si está fresca, sí. El dulzor natural del jiaogulan combina bien con los trozos de manzana deshidratada y la canela.

Cuando vayas a emplear esta mezcla para hacer una infusión, puedes endulzarla si lo deseas. De todas maneras, pruébala primero porque quizá te resulte suficientemente dulce por sí sola, puesto que tanto el jiaogulan como la manzanilla tienen un dulzor natural y, por supuesto, lo mismo le pasa a los trozos de manzana.

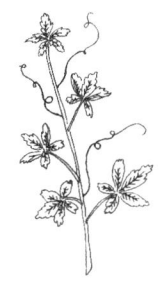

SE OBTIENEN APROXIMADAMENTE 20 RACIONES

- 2 cucharadas soperas de jiaogulan en polvo
- 1 cucharada sopera de manzanilla en polvo
- 1 cucharada sopera de hojas y flores de tilo
- ½ cucharada sopera de estróbilos de lúpulo
- 1 rama de canela
- 2 cucharadas soperas de trozos de manzana deshidratada picados

Elaboración

1. Mezcla el jiaogulan, la manzanilla, las hojas y las flores de tilo y el lúpulo en un bol grande de vidrio.

2. Machaca con suavidad la rama de canela en el mortero para descomponerla en trocitos pequeños y añádela al bol con el resto de las hierbas.

3. Agrega los trozos de manzana y remueve con las manos limpias o con una cuchara de madera para mezclar bien todos los ingredientes.

4. Transfiere a un recipiente hermético y guárdalo en una despensa fresca y oscura alejada de la luz y la humedad.

Una taza de infusión de Morfeo

SE OBTIENE 1 TAZA (240 MILILITROS, 8 ONZAS)

1-2 cucharaditas de Mezcla para una infusión de Morfeo
240 mililitros (8 onzas) de agua caliente

Elaboración

1. Introduce 1-2 cucharaditas de Mezcla para una infusión de Morfeo en un colador, filtro o bolsita para infusiones.
2. Rellena tu taza favorita con 240 mililitros (8 onzas) de agua caliente a punto de hervir y añade el colador o filtro con la Mezcla para una infusión de Morfeo.
3. Tapa la taza con un platito y deja reposar durante 10 minutos antes de retirar el platito y el filtro.
4. Antes de tomarla, déjala enfriar hasta que esté a una temperatura agradable. Endulza si lo deseas.

Recolectar hojas y flores

El tilo es un ejemplo perfecto de un adaptógeno cultivado por sus hojas. Sin embargo, ¿cómo saber cuándo es el momento de recolectarlas? En la mayor parte de los casos, las hojas se recogen cuando alcanzan su crecimiento máximo y antes de que la planta empiece a florecer. La mayor parte de las hierbas terminan su temporada cuando florecen y dan semillas.
A partir de ese momento, las partes aéreas suelen empezar a marchitarse. En las plantas anuales, esto marca el fin de su vida mientras que, en las bianuales y perennes, la energía se concentra en aumentar el sistema radicular para el otoño y el invierno. Si durante la época de crecimiento frotas una hoja entre los dedos cada pocos días, irás comprobando que el olor de la planta se va haciendo más fuerte a medida que se acerca el momento de la floración. Si haces la recolección justo antes de este, capturarás todos esos aceites volátiles y componentes en su mejor momento.

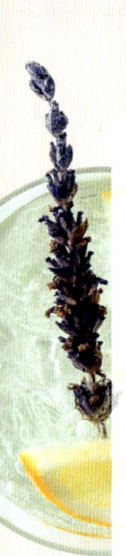

Cómo pulverizar hierbas cortadas y tamizadas

¿Y qué sucede si necesitamos un ingrediente pulverizado para una receta y lo único que nos pueden servir nuestros proveedores habituales son plantas cortadas y tamizadas? Decimos que una planta está cortada y tamizada cuando se ha cortado en trocitos de un tamaño aproximado y todos los que son más pequeños se han desechado. En el caso de las hojas, lo que se obtiene es una especie de copitos pequeños. Con las raíces, el resultado final es una especie de gravilla fina. Pero eso está muy lejos de ser una planta pulverizada. Sin embargo, si dispones de un molinillo de café, puedes pulverizarlas tú mismo. Eso sí, para que no se caliente demasiado deberás trabajar solo con una o dos cucharadas soperas de planta. Este método solo me ha fallado una vez. Estaba intentando pulverizar una raíz de asclepia (algodoncillo) para preparar una fórmula para la respiración, pero era demasiado dura y densa para el molinillo y se empezó a sobrecalentar. De todas formas, en la mayoría de los casos comprobarás que puedes pulverizar la mayor parte de las hierbas y raíces perfectamente.

Elixir sandman reserva

Este elixir es estupendo para los viajes y muy agradable para tener a mano cuando quieres disfrutar de los beneficios de los adaptógenos sin tener que pasar demasiado tiempo en la cocina. Lo bueno de los elixires en general es que tienen un sabor más agradable que los extractos normales. En el caso del Elixir sandman reserva puedes tomar un cuarto de cucharadita tal cual o mezclarlo con un vasito de agua y tomarlo justo antes de acostarte.

Parte de la diversión que supone trabajar con los elixires es que el hecho de conseguir que el producto final tenga buen sabor es todo un arte. En ocasiones se consigue añadiendo especias y condimentos como la vainilla y la canela, pero también puedes experimentar con distintos tipos de brandy y miel para crear una mezcla que te agrade especialmente.

Como en el caso de los extractos, no hace falta refrigerarlos. Eso te permite tener siempre a mano una botella de Elixir sandman reserva en la mesilla de noche o en la bolsa de viaje para cuando lo necesites.

Elaboración

1. Mezcla la ashwagandha, los pétalos de rosa, la escutelaria, la manzanilla y la tila pulverizadas en un tarro de vidrio limpio y seco. Puedes removerlas o mezclarlas si quieres, pero no es necesario porque tendrás que agitar el tarro cuando añadas el brandy.

2. Vierte el brandy sobre las hierbas y tapa el tarro.

3. Agita suavemente para que se mezclen bien y deja reposar durante un mínimo de dos semanas en un armario fresco y oscuro.

4. Todos los días deberás comprobar que las hierbas siguen sumergidas en el brandy. Si ves que sobresalen, añade más.

5. Al cabo de dos semanas, filtra las hierbas y comprueba la cantidad de extracto que te ha quedado. Deberán ser alrededor de 120 mililitros (4 onzas), pero puede variar dependiendo de la cantidad de alcohol que hayan absorbido las plantas y lo que haya quedado en ellas una vez coladas. Añade la misma cantidad de miel y remueve con suavidad para que se disuelva bien.

6. Transfiere el elixir a una botella de vidrio ámbar limpia con tapón y acuérdate de etiquetarla y fecharla. La mayoría se mantienen estables durante al menos un año a temperatura ambiente gracias a las propiedades de conservación de la miel y el brandy.

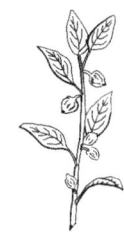

SE OBTIENEN 240 MILILITROS (8 ONZAS, 48 RACIONES)

- 2 cucharadas soperas de ashwagandha en polvo
- 1 cucharada sopera de pétalos de rosa en polvo
- 1 cucharada sopera de escutelaria en polvo
- ½ cucharada sopera de manzanilla en polvo
- ½ cucharada sopera de hojas y flores de tilo en polvo
- 150 mililitros (5 onzas) de brandy
- 120-150 mililitros (4-5 onzas) de miel

Saquitos del jardín nocturno

Estos saquitos de hierbas están fabricados con un tipo de plantas cuyas propiedades son complementarias a las de los adaptógenos: las nervinas. Tradicionalmente se han empleado para curar y reforzar la salud del sistema inmunitario e incluyen algunas de las más perfumadas de la naturaleza. Gracias en parte a los aceites volátiles que contienen, estas nervinas aromáticas calman y alivian a través del olor. La lavanda y la rosa se combinan en una mezcla floral y, si sustituyes la rosa por tomillo, la impresión que produce es más fresca y boscosa y recuerda a las noches al aire libre.

El perfume de estas hierbas procede de los aceites volátiles que contienen, uno de los componentes que hace que los aceites esenciales resulten tan eficaces en la aromaterapia. Al aplastar las hierbas con el peso de la cabeza y calentarlas con el calor del cuerpo, cada noche se libera un poco de esa fragancia. Aunque creas que es imposible que algo tan etéreo como el olor pueda producir un efecto sobre el cuerpo, las moléculas olorosas se conectan y unen a los receptores del cuerpo y la sangre las absorbe a través de los pulmones. El aroma es una herramienta curativa sutil pero muy eficaz.

Con el tiempo, la fragancia acabará desvaneciéndose y tendrás que sustituir las plantas de los saquitos. Si notas un cierto olor a moho, es señal de que ha llegado el momento de hacerlo. ¡Confía en tu nariz!

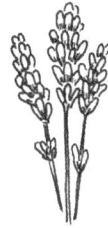

SE OBTIENE 1 TAZA DE MEZCLA DE HIERBAS SECAS (16 CUCHARADAS SOPERAS)

- **8 cucharadas soperas de pétalos de rosa u hojas de tomillo secas**
- **4 cucharadas soperas de lúpulo seco**
- **4 cucharadas soperas de flores de lavanda secas**
- **2 bolsitas de muselina de 10 x 15 centímetros (4 x 6 pulgadas) con cierre de cordón**

Elaboración

1. Mezcla todas las hierbas en un bol mediano.
2. Llena de hierbas una bolsita de esas que se cierran con un cordón y átala. Coloca la bolsita llena y cerrada boca abajo dentro de otra para impedir que se salgan las plantas al usarla y ata la segunda bolsa.
3. Si te quedan algunas plantas en el bol, introdúcelas en un recipiente hermético, etiquétalo y guárdalo en la despensa para rellenar el saquito cuando pierda el aroma.
4. Mete el saquito en la funda de la almohada. Cuando observes que el perfume se ha desvanecido, rellénalo con hierbas nuevas.

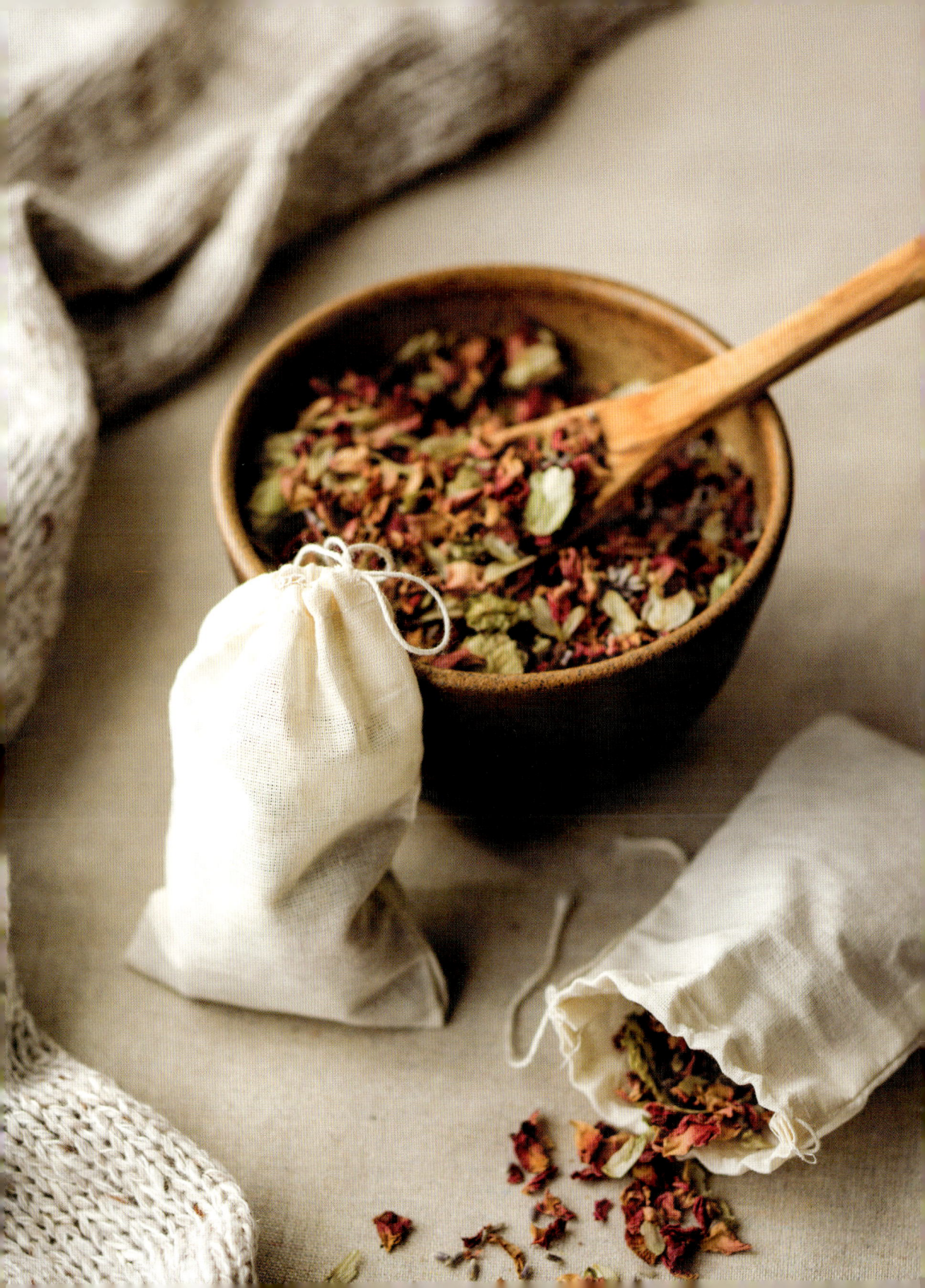

Mezcla para el baño que calma el espíritu

Un baño vespertino es un ritual para antes de acostarnos que nos ayuda a tranquilizarnos, calentarnos y aliviarnos. La albahaca sagrada es un adaptógeno calmante con propiedades nervinas, pero en el Ayurveda se considera que influye sobre los chakras, que son los centros de energía sutil del cuerpo. Al combinarla con salvia y artemisa, dos plantas occidentales que también poseen propiedades depurativas, este baño se convierte en un ritual para calmar el cuerpo y la mente y, al mismo tiempo, limpiar y equilibrar el espíritu. Esta mezcla puede no ser apropiada durante el embarazo.

Si no dispones de bañera, puedes prepararte un baño de pies con 4 cucharadas soperas de la mezcla. Es una alternativa relajante. La artemisa se ha empleado tradicionalmente como una hierba para aliviar los pies y las piernas cansadas de los viajeros, así que esta puede ser también una forma agradable de desconectar después de pasar todo un día de pie. Para preparar el baño de pies, utiliza el segundo método del paso 4 para preparar una infusión para baños y luego añádela al recipiente donde vayas a meter los pies. Puede ser cualquier palangana o balde suficientemente grande como para que te quepan los pies y el agua te llegue a los tobillos. Como vas a usarlo para hacer pediluvios herbales, intenta conseguir uno de vidrio o cerámico en lugar de uno de metal para que no produzca reacción.

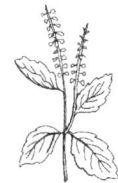

SE OBTIENE UNA CANTIDAD SUFICIENTE PARA 6 BAÑOS

- 1 taza de hojas de albahaca sagrada cortadas y tamizadas
- 1 taza de hojas de salvia (*Salvia officinalis*) cortadas y tamizadas
- 1 taza de hojas de artemisa cortadas y tamizadas
- Un tarro grande de vidrio o un recipiente decorativo hermético
- 1 litro (1 cuarto de galón) de agua

Elaboración

1. Introduce la albahaca sagrada, la salvia y la artemisa en un bol grande y mézclalas suavemente con una cuchara de madera.

2. Transfiérelas a un tarro grande de vidrio o a un recipiente decorativo hermético que vaya bien con la decoración del cuarto de baño.

3. Cuando estés listo para bañarte, puedes actuar de dos formas. Para la primera deberás introducir un cuarto de taza de Mezcla para el baño que calma el espíritu en una bolsita limpia de muselina y colgarla del grifo por las cuerdecitas. Colócala de manera que el agua caliente fluya sobre ella. Cuando la bañera esté llena, retira la bolsita del grifo y déjala dentro del agua mientras te bañas.

4. El segundo método consiste en hacer un litro de infusión concentrada. Calienta 1 litro (1 cuarto de galón) de agua y, cuando rompa a hervir, añade un cuarto de taza de la Mezcla. Vuelve a tapar el cazo y deja reposar (20 o 30 minutos). Una vez transcurridos, filtra las hierbas y vierte la infusión en el baño justo antes de meterte en él.

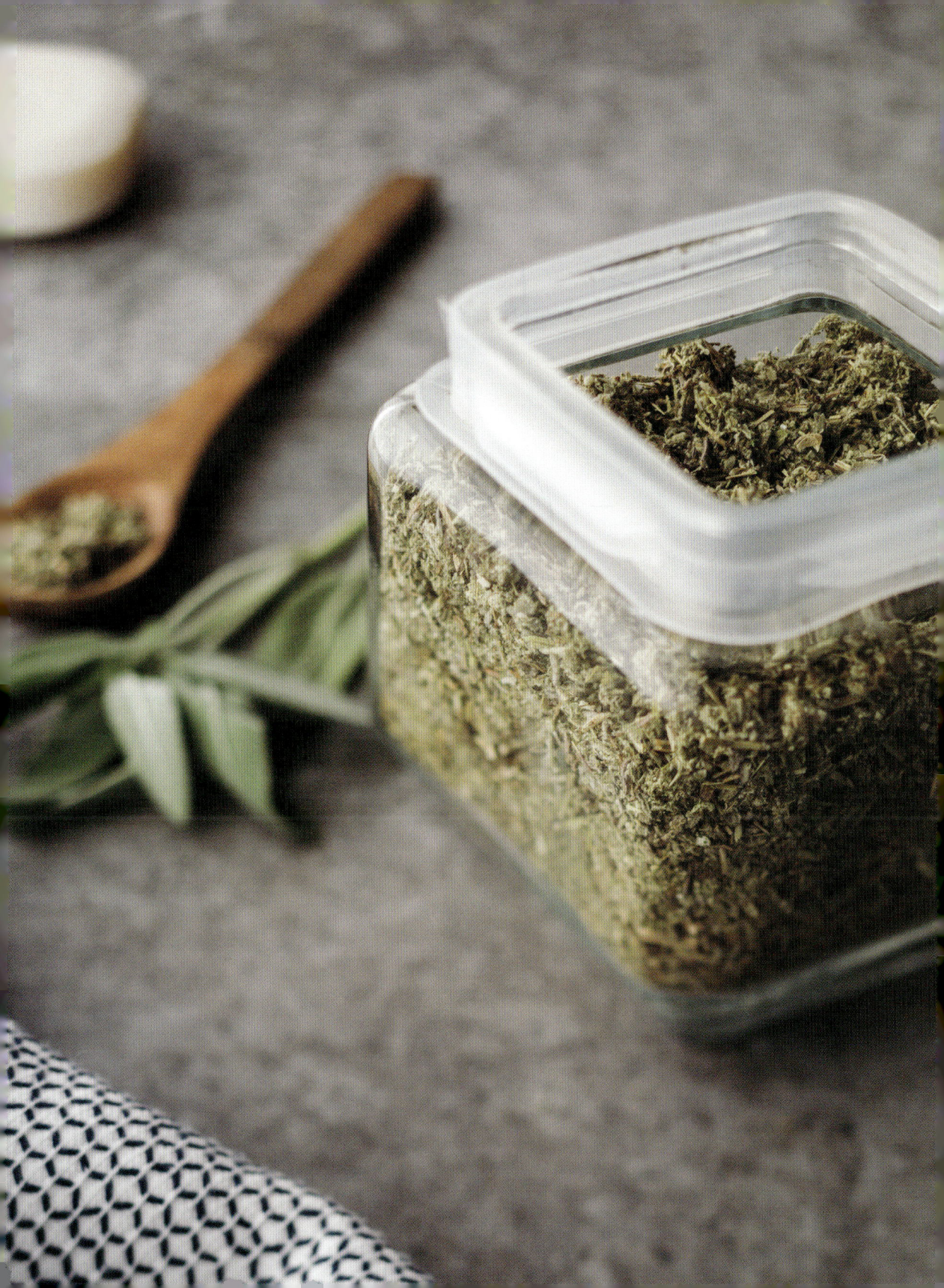

Néctar nocturno

Esta receta de Néctar nocturno mezcla dos adaptógenos en polvo, ashwagandha y schisandra, con miel para crear una mezcla con la que puedes endulzar tu infusión vespertina y que sirve también para untar con manteca de frutos secos o semillas sobre un bocadito nocturno o para espolvorear sobre unos trozos de manzana como tentempié para antes de acostarte.

La ashwagandha es un adaptógeno tranquilizante muy apropiado para la noche. Ayuda a combatir el insomnio cuando está provocado por unos niveles elevados de estrés. La schisandra tiene propiedades nervinas que calman y centran el sistema nervioso. Un aspecto interesante y poco conocido de esta planta es que puede utilizarse cuando el insomnio o el despertar son consecuencia de unos sueños vívidos o desagradables.

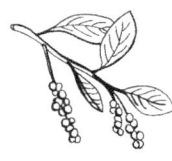

SE OBTIENEN 16 RACIONES

- **3 cucharadas soperas de schisandra en polvo**
- **3 cucharadas soperas de ashwagandha en polvo**
- **1 taza de miel**

Elaboración

1. Introduce la schisandra y la ashwagandha en polvo en un bol limpio y remuévelas para mezclarlas bien.

2. Vierte 1 taza de miel en un tarro de vidrio. Introdúcelo en un cazo pequeño y añade agua hasta que cubra una cuarta parte del tarro por fuera.

3. Calienta la miel a fuego lento hasta que se deslice fácilmente por una cuchara y retira inmediatamente el tarro del agua con un guante de horno o un utensilio para levantar tarros (el exceso de calor hará que se cristalice; lo único que se pretende al calentarla es que se puedan remover mejor las plantas).

4. Antes de que se enfríe la miel, añade la mezcla de schisandra y ashwagandha y remuévela con suavidad para combinarla bien. Deja que la miel vuelva a estar a temperatura ambiente.

Cómo recolectar raíces

Si has decidido cultivar adaptógenos como dang shen (codonopsis), rodiola o ashwagandha en tu huerto, quizá te estés preguntando cuándo se deben recolectar las raíces. Por lo general, se hace en otoño. También hay que tener en cuenta la edad de la planta. En algunos casos se pueden recolectar al cabo de uno o dos años, pero en otros habrá que esperar a que el sistema radicular haya crecido lo suficiente. En muchas regiones, la ashwagandha se puede cultivar como anual, como si fuese una tomatera (¡en realidad, están emparentadas!), por lo que se siembran las semillas en primavera y se recolectan las plantas en otoño para coger las raíces. Otras como el ginseng necesitan al menos cinco o seis años para alcanzar toda su madurez y potencia.

Tentempié de Néctar nocturno y plátano frito para la hora de acostarse

Es posible que en el colegio hicieras «caldo para mariposas» en la clase de ciencias. Si haces una pasta con plátanos y otras frutas maduras, la endulzas con azúcar y al anochecer embadurnas con ella el tronco de un árbol, tendrás una oportunidad fascinante de observar unos cuantos ejemplares de esos aterciopelados habitantes de la noche.

Este caprichito de plátano frito elaborado con el néctar nocturno de adaptógenos no atraerá polillas pero podría convertirse en uno de tus tentempiés favoritos para antes de acostarte. Aunque lo más probable es que ya no participes en trabajos de ciencias, nadie se hace demasiado mayor como para no poder disfrutar de un aperitivo nocturno.

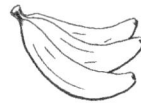

PARA 1 PERSONA

1 plátano mediano ligeramente verde

1-2 cucharaditas de aceite de coco

1 cucharada sopera de Néctar nocturno

1 cucharada sopera de agua

Elaboración

1. Pela el plátano y córtalo en rodajas.
2. Calienta el aceite de coco en una sartén pequeña a fuego medio e introduce en ella las rodajas de plátano para cocerlas.
3. Deja que se hagan un par de minutos por cada lado o hasta que estén doradas.
4. Bate el Néctar nocturno con el agua en una taza pequeña.
5. Retira la sartén del fuego y vierte el Néctar nocturno con el agua por encima de los plátanos. Disfrútalos mientras están todavía templados.

Elixir del buen descanso

A veces se consigue dormir mejor cuando se cuida el sistema nervioso durante todo el día en lugar de esperar a hacerlo en el último minuto, cuando vamos a acostarnos. Diversos estudios con eleutero han demostrado que tomarlo durante el día favorece un sueño saludable por la noche. Esta planta suele considerarse un adaptógeno tranquilizante pero, si eres muy sensible y observas que te da un empujón de energía, quizá sea preferible que tomes la última dosis de este extracto antes de las cuatro de la tarde. Tómalo dos o tres veces al día, según veas.

El eleutero hace que esta mezcla resulte especialmente útil para reiniciar los ritmos de sueño después de los viajes y cuando tengas desfase horario. Se cree que ayuda a dormir durante toda la noche sin despertarse y que mejora la calidad general del sueño.

Elaboración

1. Introduce el eleutero y la ashwagandha en polvo en un bol mediano. Si vas a hacer un extracto por percolación, humedécelos con un poco de vodka y fabrica el embudo de vidrio siguiendo las instrucciones del proyecto «Elaboración de un extracto herbal mediante percolación» que encontrarás en el capítulo 1.

2. Después de haber tenido el vodka y las hierbas reposando durante toda la noche, ajusta el tapón de rosca en el embudo para conseguir que salga una gota cada 1-3 segundos. Deja percolar el extracto y, cuando haya terminado de gotear, desecha las hierbas.

3. Mide el extracto obtenido y mézclalo con un volumen igual de miel. Guárdalo en una botella de vidrio ámbar y ponle una etiqueta que indique los ingredientes y la fecha de elaboración. La dosificación es de un cuarto o media cucharadita hasta un máximo de 3 veces al día.

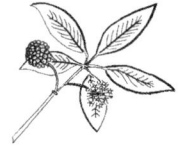

SE OBTIENEN APROXIMADAMENTE 120 MILILITROS (8 ONZAS) DE EXTRACTO (48-96 RACIONES, SUFICIENTE PARA UN MES)

- 15 gramos (½ onza de peso) de eleutero en polvo
- 15 gramos (½ onza de peso) de ashwagandha en polvo
- 150 mililitros (5 onzas) de vodka

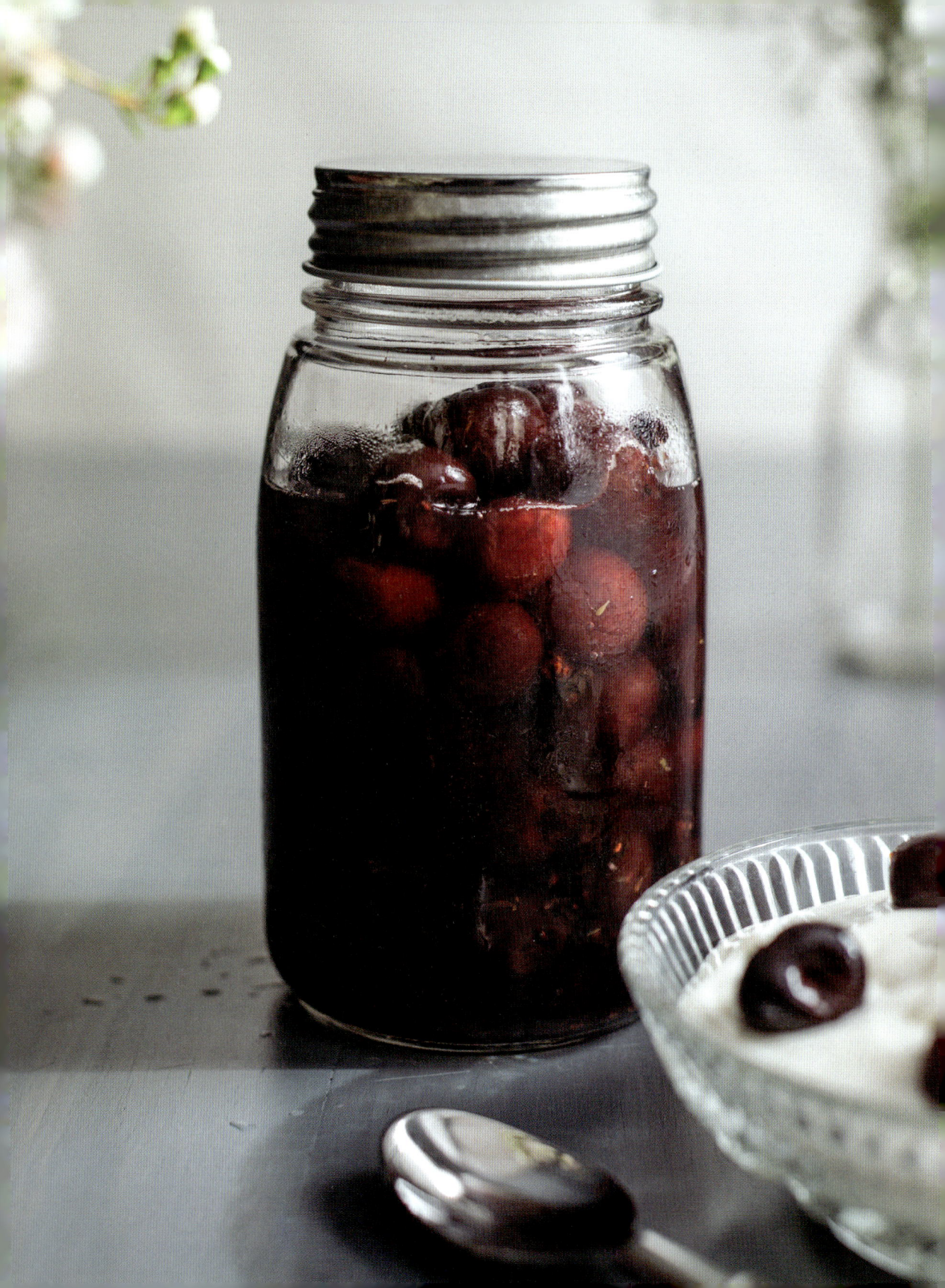

Bayas y cerezas con tomillo para la hora de dormir

Estas cerezas al licor contienen el adaptógeno schisandra. El tomillo les aporta una nota particular y sus propiedades nervinas calmantes. Puedes añadir unas cuantas cerezas y bayas de schisandra a los postres o preparar un tentempié para la hora de acostarse mezclándolas con yogur. Cuando se terminen las bayas y las cerezas, puedes tomar media cucharadita del líquido como elixir vespertino especial.

El tomillo, aunque suele considerarse simplemente una especia culinaria, posee una cantidad impresionante de atributos herbales. Al ser carminativo (alivia los gases y la hinchazón), es muy bueno para el aparato digestivo y, gracias a sus propiedades antitusivas y expectorantes, resulta muy apropiado para los pulmones.

Su historial como nervino es prácticamente desconocido, pero a mí me parece de lo más fascinante por su afinidad con el sistema nervioso. En diversos momentos de la historia se ha empleado para curar cualquier cosa, desde la ansiedad a la epilepsia, la parálisis o los desmayos. Resulta una buena opción en las fórmulas para dormir mejor porque permite relajar fuentes inconscientes de tensión e inquietud en aquellas personas que se sobresaltan con facilidad o que sufren pesadillas.

Elaboración

1. Introduce las cerezas y las bayas en un tarro de litro (1 cuarto de galón) o repártelas equitativamente en varios tarros más pequeños.

2. Calienta el brandy, el azúcar y el tomillo en un cazo pequeño a fuego lento hasta que el azúcar se haya disuelto.

3. Vierte el brandy en los tarros hasta cubrir las cerezas. Tapa y refrigera durante al menos 1 semana. Las bayas y las cerezas se conservan indefinidamente siempre y cuando estén cubiertas por la solución de brandy y azúcar y refrigeradas.

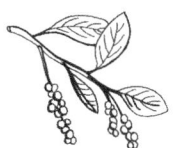

SE OBTIENE MEDIO KILO (1 LIBRA) DE BAYAS Y CEREZAS AL LICOR

450 gramos (15 onzas) de cerezas congeladas (también se pueden utilizar frescas, pero acuérdate de quitarles los huesos y los rabos)

30 gramos (1 onza) de bayas de schisandra secas

2 tazas de brandy

½ taza de azúcar de caña granulada

1 cucharadita de tomillo seco

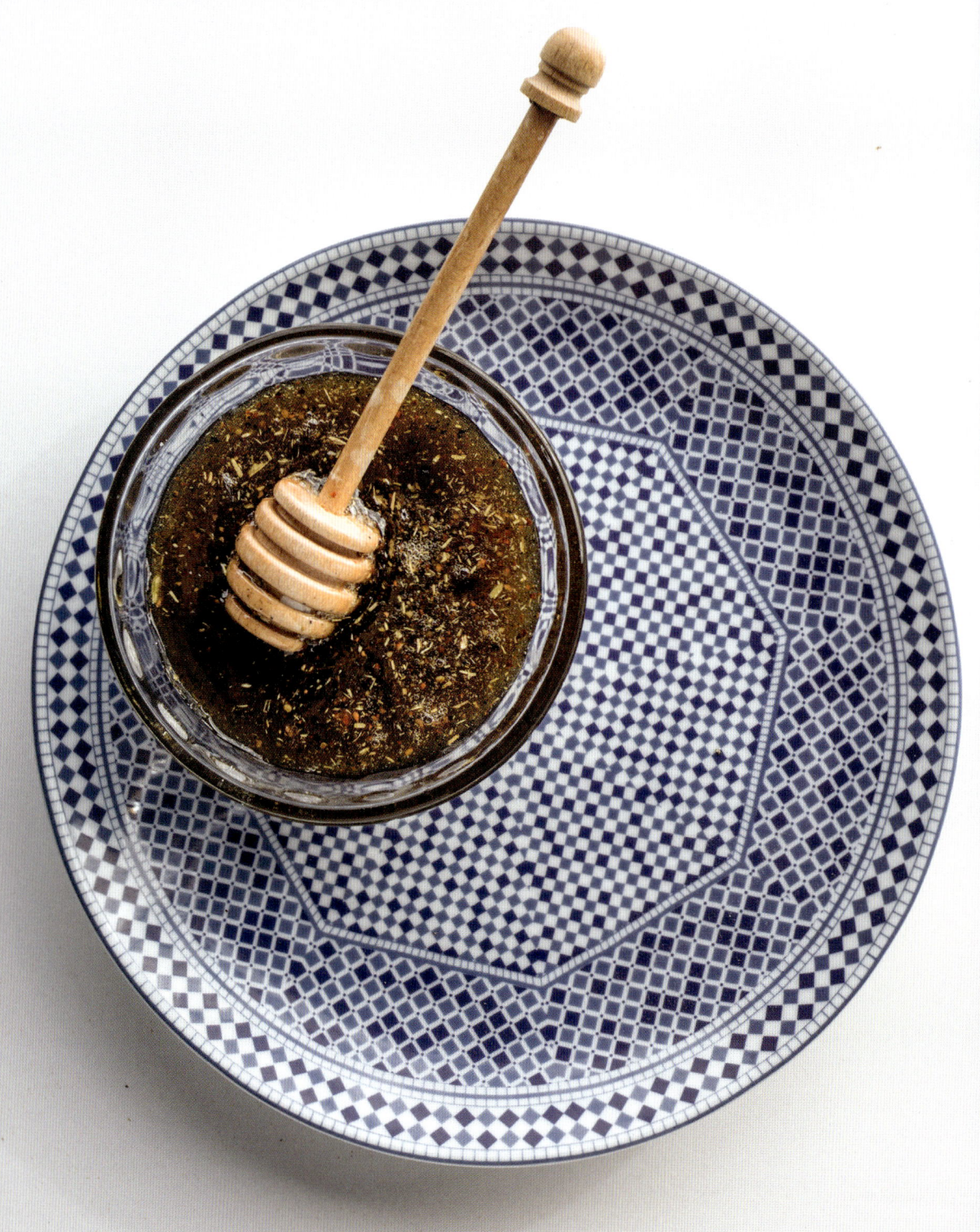

CAPÍTULO CUATRO

RECETAS PARA MEJORAR EL ESTADO DE ÁNIMO

Son muchos los factores que influyen sobre el estado de ánimo y el bienestar general. Cosas sencillas como dormir lo suficiente y bien, comer una selección correcta de alimentos nutritivos y hacer suficiente actividad física pueden marcar una diferencia enorme en nuestro estado emocional. Las hierbas nos ayudan a avanzar en la dirección correcta porque refuerzan la salud del sistema nervioso central y favorecen nuestro bienestar emocional.

Existen varias clases diferentes de hierbas que realzan el bienestar emocional. Ya hemos mencionado las nervinas en varias recetas. Algunos adaptógenos no solo tienen estas propiedades sino que, por lo general, combinan muy bien con otras plantas nervinas.

Los nervinos son una categoría muy amplia de hierbas. Por comodidad, vamos a dividirlos según sus propiedades secundarias para entenderlos un poco mejor. Algunos son hipnóticos (ayudan a dormir), otros son relajantes y alivian la tensión del cuerpo y otros son tónicos que equilibran el sistema nervioso.

Además de los nervinos y los adaptógenos, existe otra categoría de plantas conocida como nootrópicos que mejora el estado de ánimo y la salud mental. El término nootrópico, según su etimología griega, significa «que actúa sobre la mente». Estas hierbas refuerzan el cerebro y los procesos mentales de una forma más directa que los nervinos. Un ejemplo de planta nervina y nootrópica es la lavanda, que se emplea en algunas recetas de este capítulo.

Elixir de los días felices

Tres adaptógenos combinados en una mezcla muy apropiada para levantar el ánimo y que sirve también como tónico para deportistas y como refuerzo del sistema inmunitario. La dosificación de este Elixir de los días felices es de 40 a 80 gotas hasta 3 veces al día. Si observas que interfiere con tus horarios de sueño, úsalo solo por las mañanas.

La rodiola y el eleutero son estupendos para combatir esa falta de energía que suele acompañar a los estados de ánimo no demasiado alegres. La rodiola tiene la ventaja adicional de que levanta el ánimo. La schisandra por su parte, como se centra en el sistema nervioso y calma la ansiedad, es estupenda para esos momentos en los que te sientes disperso y alicaído e incluso un tanto agotado emocionalmente.

Elaboración

1. Introduce la rodiola, el eleutero y la schisandra en polvo en un tarro de vidrio y añade el brandy.

2. Tapa el tarro y agítalo con suavidad para mezclar todos los ingredientes.

3. Deja reposar durante 2 semanas. Agita el tarro a diario y, si observas que las hierbas han absorbido todo el brandy, añade más. Deben estar cubiertas en todo momento para evitar que se sequen.

4. Al cabo de dos semanas, cuela las hierbas en polvo y añade la miel. Embotella y etiqueta tu elixir. Guárdalo en un lugar fresco y oscuro.

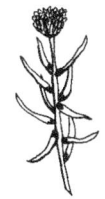

SE OBTIENEN ENTRE 240 Y 300 MILILITROS (8-10 ONZAS)

15 gramos (½ onza) de raíz de rodiola en polvo

15 gramos (½ onza) de eleutero en polvo

15 gramos (½ onza) de bayas de schisandra en polvo

150 mililitros (5 onzas líquidas) de brandy

150 mililitros (5 onzas líquidas) de miel

Agua fresca de tulsi

El tulsi es una planta sagrada de India muy tradicional y los herboristas modernos valoran su capacidad para levantar el ánimo y su influencia equilibradora sobre el sistema nervioso.

En esta receta vamos a emplear hojas frescas. Existen tres tipos diferentes de plantas o semillas de tulsi que pueden adquirirse en viveros especializados. La variedad más común es la kapoor, y las otras dos son vana y rama. Cada una tiene un sabor diferente pero pueden utilizarse indistintamente (en esta receta y en otras).

Para preparar el Agua fresca de tulsi es preferible emplear la planta fresca. Si no dispones de hojas frescas, puedes hacer una infusión con hojas secas, refrigerarla con la fruta y disfrutar de un refrescante té helado de tulsi.

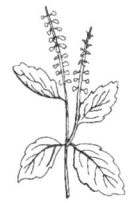

PARA 2 PERSONAS

1 litro (1 cuarto de galón) de agua filtrada o destilada (para que sepa mejor)

½-1 taza de la fruta de temporada que elijas picada

2-4 cucharaditas de hojas frescas de tulsi en tiras finas

Elaboración

1. Llena una jarra de 1 litro (1 cuarto de galón) con agua filtrada o destilada.
2. Añade media o una taza de fruta picada.
3. Machaca ligeramente las tiras de tulsi y agrégalas a la jarra.
4. Remueve y deja reposar en el frigorífico al menos 4 horas o durante toda la noche.
5. Sirve en un vaso de tubo y ve tomándola a lo largo del día como un agua naturalmente aromatizada. Si una vez transcurridos 2 días te queda algo, deséchalo.

Refrescos herbales carbonatados

Los refrescos herbales con y sin gas son una forma divertida de disfrutar de los adaptógenos. Funcionan mejor cuando te gusta su sabor, así que dedícate a experimentar con distintos adaptógenos y hierbas aromatizantes. Estas recetas se centran en combinar adaptógenos y nervinos para preparar una bebida agradable que puedes disfrutar en los momentos de estrés o cuando te apetece tomar algo divertido y estimulante.

Para preparar un refresco herbal carbonatado necesitas sifón, que no es más que agua y ácido carbónico sin ningún otro ingrediente. Puedes experimentar con sodas mineralizadas o con agua mineral con gas, que suele provenir de un manantial natural. Ambas añaden un sabor distinto a la bebida final. En estas recetas es preferible evitar la tónica porque contiene quinina, edulcorantes y otros ingredientes. De todas formas, el tipo de agua con gas que uses depende de ti. Si lo que deseas es el sabor más sencillo, elige el sifón normal.

Necesitarás también extractos herbales porque, aunque puedes mezclar una infusión con agua carbonatada, al final lo único que consigues es diluir ambas, y eso puede gustarte o no. Debes usar una sola dosis de extracto por cada vaso de agua con gas; por lo general necesitarás entre 30 y 60 gotas. Cuando emplees suplementos herbales comprados en tienda, asegúrate de seguir siempre las sugerencias de dosificación.

Para elaborar refrescos carbonatados no debes utilizar aceites esenciales. Necesitas extractos a base de alcohol, lo que en ocasiones se denomina tinturas. Los aceites esenciales son un preparado completamente distinto y su concentración es excesiva para esta receta. No deben mezclarse con agua de beber porque no son hidrosolubles y forman una película sobre ella que puede dañar los tejidos sensibles que recubren la boca, la garganta y el estómago.

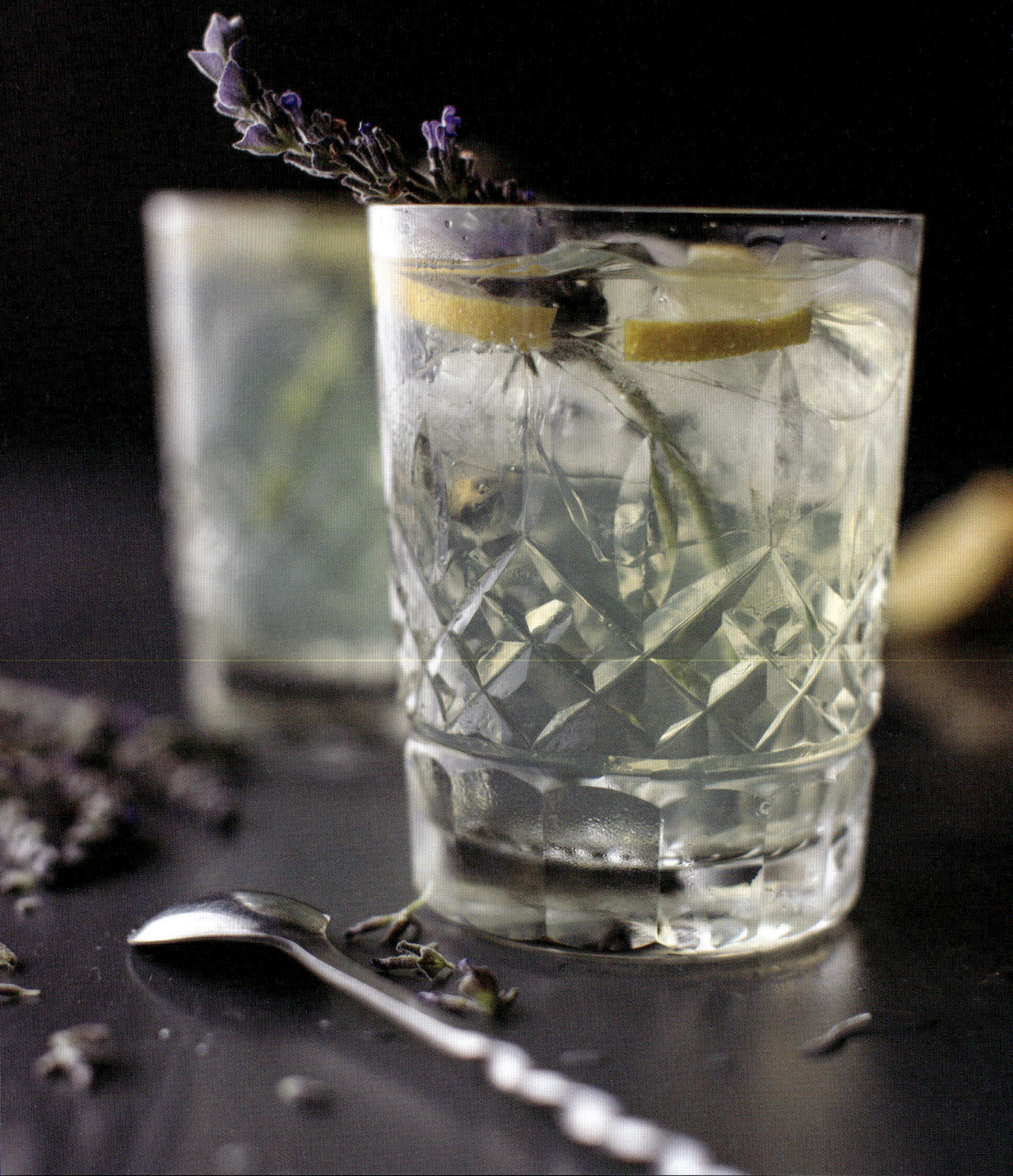

Agua carbonatada con lavanda y tulsi

Los únicos ingredientes que se necesitan para hacer este refresco tan simple son limón, lavanda y tulsi. Este último es fantástico a la hora de ofrecer apoyo emocional en momentos especialmente estresantes o cuando te sientes un poco bajo de ánimo.

Los sabores de la lavanda y el limón se complementan a las mil maravillas. Cuando mezclo lavanda con limón, cuyo sabor siempre me resulta muy estimulante, pienso que hace una labor muy buena de limpieza y como botón de «reinicio» emocional. La lavanda es nervina y nootrópica, lo que favorece el bienestar emocional.

Elaboración

1. Vierte el agua con gas en un vaso. Esta será la base de la bebida.
2. Añade la dosis de extracto de tulsi y las 5 gotas de extracto de lavanda. Remueve con una cuchara para disolverlos en el agua.
3. Exprime el gajo de limón sobre el vaso y luego déjalo caer dentro. Si lo deseas, puedes adornar con una ramita fresca de flores de lavanda.

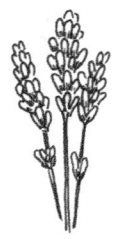

PARA 1 PERSONA (350 MILILITROS - 12 ONZAS)

- **350 mililitros (12 onzas) de agua con gas**
- **1 dosis de extracto de tulsi (por lo general, entre 30 y 60 gotas, dependiendo de la marca)**
- **5 gotas de extracto de lavanda (no aceite esencial ni aroma de lavanda)**
- **1 gajo de limón**
- **1 ramita fresca de flores de lavanda (opcional)**

Árbol de la seda efervescente

Esta bebida efervescente tan poco común contiene extractos de árbol de la seda y de rodiola y agua de rosas. Entre los herboristas, el árbol de la seda tiene fama como tónico anímico especialmente apropiado para combatir la pena o la tristeza profunda. Si puedes, utiliza un extracto elaborado solo con flores. Tendrá un sabor más suave y floral que el que se elabora también con la corteza. Por lo general, en los extractos se combinan ambas, así que a ver qué consigues encontrar. Si tienes un árbol de la seda en tu jardín, quizá te merezca la pena fabricar tu propio extracto solo con las flores.

A esta bebida le van muy bien las fresas, las frambuesas y las moras, y también los melocotones y las ciruelas. No tienes más que añadirle una fresa muy picada, unas cuantas frambuesas o moras ligeramente machacadas o una rodaja o dos de ciruela o de melocotón para darle más sabor.

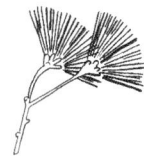

PARA 1 PERSONA (350 MILILITROS - 12 ONZAS)

350 mililitros (12 onzas) de agua con gas

15-30 gotas de extracto de árbol de la seda

15-30 gotas de extracto de raíz de rodiola

1 cucharada sopera de agua de rosas

Fruta fresca (opcional)

Elaboración

1. Vierte el agua con gas en un vaso. Esta será la base de la bebida.

2. Incorpora los extractos de árbol de la seda y rodiola y el agua de rosas.

3. Si lo deseas, añade la fruta fresca que prefieras para darle más sabor: fresas, frambuesas, moras, melocotón o ciruela. ¡A disfrutar!

Infusión de enredadera y bayas

Con las bayas de jiaogulan y la schisandra se consigue una infusión muy elegante. El jiaogulan es como una versión más dulce de las ortigas y las bayas de schisandra tienen un gusto complejo difícil de describir. Combinar bayas y hojas en una infusión requiere algo más de trabajo que hacerla solo de hojas porque las bayas necesitan reposar un poco más.

Elaboración

1. Pon a hervir 300 mililitros (10 onzas) de agua en un cazo mediano y añade las bayas de schisandra.
2. Deja que cuezan a fuego lento durante 10 minutos, retira del fuego y deja reposar durante 20 minutos. Al cocer, el volumen de la decocción habrá reducido un poco, de manera que te quedarán unos 240 mililitros (8 onzas).
3. Vuelve a poner a hervir las bayas y el agua y añade las hojas de jiaogulan. Retira del fuego y deja reposar durante 10 minutos. Cuela y endulza como te apetezca.

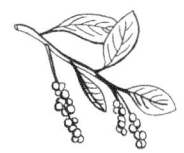

PARA 1 PERSONA (240 MILILITROS - 8 ONZAS)

- 300 mililitros (10 onzas) de agua con gas
- 1 cucharadita de bayas de schisandra secas
- 1 cucharadita de hojas de jiaogulan secas

¿Con cafeína o sin ella?

¿Qué quieres escuchar, que el café y las demás bebidas con cafeína son increíblemente buenas o que son malas? Bueno, lo más probable es que siempre puedas encontrar a alguien que te ofrezca un argumento convincente para cualquiera de las dos posibilidades. A mí me gusta la cafeína, pero debemos admitir que es estimulante. Eso no se puede negar. En exceso puede impedirte dormir y ponerte nervioso y excitado. Cuando se toma todavía más, puede revolver el estómago y elevar la frecuencia cardíaca. El consumo habitual puede llegar a provocar dependencia y, si la dejas, puedes sufrir dolores de cabeza e irritabilidad. En el lado positivo, la cafeína te ayuda a permanecer alerta cuando lo necesitas, estimula la memoria y mejora el estado de ánimo. Además, está llena de antioxidantes. Por tanto, lo mejor sería tratarla con atención y no pasarnos con ella. ¡Todo con moderación excepto la moderación!

Leche con rodiola y rooibos

¿A quién no le gusta tomarse un buen café con leche de vez en cuando para obtener ese empujoncito de energía o sencillamente porque está muy rico? ¡Ahora puedes evitar la cafeína y animarte con la rodiola y el rooibos!

La rodiola reduce los niveles de cortisol (una de las hormonas que segrega nuestro cuerpo cuando estamos estresados) y aumenta la producción de aquellas sustancias químicas cerebrales, como la dopamina, que hacen que nos sintamos bien, así que es perfecta para preparar una bebida que nos ponga de buen humor.

El rooibos tiene un sabor delicioso que, en mi opinión, combina muy bien con la rodiola y aporta también muchos beneficios para la salud. En ocasiones se conoce como té rojo aunque no tenga ninguna relación con la planta que nos da el té negro y verde. Procede de Sudáfrica y es muy rico en minerales y antioxidantes.

Juntos te ofrecen una leche nutritiva y un poco de amor extra para tu bienestar emocional.

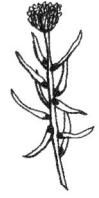

**PARA 1 PERSONA
(350 MILILITROS -
12 ONZAS)**

- **2 cucharaditas de raíz de rodiola en polvo**
- **170 mililitros (6 onzas) de agua**
- **240 mililitros (8 onzas) de leche vegetal (de arroz, frutos secos o soja)**
- **2 bolsitas de rooibos**
- **El edulcorante que prefieras: miel, jarabe de arce o azúcar**

Elaboración

1. Las raíces necesitan cocer un poco más para preparar una buena infusión. Para ello, introduce la rodiola en un cazo pequeño con los 180 mililitros (6 onzas) de agua. Pon a calentar y, cuando rompa a hervir, deja que cueza lentamente y tapada durante 20 minutos.

2. Cuando la rodiola haya cocido durante 20 minutos, ha llegado el momento de añadir el resto de los ingredientes. Apaga el fuego. Añade la leche vegetal que prefieras y las bolsitas de rooibos.

3. Deja las bolsitas de rooibos en infusión durante 5 minutos más y, a continuación, cuela la leche con un colador a tu taza favorita.

4. Añade el edulcorante que prefieras y ¡a disfrutar!

Rooibos

¿Estás buscando una infusión que te aporte energía y que no contenga cafeína? Pues prueba el rooibos. Es originario de Sudáfrica, muy rico en vitaminas y minerales y tiene un sabor agradable y complejo. Al igual que la *Camellia sinensis*, la planta en la que piensa la mayoría de la gente cuando hablan de té, tiene variedades rojas y verdes.

Aceite de masaje estimulante

Para elaborar este aceite de masaje estimulante necesitarás aprender la técnica de infundir o macerar hierbas secas en aceite. Requiere más tiempo que añadir unas gotas de aceite esencial en un aceite portador, pero el esfuerzo merece la pena. Esta mezcla utiliza las dos técnicas: infundir el aceite portador con rodiola y luego añadir unas gotas de aceite esencial de incienso. Este es uno de los aceites esenciales que más me gustan para estimular el bienestar emocional. De todas formas, si a ti hay alguno que te guste más, puedes emplearlo en lugar del de incienso.

Para esta receta uso entre 3 y 6 gotas de aceite esencial por cada 30 mililitros (1 onza) de aceite portador. Es la proporción de 0,5-1 por ciento que sugiere la Asociación Estadounidense de Aromaterapia Holística como solución segura para pieles sensibles (la mía lo es, y mucho). Esta proporción de dilución es lógica también porque la raíz de rodiola es la estrella principal de esta mezcla y el aceite esencial desempeña solo un papel de apoyo.

En este caso yo prefiero usar aceite de sésamo o de oliva en lugar de otros portadores más habituales como los de pepita de uva o almendras porque en mi opinión se mantienen mejor con el proceso de poco calor que se necesita para elaborar un aceite macerado.

Puedes usar raíz de rodiola en polvo o cortada y tamizada. A mí me gusta más en polvo porque de este modo el aceite puede recubrir y extraer mejor los componentes, al ser más pequeñas las partículas de planta (¡hay más superficie disponible!). Si la vas a utilizar en polvo, puedes emplear un filtro de tela como los que se usan para hacer jalea. De este modo te resultará más fácil colarla. De lo contrario pueden quedar restos de polvo en el aceite de masaje y eso resulta algo incómodo.

A continuación te muestro dos opciones para infundir el aceite. Si quieres que esté listo en un solo día, puedes calentar el aceite al baño María a temperatura constante durante 4 horas. El inconveniente es que no puedes alejarte. Debes vigilar el aceite porque va a estar al fuego. Si no te importa esperar unas semanas, puedes dejar que se vaya haciendo la infusión a temperatura ambiente. Al no haber calor, tendrás que dejarlo reposar entre 4 y 6 semanas, pero no tendrás que estar cuidándolo todo el día. Para usar el aceite, ponte una cucharadita en la palma de la mano y deja que se temple con el calor de tu cuerpo. Masajéate con él los pies, los brazos, las piernas o el cuello y los hombros.

SE OBTIENEN 1,5-2 TAZAS

½ **taza de raíz de rodiola en polvo**
2 tazas de aceite de oliva o de sésamo
3-6 gotas de aceite esencial por cada 30 mililitros (1 onza) de aceite portador (24-48 gotas en total)

Cómo hacerlo en un día

1. Introduce ½ taza de raíz de rodiola en polvo y el aceite de oliva o de sésamo en una olla para baño María. Si no tienes una olla de estas, pon la hierba y el aceite en un tarro grande y colócalo en el centro de una cazuela mediana. Llena de agua la cazuela (no el tarro de la hierba y el aceite) hasta la mitad. Enciende la cocina a fuego medio para que la cazuela o la olla para baño María proporcione una temperatura constante al aceite.

2. Comprueba periódicamente la temperatura del aceite con un termómetro. Tiene que mantenerse entre 37 y 60 °C (100-140 °F). Puede venirte bien usar un termómetro con aviso de temperatura.

3. Deja el aceite en infusión unas 4 horas a la temperatura indicada y, a continuación, retíralo del fuego y deja que enfríe totalmente.

4. Recubre un colador con un trozo de muselina y ponlo sobre un bol o utiliza una bolsa para filtrar jaleas con soporte y cuela las hierbas del aceite.

5. Ve echando el aceite esencial gota a gota en el bol del aceite macerado. Remueve con suavidad para mezclarlo.

6. Introduce el aceite en una botella o un tarro hermético y pon una etiqueta que indique claramente: «Solo para uso externo». Guárdalo alejado de la luz solar directa.

Cómo hacer la versión más larga

1. Aunque con este método tienes que esperar más tiempo, una vez mezclados el aceite y las hierbas no hace falta estar supervisándolos.

2. Introduce la rodiola y el aceite de oliva o de sésamo en un tarro de vidrio. Tápalo para evitar que se ensucie el aceite.

3. Mete el tarro en una bolsa de papel marrón para impedir que le dé el sol directamente y colócalo en una ventana soleada donde deberá permanecer entre 4 y 6 semanas. La luz solar puede degradar el aceite y las hierbas, pero su calor es lo que permite que estas se maceren en el aceite.

4. Al cabo de 4 semanas, o 6 si tienes suficiente paciencia, cuela las hierbas. Añade las gotas de aceite esencial al aceite macerado. Remueve con suavidad para mezclarlos. A continuación, embotella el aceite. Indica claramente en la etiqueta: «Solo para uso externo».

Bayas de goji con chocolate mexicano

Aunque puedan parecer un capricho propio de sibaritas, las bayas de goji recubiertas de chocolate son facilísimas de hacer. La cayena y la canela les aportan un punto muy característico. Si no te gusta el chocolate al estilo mexicano, puedes prescindir de cualquiera de las especias o de las dos.

El chocolate negro está rico y levanta el ánimo. Se ha demostrado que incrementa los niveles de endorfinas y serotonina (unas sustancias químicas cerebrales muy importantes para conservar el buen humor). El goji se ha empleado tradicionalmente para mejorar el estado de ánimo y el bienestar. ¡Y además, tanto el chocolate como el goji están repletos de antioxidantes!

Esta receta me encanta como alternativa a las pasas recubiertas de chocolate y es estupenda para incluir en los surtidos de frutos secos.

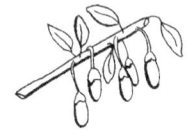

PARA 4 PERSONAS

- **1 taza de pepitas de chocolate negro**
- **¼ de cucharadita de cayena**
- **¼ de cucharadita de canela en polvo**
- **1 taza de bayas de goji secas**

Elaboración

1. Funde las pepitas de chocolate en un cazo pequeño a fuego lento removiendo con suavidad hasta que estén blanditas.
2. Espolvorea la cayena y la canela por encima y remueve suavemente para incorporarlas.
3. Añade las bayas de goji y revuelve para que se recubran bien de chocolate.
4. Con una cuchara de ranuras, transfiere las bayas de goji bañadas en chocolate a una bandeja de horno recubierta de papel encerado.
5. Cuando el chocolate esté frío y duro, introduce las bayas de goji recubiertas de chocolate en un recipiente hermético. Si vas a disfrutarlas en las semanas siguientes, puedes mantenerlas a temperatura ambiente. De lo contrario, es preferible que las congeles.

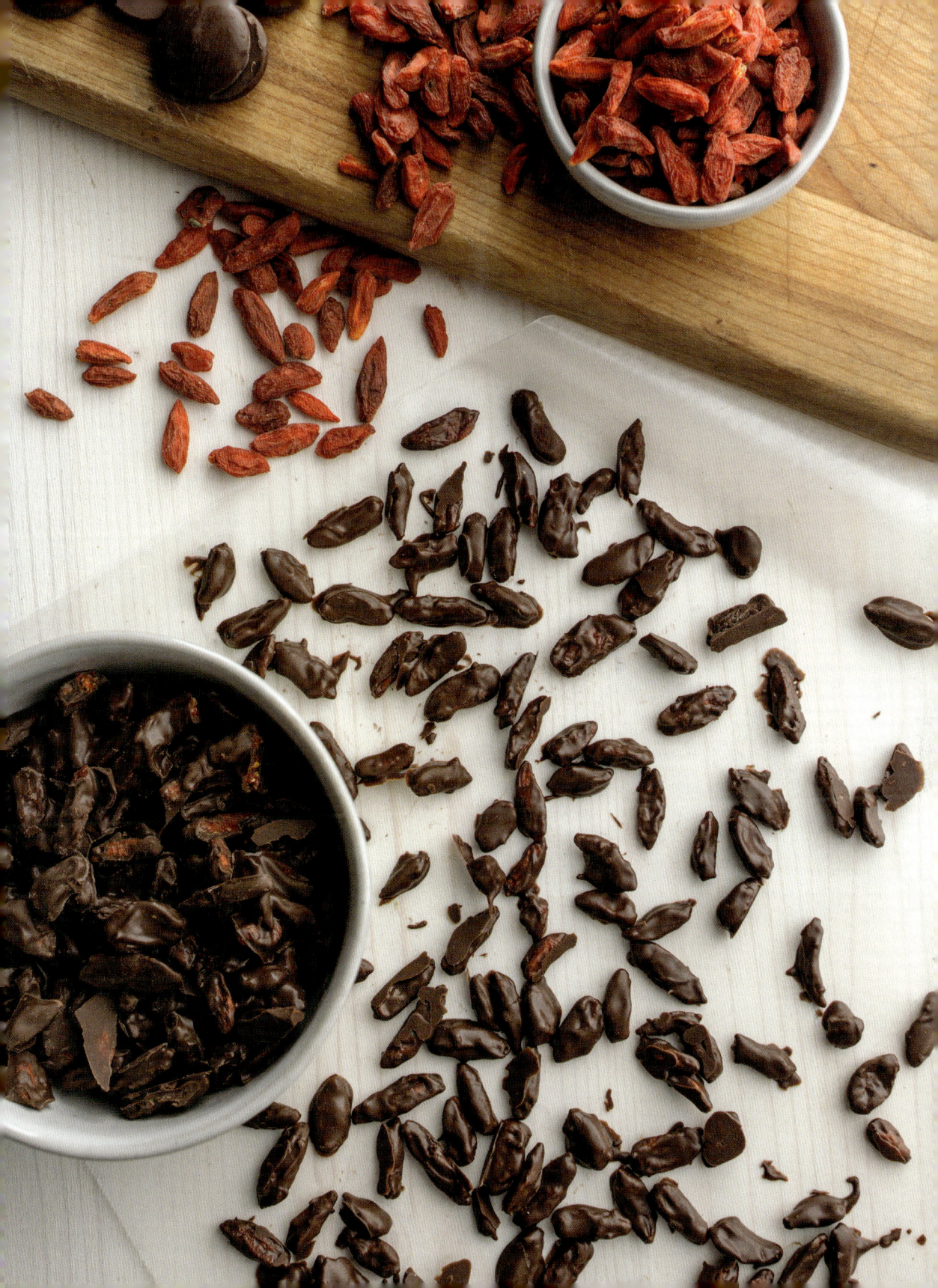

Un poquito de miel calmante

Un poquito de miel calmante es un ejemplo de electuario herbal: una mezcla de hierbas y miel que puede emplearse como endulzante para alimentos e infusiones o disfrutarse a cucharaditas tal cual.

En esta receta se incluye la albahaca sagrada porque es un adaptógeno que levanta el ánimo. Lo mismo sucede con la schisandra que, además, refuerza el sistema nervioso. Ambas tienen fama de calmar la ansiedad y de dar a la felicidad la oportunidad de pasar a primer plano durante un rato. Las bayas de goji aportan antioxidantes y mejoran el estado de ánimo.

Esta pasta de miel es muy adecuada para hacer un tentempié herbal. Se elabora con bayas de goji, bayas de schisandra y albahaca sagrada, todas pulverizadas, y puede disolverse en té caliente, mezclarse con manteca de frutos secos para untar galletas o pan como versión sofisticada de la manteca de cacahuete con miel, añadirse al yogur o usarse para mojar trozos de fruta. Si prefieres una opción vegana, pruébala con jarabe de arroz o de agave.

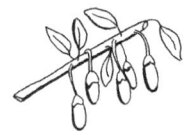

SE OBTIENE 1 TAZA (1 RACIÓN SON 1 O 2 CUCHARADITAS)

- 2 cucharadas soperas de bayas de goji en polvo
- 2 cucharadas soperas de bayas de schisandra en polvo
- 2 cucharadas soperas de albahaca sagrada en polvo
- 1 taza de miel

Elaboración

1. Mezcla las bayas de goji, las de schisandra y la albahaca sagrada en un bol pequeño de vidrio para obtener un polvo homogéneo.

2. Una vez mezclados todos los ingredientes pulverizados, añade 1 taza de miel y remueve para que se mezcle bien con las hierbas.

3. Transfiere el electuario terminado a un recipiente hermético y guárdalo en una despensa fresca o en el frigorífico. Se conserva al menos durante 6 meses, pero yo prefiero terminarlo en 3 para que no pierda frescura.

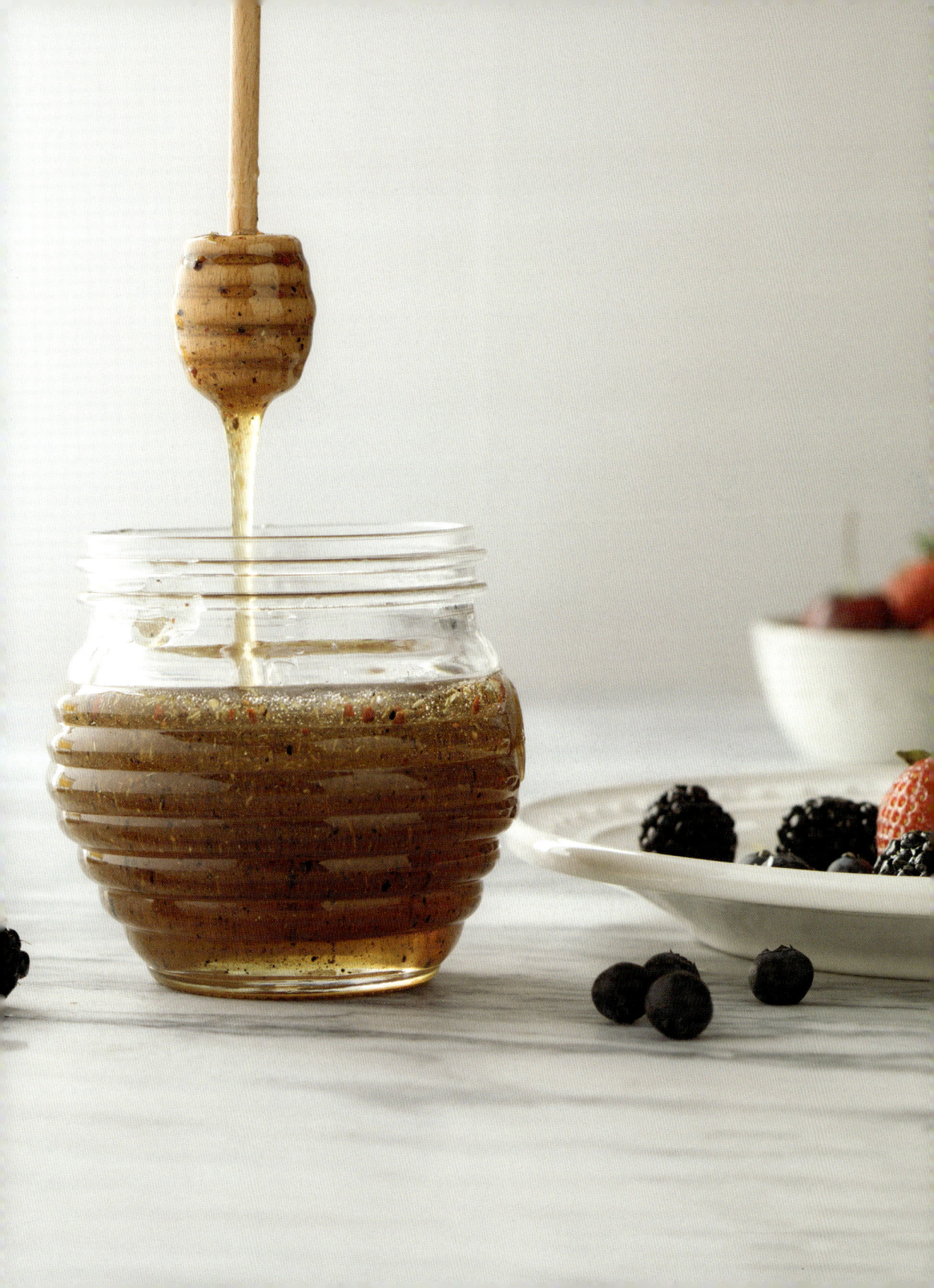

Bocaditos de especias e higos para saborear el día

La schisandra nos aporta un empujoncito herbal poco corriente que favorece el bienestar emocional. Tiene un sabor muy particular, entre resinoso, amargo, ácido y dulce a la vez. El romero, un nervino muy estudiado por su capacidad para levantar el ánimo, aporta otra nota de sabor única a estos bocaditos de schisandra e higos. Cuando combinas esta mezcla con tu manteca de frutos secos o de semillas favorita, el resultado es un bocadito muy sofisticado. Si los higos no aportan el dulzor que deseas, te sugiero que le añadas un poco de jarabe de arce.

Un dato interesante es que, ¡ya desde el siglo XVII!, el romero tiene fama de que beneficia a la mente y al cerebro. Estudios modernos están empezando a confirmar algunos de estos usos tradicionales y están descubriendo que el simple olor de esta planta puede ser suficiente para mejorar la memoria. Es también una hierba estimulante muy apropiada para difuminar la energía emocional atrapada cuando te sientes frustrado y atascado en un estado de ánimo bajo que no consigues quitarte de encima.

Especias para saborear el día

SE OBTIENEN 24 RACIONES

1 cucharada sopera de romero en polvo
6 cucharadas soperas de bayas de schisandra en polvo

Elaboración

1. Mezcla el romero y las bayas de schisandra en polvo y guárdalos en un recipiente hermético hasta que vayas a utilizarlos.
2. La ración es de entre media y una cucharadita si los vas a usar para cocinar o de media cucharadita para los Bocaditos de higos.

Bocaditos de higo

PARA 1 PERSONA

¼ de cucharadita de Especias para saborear el día
1 cucharada sopera de la manteca de frutos secos que prefieras
5 higos pasos
Un chorreón de jarabe de arce (opcional)

Elaboración

1. Mezcla en un bol pequeño un cuarto de cucharadita de Especias para saborear el día con 1 cucharada sopera de tu manteca de frutos secos favorita.
2. Abre los higos y reparte equitativamente entre ellos la mezcla de manteca de frutos secos y hierbas. Obtendrás 5 sandwichitos de higo.
3. Si quieres, puedes regar cada bocadito de higo con un poco de jarabe de arce.

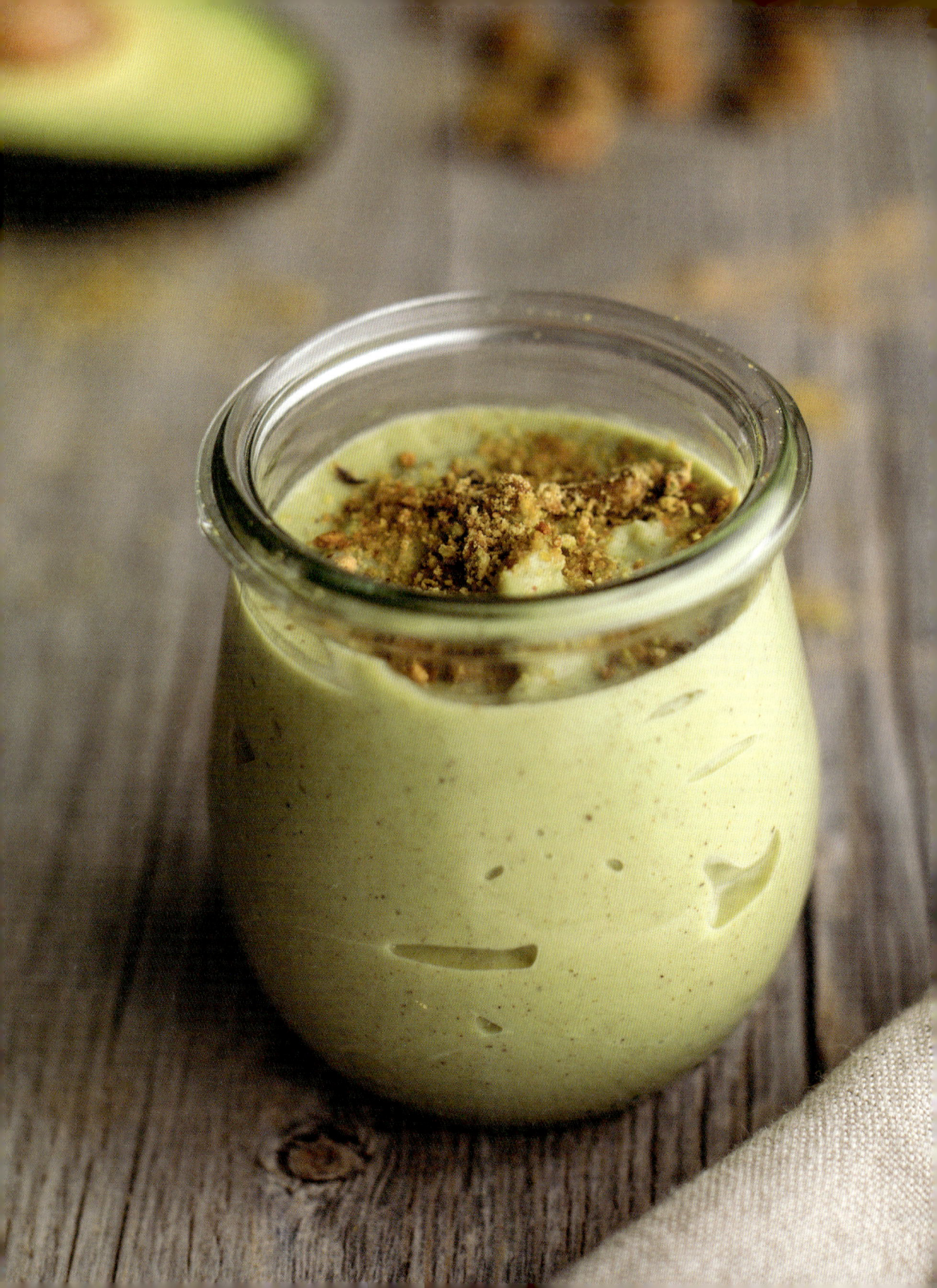

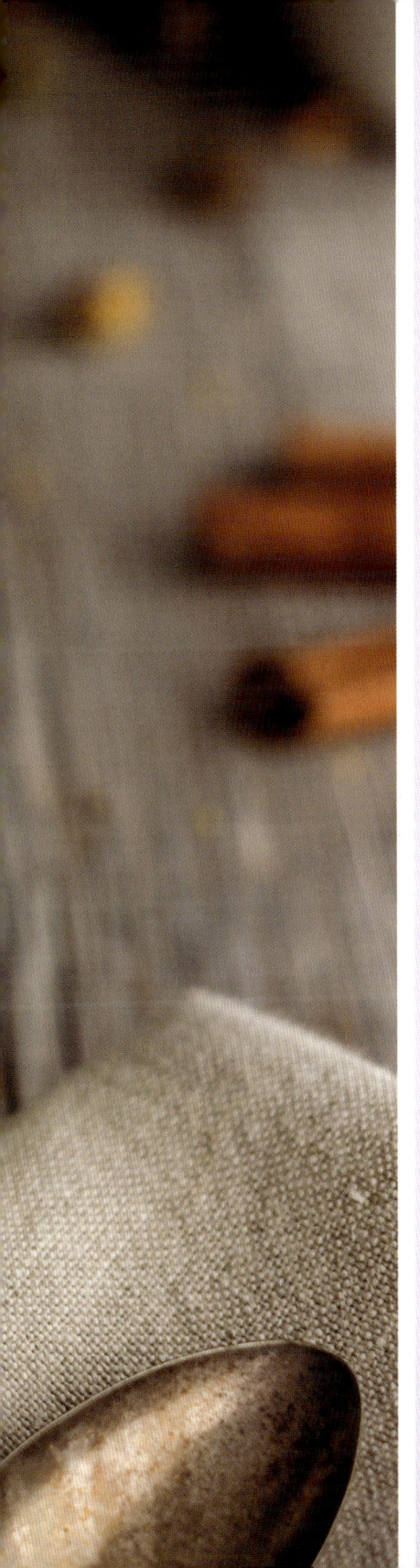

Budín de pistachos y aguacate con especias para endulzar el ánimo

Los aguacates son mi tentempié favorito. En lo que respecta a estas pequeñas joyitas verdes, hay muchas personas que no van más allá del guacamole. ¡Si eres una de ellas, debo decirte que te estás perdiendo un montón de cosas buenas! ¿Por qué no pruebas este postre, un budín dulce y simple hecho con aguacates? Y una pizca de Especias para endulzar el ánimo que le aportan adaptógenos para reforzar el estado de ánimo. Esta receta es para una persona pero, si te apetece compartirla, puedes duplicar fácilmente las cantidades. Utiliza la leche animal o vegetal que más te guste. ¡Le va especialmente bien la leche aromatizada con vainilla!

Los dos adaptógenos de esta mezcla, la rodiola y la ashwagandha, proporcionan la resiliencia completa que hace que este tipo de plantas resulten tan valiosas. La ashwagandha refuerza el bienestar emocional gracias a su influencia tranquilizadora y la rodiola aporta un empujoncito alegre a tu forma de ver la vida.

El primer paso para preparar este plato es mezclar las Especias para endulzar el ánimo.

Especias para endulzar el ánimo

PARA 1 PERSONA

3 cucharadas soperas de canela en polvo
2 cucharadas soperas de raíz de rodiola en polvo
1 cucharada sopera de ashwagandha en polvo
1 cucharada sopera de jengibre molido
1 cucharadita de nuez moscada molida

Elaboración

1. Introduce todas las hierbas y especias pulverizadas en un bol y remueve con suavidad hasta que se hayan mezclado bien.

2. Guarda la mezcla de Especias para endulzar el ánimo en un recipiente hermético pequeño hasta que vayas a utilizarlas. Acuérdate de etiquetar tu creación para poder encontrarla fácilmente cuando lo desees.

Budín de pistachos y aguacate con especias para endulzar el ánimo

PARA 1 PERSONA

1 aguacate mediano maduro
1 cucharadita de Especias para endulzar el ánimo
½ taza de leche animal o vegetal
Miel o jarabe de agave o de arce al gusto
¼ de taza de pistachos machacados para adornar

Elaboración

1. Introduce la pulpa del aguacate en el vaso de la batidora o del robot de cocina junto con las Especias para endulzar el ánimo y la leche. Bate hasta obtener una crema fina.

2. Prueba para determinar la cantidad de endulzante que deseas añadir.

3. Cuando lo hayas endulzado a tu gusto, transfiérelo a un bol. Espolvorea los pistachos por encima y… ¡a disfrutar!

Conexión entre la mente y el cuerpo

Hay veces en los que un estado de ánimo negativo no es solo un estado de ánimo negativo. Sobre todo en herborismo nos gusta reconocer que el cuerpo físico puede influir sobre el estado emocional… ¡y viceversa! De hecho, en el herborismo tradicional chino hay cinco emociones que se asocian con unos órganos concretos. Por eso un herborista busca a veces patrones en la salud de un órgano para equilibrar la emoción correspondiente o la presencia de patrones emocionales extendidos o extremos para entender la posible falta de armonía dentro de un sistema orgánico. Como ejemplos citaré el miedo y la ansiedad que pueden indicar un desequilibrio en los riñones; la aflicción, que se asocia con los pulmones; la ira, que está unida a la salud del hígado; la preocupación crónica o el dar demasiadas vueltas a las cosas con la salud del bazo; o la sobreexcitación con los desequilibrios de la salud del corazón. Evidentemente, esto no es más que un aspecto de la salud emocional. Por eso es importante buscar el apoyo y los recursos que necesites, ya sea con un herborista, un consejero, un profesional médico… o con los tres. ¡Mereces tener una vida emocional feliz y equilibrada!

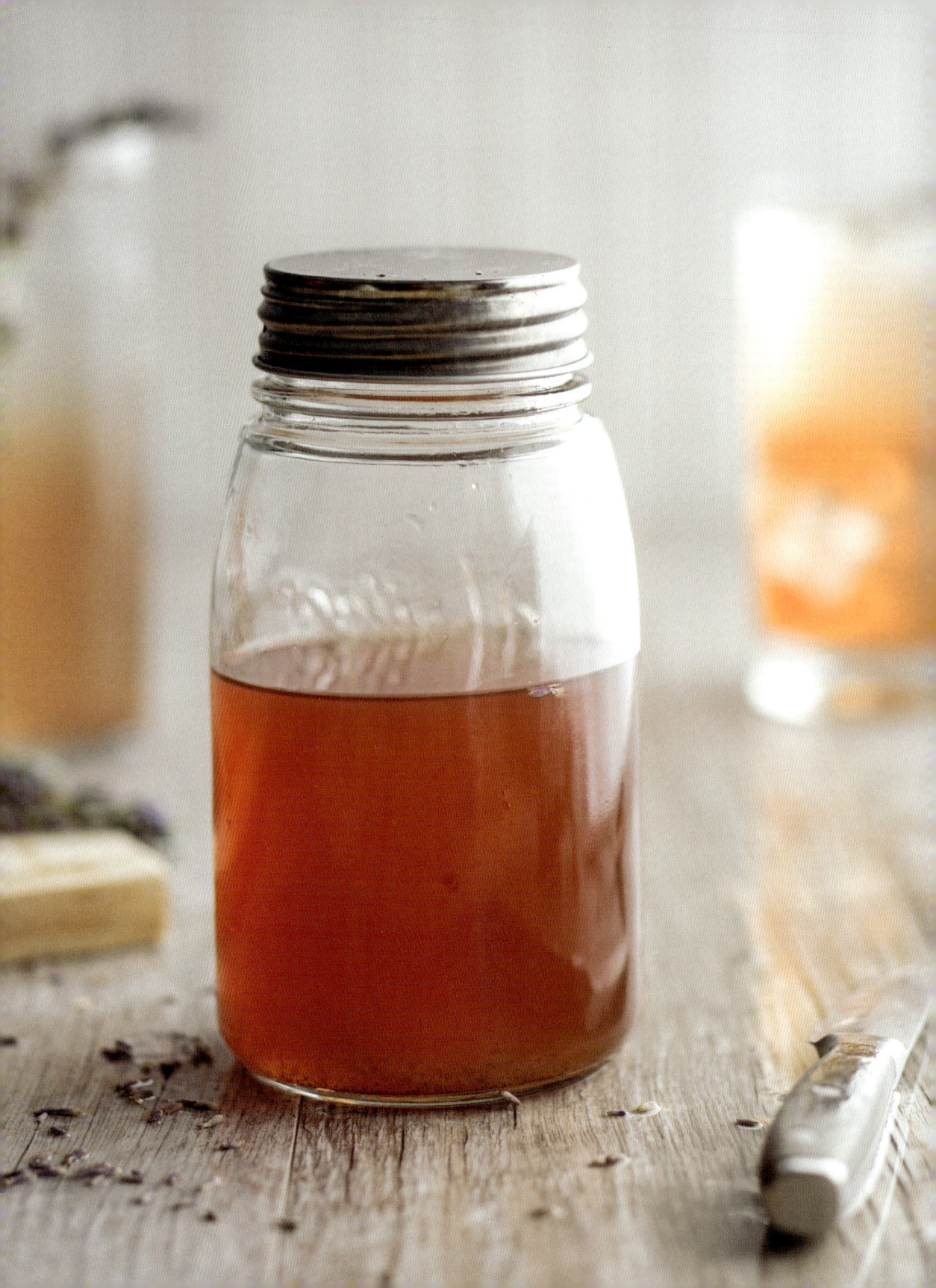

CAPÍTULO CINCO

RECETAS PARA MEJORAR LA CAPACIDAD DE CONCENTRACIÓN

La influencia de los adaptógenos sobre las habilidades mentales es equiparable a la que ejercen sobre la inmunidad y el vigor físico y constituye una de sus posibilidades más populares. La mayor parte de ellos parecen ofrecer al menos un cierto apoyo a la mente, aunque el tipo de apoyo varía de un adaptógeno a otro.

Algunos como el ginseng, la ashwagandha, el dang shen, el eleutero, la rodiola y la schisandra favorecen la función cerebral en general y la claridad mental. En diversos estudios se ha observado que estos adaptógenos producen un efecto positivo sobre la cantidad y la calidad del trabajo mental que consiguen realizar los sujetos estudiados.

Otros como el jiaogulan y el cordyceps refuerzan el sistema nervioso central y algunos ofrecen un apoyo más concreto cuando entran en juego los problemas neurológicos.

Los adaptógenos pueden producir un efecto estimulante o calmante sobre la mente y los procesos mentales. El ginseng asiático y el americano son dos ejemplos de adaptógenos que estimulan los procesos mentales. La ashwagandha, el cordyceps y el jiaogulan son relajantes. La schisandra, por su parte, es una mezcla de los dos. Otros adaptógenos pueden no producir un efecto estimulante o calmante visible pero no por eso dejan de realzar la memoria y el aprendizaje.

Existe un tipo de hierbas conocidas como nootrópicas que ejercen una influencia muy pronunciada sobre la función cerebral y que se combinan muy bien con los adaptógenos. Entre las más conocidas están la bacopa, el ginkgo, la centella asiática, la lavanda y el romero. Otro nootrópico con el que los herboristas legos están menos familiarizados es la raíz de peonía blanca (*Paeonia lactiflora* o *P. albiflora*) que fortalece la memoria y está incluida en algunas de las recetas de este libro.

En este capítulo encontrarás recetas de aperitivos, elixires e infusiones muy apropiados para acompañar al trabajo y al estudio. ¡Eso sí, no te quedes trabajando toda la noche! Asegúrate de fortalecer tu cerebro durmiendo lo suficiente, alimentándote bien y dedicando tiempo a divertirte y a relajarte en lugar de obligarte a ir a toda máquina sin ningún descanso a la vista. Prepara unos cuantos aperitivos de estos y tenlos a mano en el frigorífico o en la despensa para esos momentos en los que necesites un empujoncito mental.

Nueces acarameladas con canela y eleutero

¿Qué es la comida buena para el cerebro? Los frutos secos son un combustible mental estupendo gracias a su contenido en selenio y otros oligoelementos y proteínas. Las nueces en particular tienen un nivel muy alto de DHA, un ácido graso omega. Los omega-3 son ácidos grasos esenciales que favorecen la permeabilidad de las membranas celulares del cerebro y ayudan a las neuronas a comunicarse mejor.

Añadir un poco de eleutero a la mezcla de especias permite introducir adaptógenos en el festín de comidas para el cerebro. En cuanto las nueces están tostadas, la receta se prepara muy rápido, así que resulta fácil de hacer aunque solo dispongas de unos minutos.

Esta receta es para 4 personas. Las nueces acarameladas están estupendas por sí solas, pero también las puedes incorporar a una mezcla de frutos secos, añadirlas al yogur o a una macedonia de frutas o incluso tomarlas con galletas y queso.

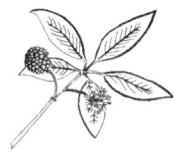

PARA 4 PERSONAS

- 1 taza de nueces partidas por la mitad
- 1 cucharada sopera de mantequilla
- ¼ de taza de azúcar
- ½ cucharadita de canela en polvo
- 1 cucharadita de eleutero en polvo

Elaboración

1. Coloca las nueces sobre una bandeja de horno formando una sola capa y ásalas en el horno a 175 °C (350 °F) durante diez minutos o hasta que hayan adquirido el grado de tueste que más te guste. Una vez tostadas, retíralas del horno y reserva. Este paso realza el sabor y la textura de las nueces pero, si las prefieres crudas, puedes saltártelo.

2. Mientras se tuestan las nueces, recubre otra bandeja de horno con papel para hornear.

3. Introduce la mantequilla y el azúcar en una sartén mediana o en una cazuela a fuego bajo. Remuévelas constantemente con una espátula o una cuchara de madera hasta que se hayan fundido.

4. En cuanto estén fundidas, espolvorea por encima la canela y el eleutero sin dejar de remover para que se distribuyan de manera uniforme en toda la mezcla.

5. Incorpora rápidamente las nueces tostadas a la mezcla. Remueve con suavidad pero de manera constante hasta que se hayan recubierto bien.

6. Extiende las nueces recubiertas de azúcar y especias sobre la bandeja de horno recubierta de papel para hornear.

7. Sepáralas entre sí con un tenedor o una espátula hasta que se hayan enfriado. De lo contrario se pegarán unas con otras.

8. Cuando las nueces estén totalmente frías, guárdalas en un recipiente hermético. Puedes ir picando de ellas mientras trabajas o estudias o mezclarlas con otros frutos secos para obtener un rápido estímulo mental.

Manteca casera de pipas de girasol

El simple sándwich de manteca de cacahuete y plátano es uno de mis tentempiés favoritos para el cerebro y esta manteca de pipas de girasol está deliciosa en un sándwich. Combínala con tu pan de cereales o sin gluten favorito. También va de maravilla con rodajas de manzana y, si no le pones azúcar, en mi opinión está riquísima como salsa para untar palitos de zanahoria o de apio.

Hacer una manteca de pipas de girasol en casa es facilísimo y el producto final está para chuparse los dedos. Resulta agradable cambiar de cuando en cuando la manteca de cacahuete por alguna otra cosa y, si en tu herbolario venden pipas de girasol a granel, es una opción muy barata que puedes hacer tú mismo.

Siempre puedes utilizar una manteca de semillas o de frutos secos que hayas comprado para hacer la Crema para untar el poder del sol (en este mismo capítulo encontrarás la receta) si andas mal de tiempo, pero es muy probable que te divierta elaborarla tú mismo desde el principio. Lo único que necesitas son unas pipas de girasol peladas y unos minutos para trabajar con el robot de cocina.

Para este plato van mejor las pipas tostadas porque de ese modo liberan los aceites y se mezclan mejor en un robot de cocina normal. Además, el tostado le aporta a la manteca un sabor muy agradable que a mí me entusiasma y seguro que a ti también.

Elaboración

1. Extiende las pipas de girasol en una bandeja de horno con reborde e introdúcelas en el horno a 175 °C (350 °F). Tardarán unos 20 minutos en tostarse bien. Vigílalas y remuévelas cada diez minutos, más o menos, para ver cómo van. Deben quedar doradas y con olor a frutos secos.

2. Una vez tostadas las semillas, déjalas enfriar durante 5 o 10 minutos y a continuación introdúcelas en el vaso del robot de cocina. Utiliza la cuchilla en S para batir la manteca.

3. Tapa el robot de cocina y empieza a moler las pipas. Puede tardar hasta 5 minutos en empezar a formarse la manteca, así que tómatelo con paciencia. Yo suelo darle unas cuantas veces al botón y luego lo pongo en marcha mientras hago otras cosas. Al principio se muelen las pipas y se hacen harina y luego esta se pone pegajosa y empieza a apelotonarse. Sigue batiendo y al cabo de un ratito las pipas se habrán hecho manteca.

4. Cuando hayan adquirido la consistencia cremosa y untable perfecta, añade el azúcar, la sal y el aceite de coco (si quieres) y sigue triturando 1 o 2 minutos más para que se mezclen bien. Si vas a hacer la Crema para untar el poder del sol, este es el momento de añadir 8 cucharaditas (aproximadamente 2,5 cucharadas soperas) de Polvo del poder del sol.

5. Guarda la manteca de girasol en el frigorífico en un recipiente hermético hasta que vayas a utilizarla. Una ración de Crema para untar el poder del sol es de 1 o 2 cucharadas soperas. Disfrútala untada en pan o galletas o mojando fruta o verduras.

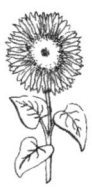

SE OBTIENEN APROXIMADAMENTE 2 TAZAS

3 tazas de pipas de girasol

¼ de taza (o al gusto) del azúcar que prefieras (opcional)

Sal al gusto (opcional)

2 cucharadas soperas de aceite de coco virgen (opcional)

Polvos y crema para untar el poder del sol

Las pipas de girasol son una buena fuente de colina, un micronutriente muy importante durante el desarrollo del cerebro y que también influye en la salud de la memoria y la función cerebral cuando envejecemos.

Para preparar la Crema para untar el poder del sol, necesitarás hacer primero los Polvos del poder del sol. Puedes tenerlos siempre a mano para añadirlo a las mantecas de pipas de girasol o de frutos secos cuando te apetezca tomar una dosis extra de adaptógenos para realzar tus proezas mentales. Para estos polvos vamos a mezclar los sabores suaves del ginkgo y la rodiola con el picante del romero. De este modo conseguimos una combinación de adaptógenos y nootrópicos sutil que va muy bien con las mantecas de semillas y frutos secos. Necesitarás cuatro cucharaditas de esta mezcla por cada taza de Crema para untar el poder del sol. Esta proporción te aportará aproximadamente un cuarto de cucharadita de mezcla de hierbas (1 ración) por cada cucharada sopera de Crema para untar el poder del sol.

Polvos del poder del sol

SE OBTIENE 1 TAZA (SUFICIENTE PARA 12 TAZAS DE CREMA PARA UNTAR EL PODER DEL SOL)

6 cucharadas soperas de hojas de ginkgo en polvo
4 cucharadas soperas de raíz de rodiola en polvo
6 cucharadas soperas de romero en polvo

Elaboración

1. Introduce el ginkgo, la rodiola y el romero en polvo en un bol mediano y remueve suavemente hasta que se hayan mezclado bien.

2. Una vez mezcladas las hierbas, transfiérelas a un recipiente hermético, etiquétalo y guárdalo en un lugar fresco y oscuro hasta que vayas a utilizarlas.

Crema para untar el poder del sol

Mezcla 4 cucharaditas de polvos con una taza de manteca de pipas de girasol hasta que se hayan disuelto bien o añade entre un cuarto y media cucharadita de polvo por ración en otras recetas.

Comida para el pensamiento: budines de chía

Las semillas de chía son una fuente estupenda de proteínas y omega-3, dos ingredientes fantásticos para la salud del cerebro. Si además les añades algo de líquido y las dejas reposar, adquirirán una textura gelatinosa que te permitirá preparar un budín estupendo sin manchar nada. Estas semillas, al igual que las de lino, gelifican con fibra soluble cuando entran en contacto con los líquidos. Sin embargo, a diferencia de las de lino, apenas se notan una vez gelificadas, lo que las convierte en una opción muy buena para desayunos y tentempiés.

Tres cucharadas soperas de semillas de chía suelen formar un budín bastante espeso en cada una de las recetas siguientes pero, si consideras que sigue estando demasiado poco denso, puedes añadir media cucharada sopera más y esperar un cuarto de hora para ver cómo queda. Si lo haces, no te olvides de dejarlas reposar esos quince minutos porque comer chía antes de que gelifique puede resultar incómodo: las semillas pueden empezar a expandirse al mezclarse con la saliva o con otros líquidos y resulta difícil tragarlas porque siguen hinchándose en el esófago.

El budín de chía es el tentempié, postre o desayuno perfecto para la gente ocupada porque no pasa nada por mezclarlo a toda prisa y luego dejarlo sin vigilar durante toda la noche. En serio, mezcla los ingredientes, déjalos reposar en el frigorífico toda la noche para que las semillas de chía puedan gelificar y cuando te levantes tendrás un alimento muy nutritivo. Aquí tienes tres recetas superfáciles de budines de chía que incluyen adaptógenos.

Todas ellas son para una persona, pero se pueden duplicar o cuadruplicar fácilmente si quieres compartirlas o prepararlas con antelación. Puedes incluso experimentar utilizando distintos ingredientes u otros adaptógenos aparte de los indicados. Mi fórmula habitual es de tres cucharadas soperas de semillas de chía por cada taza de líquido. Si ya tienes una receta favorita de budín de chía, ¿por qué no pruebas a añadirle tu adaptógeno preferido?

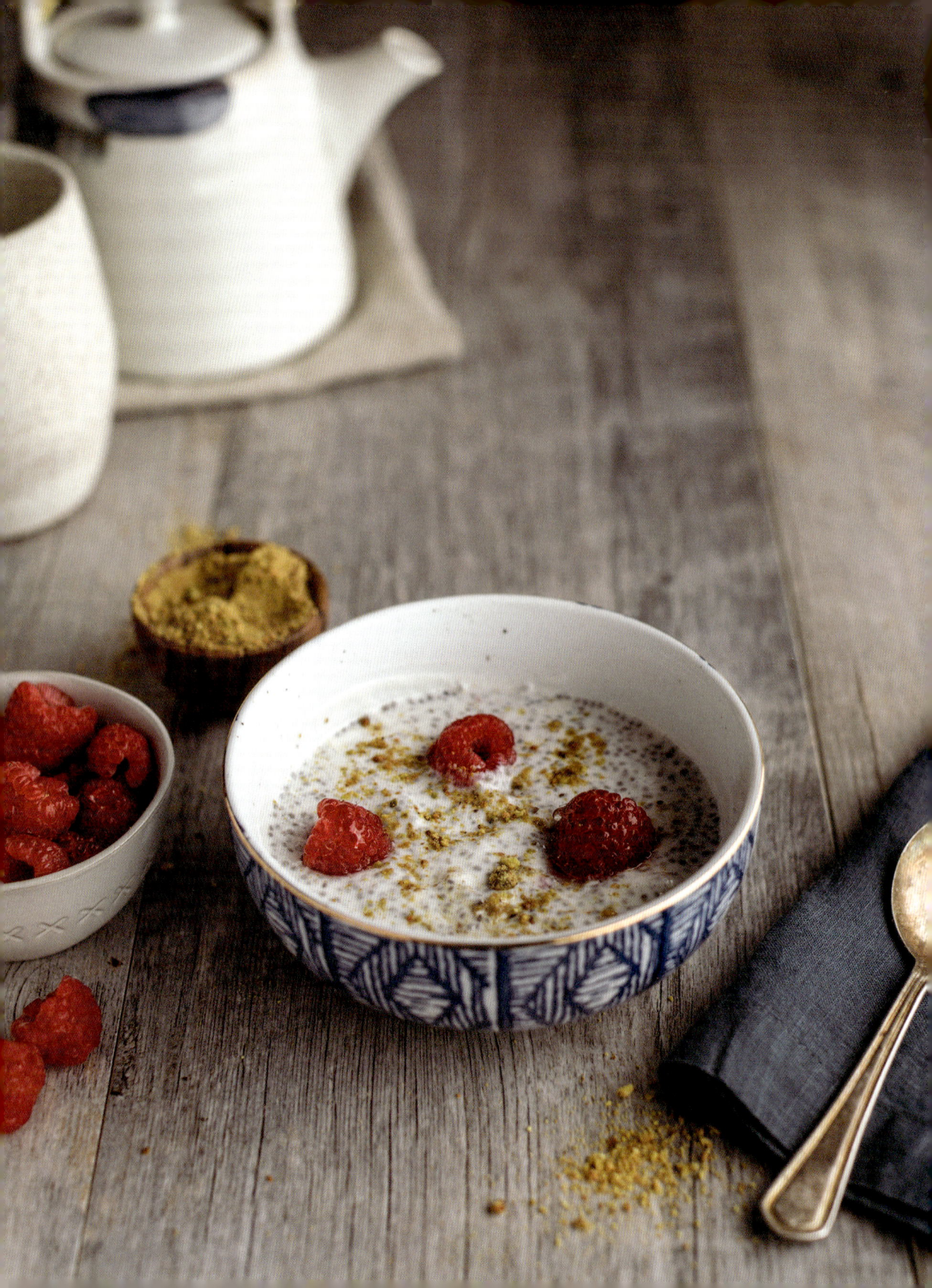

Yogur de chía con frambuesas y rodiola

La rodiola es muy útil para combatir los estados mentales depresivos y te ayuda a sentirte alerta. Se ha estudiado por su capacidad para realzar el aprendizaje y mejorar la memoria y por eso la he elegido como ingrediente principal de esta receta. ¡Y, además, me encanta el sabor de la rodiola y las frambuesas juntas!

Bueno, lo cierto es que me gusta el sabor de la rodiola incluso por sí sola. Es un poco floral y me recuerda sobre todo al de las rosas (de ahí su nombre, raíz de rosa). Sola resulta un poco amarga, pero no hasta el punto de resultar desagradable. En esta receta no se percibe mucho porque las frambuesas se hacen con el papel protagonista pero, si prestas atención, sigue estando ahí: un indicio de rosas. Y reconócelo, las frambuesas son pijas y descaradas y no resulta nada fácil seguir estando deprimido si tienes algo tan divertido en la boca. ¡Así que anímate y disfruta de tu Yogur de chía con frambuesas y rodiola!

Elaboración

1. Bate la leche o la leche vegetal, el yogur griego, el extracto de vainilla, la raíz de rodiola en polvo y el jarabe endulzante que hayas elegido. Puedes hacerlo en el cuenco donde vayas a tomarlo si haces solo una ración. No hay necesidad de manchar nada más.
2. Sigue batiendo y añade las semillas de chía.
3. Tapa el cuenco y déjalo toda la noche en el frigorífico.
4. A la mañana siguiente, échale un puñado de frambuesas frescas o congeladas y unos pistachos por encima para aportar un toque crujiente y más proteínas y... ¡a disfrutar!

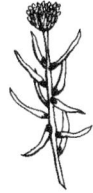

PARA 1 PERSONA

½ **taza de leche o de leche vegetal con sabor a vainilla**

½ **taza de yogur griego de vainilla**

¼ **de cucharadita de extracto de vainilla (opcional)**

¼ **de cucharadita de raíz de rodiola en polvo**

1 **cucharada sopera del jarabe endulzante que prefieras: miel, agave o arce**

3 **cucharadas soperas de semillas de chía**

Frambuesas (frescas a ser posible, aunque también sirven congeladas)

Pistachos machacados para adornar (opcional)

Budín de semillas de chía con matcha, melocotón y gynostemma

Soy una chica del sur y me encantan los melocotones y el té. De todas maneras, mi paladar se ha ampliado y ya no se limita a la fijación que tienen en esa zona por el dulce. Por eso, en esta receta comprobarás que el té verde matcha marida deliciosamente con los melocotones frescos o congelados y las nueces pecanas. El jiaogulan es suave, como las ortigas o el té verde, y por eso no compite con el matcha y los melocotones. ¡Para chuparse los dedos! También puedes omitir la fruta si deseas una experiencia más pura de té verde. Si quieres puedes sustituir las nueces pecanas por coco rallado, alforfón tostado o almendras laminadas.

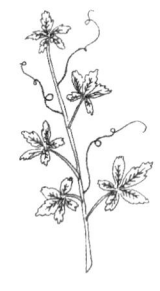

PARA 1 PERSONA

- 1 taza de leche o de leche vegetal
- 2 cucharaditas de miel
- ½ cucharadita de matcha en polvo
- ¼ de cucharadita de jiaogulan en polvo
- 3 cucharadas soperas de semillas de chía
- Para adornar: melocotones frescos o congelados y nueces pecanas picadas

Elaboración

1. Bate en un cuenco la leche, la miel, el té matcha y el jiaogulan en polvo. Añade las semillas de chía y sigue batiendo hasta que todo se haya mezclado bien.
2. Tapa el cuenco y déjalo reposar en el frigorífico durante toda la noche.
3. Antes de servir, pon por encima unas rodajas de melocotón y las nueces pecanas o cualquier otro alimento crujiente como coco, alforfón tostado o almendras laminadas.

Ojimiel para genios

Los ojimieles tienen un sabor agridulce muy particular que se obtiene al mezclar vinagre de sidra con miel. Yo los utilizo a menudo para aromatizar el agua: disuelvo unas cucharaditas en un vaso y lo voy tomando a sorbitos. Es una forma divertida de aportarle al agua un poco de sabor y beneficios saludables y de mantenerse hidratado.

Elaboración

1. Vierte el vinagre en un tarro de vidrio y añade las hierbas y la cáscara de naranja. Remueve o agita (¡asegúrate de que esté bien tapado si lo agitas!) para que todos los ingredientes se mezclen bien.

2. Añade la miel. Tapa el tarro y vuelve a agitarlo bien para disolverla.

3. Etiqueta y fecha el ojimiel y guárdalo en un lugar oscuro entre 2 y 4 semanas. Agítalo todos los días.

4. Una vez transcurridas esas semanas y cuando el ojimiel esté listo para usarse, puedes tomarlo tal cual o colarlo con un filtro de café para eliminar las hierbas en polvo.

5. Para servir, disuelve 1 cucharadita de ojimiel en 240 mililitros (8 onzas) de agua. Si lo prefieres, también puedes diluirlo en medio litro (16 onzas). A mí me gusta con agua fresca, pero también está muy rico con hielo.

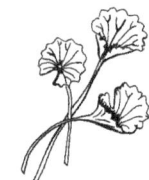

SE OBTIENE ½ TAZA (24 RACIONES)

- ¼ de taza de vinagre de sidra
- 1 cucharada sopera de centella asiática en polvo
- ½ cucharada sopera de ashwagandha en polvo
- ¼ de cucharadita de cáscara de naranja
- ¼ de taza de miel

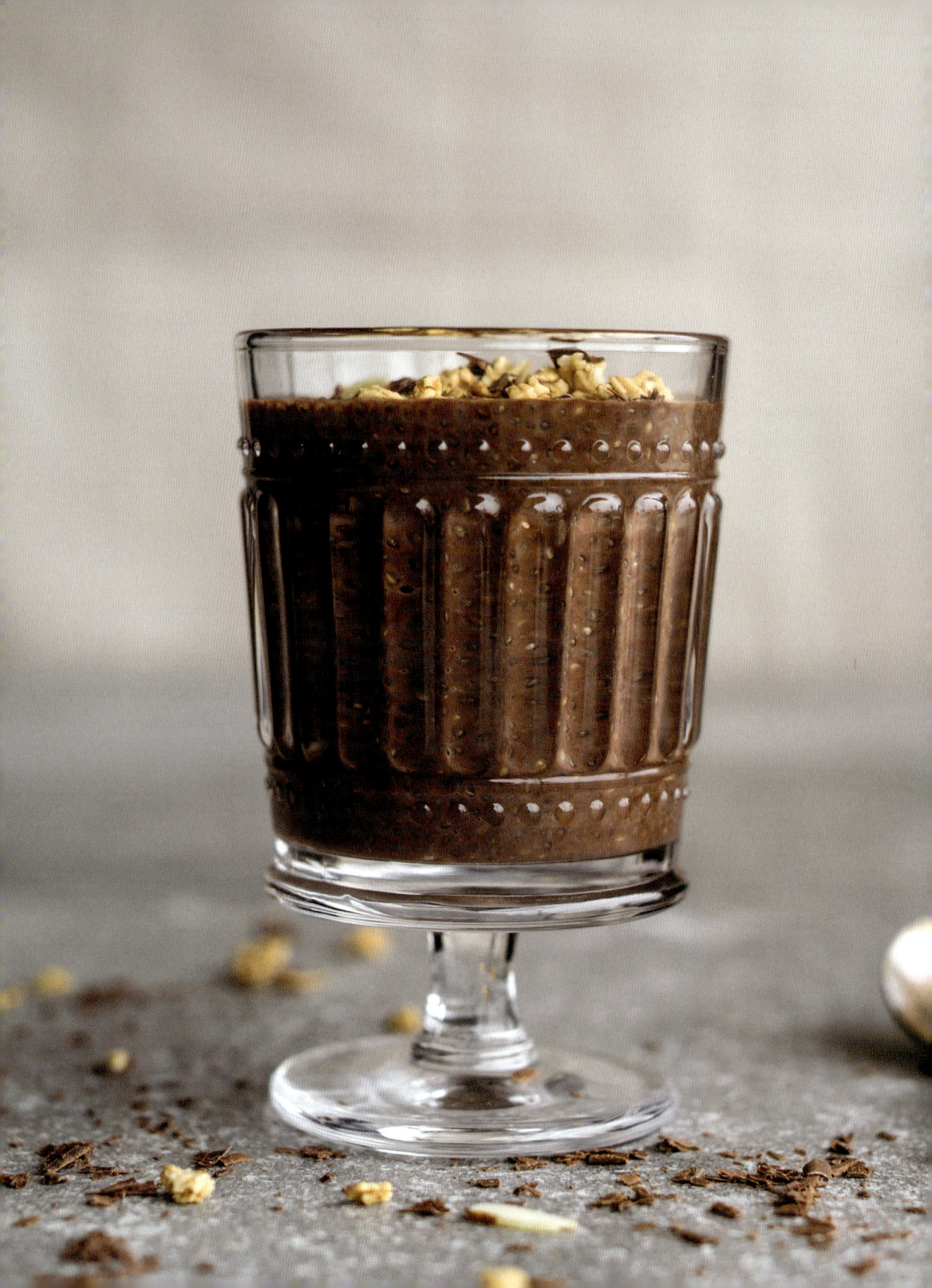

Budín supremo de chía y chocolate

Este budín de chía es mi excusa para desayunar chocolate. En realidad, no necesito ninguna excusa (ser adulta es algo estupendo) pero sí que supone un agradable incentivo para desayunar en esos días en los que no me apetece. Es entonces cuando el muesli opcional de la lista de ingredientes resulta práctico. Las semillas de chía son un desayuno muy bueno, pero el muesli hace que esta receta entre en la lista de desayunos válidos y aceptables. Por lo general, cuando voy con prisa me suelen entrar tentaciones de saltarme esa comida, así que lo preparo la noche anterior y lo cojo justo antes de salir por la puerta. Cuando me siento más adulta y no tengo la necesidad de camelarme para desayunar, esta receta, sin el muesli, es una buena opción como postre no culpabilizador.

El sabor denso a chocolate esconde sorprendentemente bien algunos de los adaptógenos menos ricos así que tienes plena libertad para experimentar con aquellos que prefieras para reforzar tus hazañas mentales. Utiliza un cuarto de cucharadita de adaptógenos en polvo por ración.

Elaboración

1. Bate en un cuenco la leche, el cacao en polvo, el jarabe de chocolate ecológico, el extracto de vainilla, la sal, las semillas de chía y el satavar en polvo.
2. Deja el budín en el frigorífico durante toda la noche.
3. A la mañana siguiente (o a cualquier hora del día como tentempié o postre), añádele un puñado de trocitos de chocolate y muesli y ¡a disfrutar!

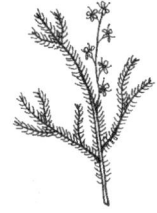

PARA 1 PERSONA

- 1 taza de leche animal o vegetal
- 1 cucharada sopera de cacao en polvo
- 2 cucharaditas de jarabe de chocolate ecológico
- 1 cucharadita de extracto de vainilla
- Una pizca de sal marina (opcional)
- 3 cucharadas soperas de semillas de chía
- ¼ de cucharadita de satavar en polvo
- Trocitos de chocolate y muesli (opcional)

Pistachos con chile, lima y dang shen

El dang shen, o codonopsis, se describe a menudo como una alternativa más suave del ginseng. Tiene un sabor ligero y agradable (he oído decir que las raíces frescas están todavía más ricas) y es ideal para conseguir un leve refuerzo cognitivo. Esta receta te ayuda a evitar que tu repertorio de comida para el cerebro se vuelva aburrido gracias a un aderezo ácido y picante de chile y lima. Condimentados así, los pistachos están muy ricos por sí solos o formando parte de una mezcla de frutos secos, pero también van muy bien como complemento para una buena ensalada.

El dang shen beneficia al aparato digestivo y mejora la digestión y la absorción de nutrientes.

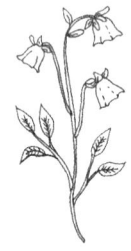

PARA 4 PERSONAS

- 1 taza de pistachos pelados
- 2 cucharaditas de aceite de sésamo
- 1 cucharada sopera de miel
- 1 cucharada sopera de zumo de lima
- 1 cucharadita de ajo en polvo
- ⅛ de cucharadita de cayena molida (opcional)
- 1 cucharada sopera de azúcar
- 1 cucharadita de dang shen en polvo
- ⅛ de cucharadita de sal marina

Elaboración

1. Introduce los pistachos en un bol mediano y reserva. Precalienta el horno a 175 °C (350 °F). Recubre una bandeja de horno con papel pergamino y tenla a mano mientras trabajas.

2. Ahora vamos a preparar los condimentos para los pistachos: introduce el aceite de sésamo, la miel, el zumo de lima, el ajo en polvo, la cayena, el azúcar, el dang shen y la sal marina en una cazuela pequeña y ponla a fuego lento. Remueve suavemente hasta que todos los ingredientes se hayan fundido.

3. Riega los pistachos con esta mezcla. Remuévelos para que se recubran por igual.

4. Extiende los pistachos sobre la bandeja de horno recubierta y hornéalos durante 20 minutos. Remuévelos al cabo de 10 minutos para que no se quemen.

5. Retira la bandeja del horno y deja que enfríen los pistachos. Guárdalos en un recipiente hermético.

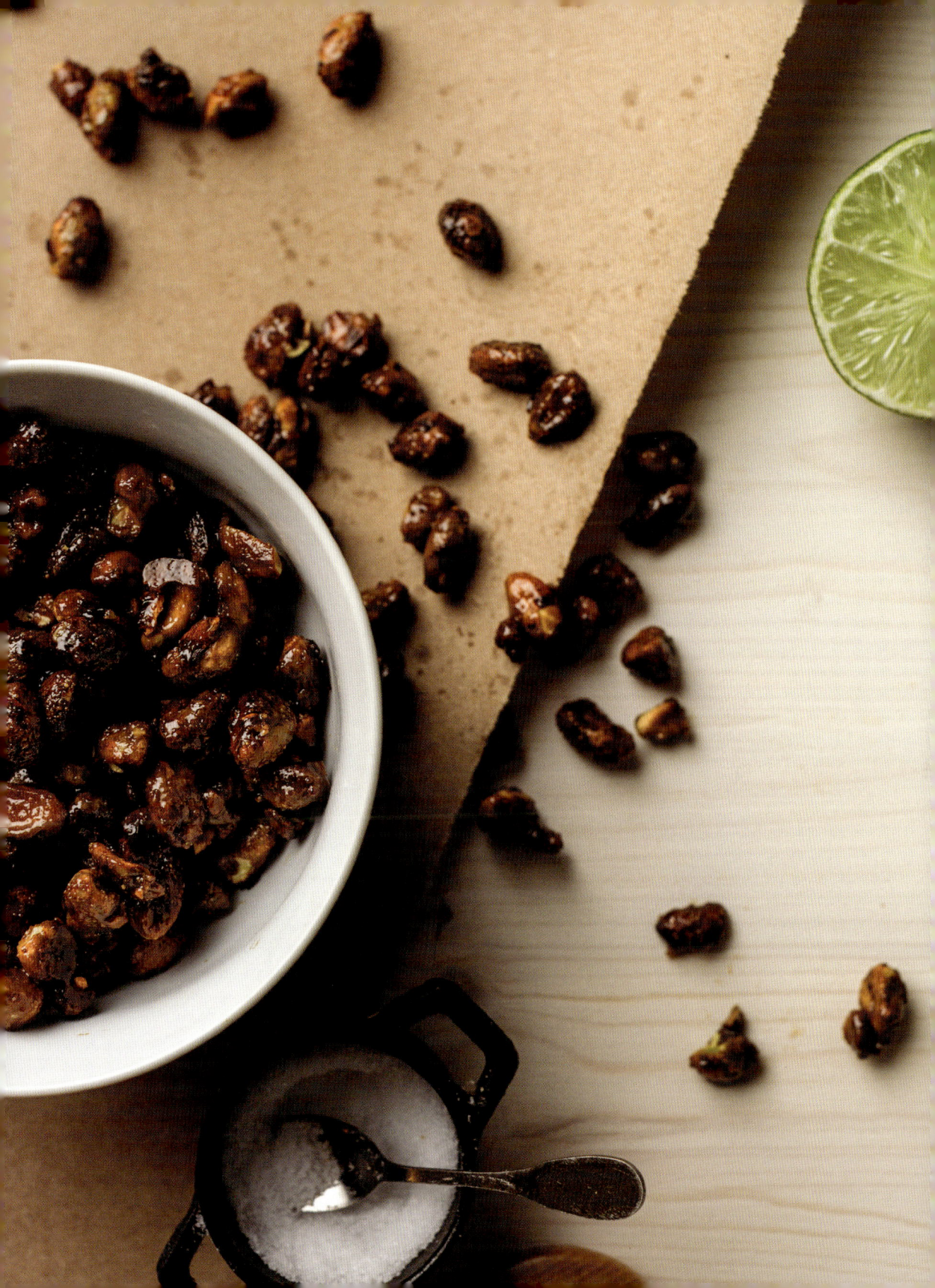

Pringue para el cerebro

Cuando tengas la sensación de que el cerebro se te está volviendo puré por el exceso de trabajo mental o de estudio, prueba un poco de Pringue para el cerebro para volver a coger el ritmo. La rodiola favorece la capacidad para memorizar y concentrarse y la schisandra te aporta una acción calmante y centrante al mismo tiempo. Si añades nootrópicos como la centella asiática y el ginkgo, podrás volver fácilmente a tus libros o a tus proyectos.

La técnica para elaborar este extracto glicerinado es muy similar a la del extracto con vodka, pero el resultado final es un producto sin alcohol, algo dulce y un tanto pringoso. En lugar de emplear alcohol para extraer las hierbas, vamos a usar un jarabe transparente y viscoso llamado glicerina. En la mayor parte de los casos tendrás que añadir un poco de agua a las hierbas para humedecerlas antes de elaborar el extracto glicerinado porque de este modo facilitas la extracción de los componentes de las plantas por parte de la glicerina. De lo contrario, las hierbas estarían demasiado secas y no se podrían extraer bien sus sustancias.

¿Y qué es exactamente la glicerina, aparte de un jarabe denso y transparente que venden en los herbolarios? Para conocerla necesitas saber que la mayor parte de las grasas son triglicéridos compuestos por glicerol y tres ácidos grasos. La glicerina se obtiene descomponiendo grasas vegetales o animales. En realidad es un subproducto de la elaboración de jabones y las empresas que los fabrican la separan y la destilan para venderla.

En ocasiones se utiliza en alimentos y repostería como edulcorante o para mantener la humedad de los productos, porque es higroscópica (es decir, atrae y conserva la humedad en el producto terminado para mejorar su textura e impedir que se reseque). Aunque tiene un sabor dulce, no eleva los niveles de azúcar en sangre. En cosmética se emplea a veces como humectante. A la hora de preparar un extracto glicerinado herbal, debes asegurarte de que es apta para uso alimentario.

El producto final es verde y tiene un atractivo original y baboso… ¡es broma! En realidad, solo resulta un poco más denso de lo que cabría esperar. La dosificación es de 60 gotas o media cucharadita aproximadamente.

Elaboración

1. Introduce la glicerina y el agua en un tarro de medio litro (16 onzas) y cierra bien la tapa. Agita hasta que ambas se hayan mezclado bien.
2. Añade la raíz de rodiola, las bayas de schisandra y la centella asiática.
3. Vuelve a tapar el tarro y agítalo para mezclar las hierbas con el líquido.
4. Deja macerar durante 4 semanas. Agita el tarro suavemente todos los días.
5. Al cabo de las 4 semanas, cuela las hierbas con un colador recubierto con un filtro de café o con una bolsa para preparar jalea.
6. Embotella y etiqueta. El extracto glicerinado se conserva entre 1 y 2 años.

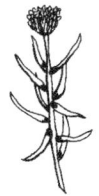

SE OBTIENEN APROXIMADAMENTE 100 MILILITROS (3,5 ONZAS)

- **85 mililitros (3 onzas) de glicerina vegana**
- **30 mililitros (1 onza) de agua**
- **2 cucharaditas de raíz de rodiola en polvo**
- **2 cucharaditas de bayas de schisandra en polvo**
- **2 cucharaditas de centella asiática**

Taza para pensar

Cuando estoy trabajando en un proyecto que me hace pensar, me gusta tomar un poco de cafeína y de ahí nació esta Taza para pensar.

He comprobado que el café me pone nerviosa pero que el té verde tiene la cantidad perfecta de cafeína para mantenerme centrada y con la creatividad fluyendo. Como referencia te diré que una taza de té verde puede contener hasta 70 miligramos de cafeína mientras que una de café tiene 250 miligramos. Algunas personas son más sensibles que otras a sus efectos. Si prefieres no tomarla, puedes eliminar el té verde y sustituirlo por rooibos verde. Con los dos está muy rica.

Si quieres puedes cuadruplicar las cantidades y guardar la infusión en el frigorífico para tomarla fría en verano. La centella asiática y el jiaogulan tienen un sabor suave que combina muy bien con el del té verde y que resulta muy agradable tanto caliente como frío.

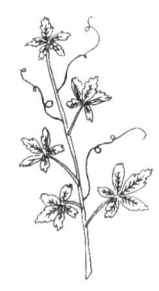

SE OBTIENE 1 TAZA DE MEZCLA SECA (48 RACIONES)

- ⅓ de taza de jiaogulan en polvo
- ⅓ de taza de centella asiática
- ⅓ de taza de té verde en hojas o de rooibos verde

Elaboración

1. Mezcla el jiaogulan, la centella asiática el té verde o el rooibos verde y guárdalos en la despensa en un recipiente hermético. Asegúrate de etiquetarlo.

2. Para preparar una infusión, pon 1 cucharadita de hierbas en un filtro para té e introdúcelo en tu taza favorita. Pon a hervir una taza de agua y viértela en la taza.

3. Deja reposar entre 5 y 10 minutos, retira el filtro y endulza a tu gusto.

Cómo cultivar jiaogulan

El jiaogulan es una planta estupenda de interior o para cultivar en maceta. Esta enredadera es una cucurbitácea (está relacionada nada menos que con el pepino) y le gustan los emplazamientos de semisombra. Resiste temperaturas de -6,5 °C (20 °F). En invierno se queda en letargo, pero en el verano una planta feliz te dará una cosecha abundante… ¡lanzando multitud de zarcillos por todas partes! Yo tengo la mía en una cesta colgante y en verano la saco al exterior, pero en invierno la meto dentro de casa. No le gusta secarse y todas las semanas necesita su té de compost para prosperar. Para elaborar un té de compost sencillo, llena un tercio de un cubo de 4,5 litros (1 galón) con compost (a ser posible de tu propia pila aunque, en caso de apuro, puedes utilizar el de tienda). Acaba de llenar el cubo con agua sin cloro. Durante una semana remueve la mezcla de agua y compost todos los días. Al cabo de ese tiempo, el té estará listo y podrás utilizarlo para regar tu jiaogulan. Y tus otras plantas de maceta lo apreciarán también si lo compartes con ellas.

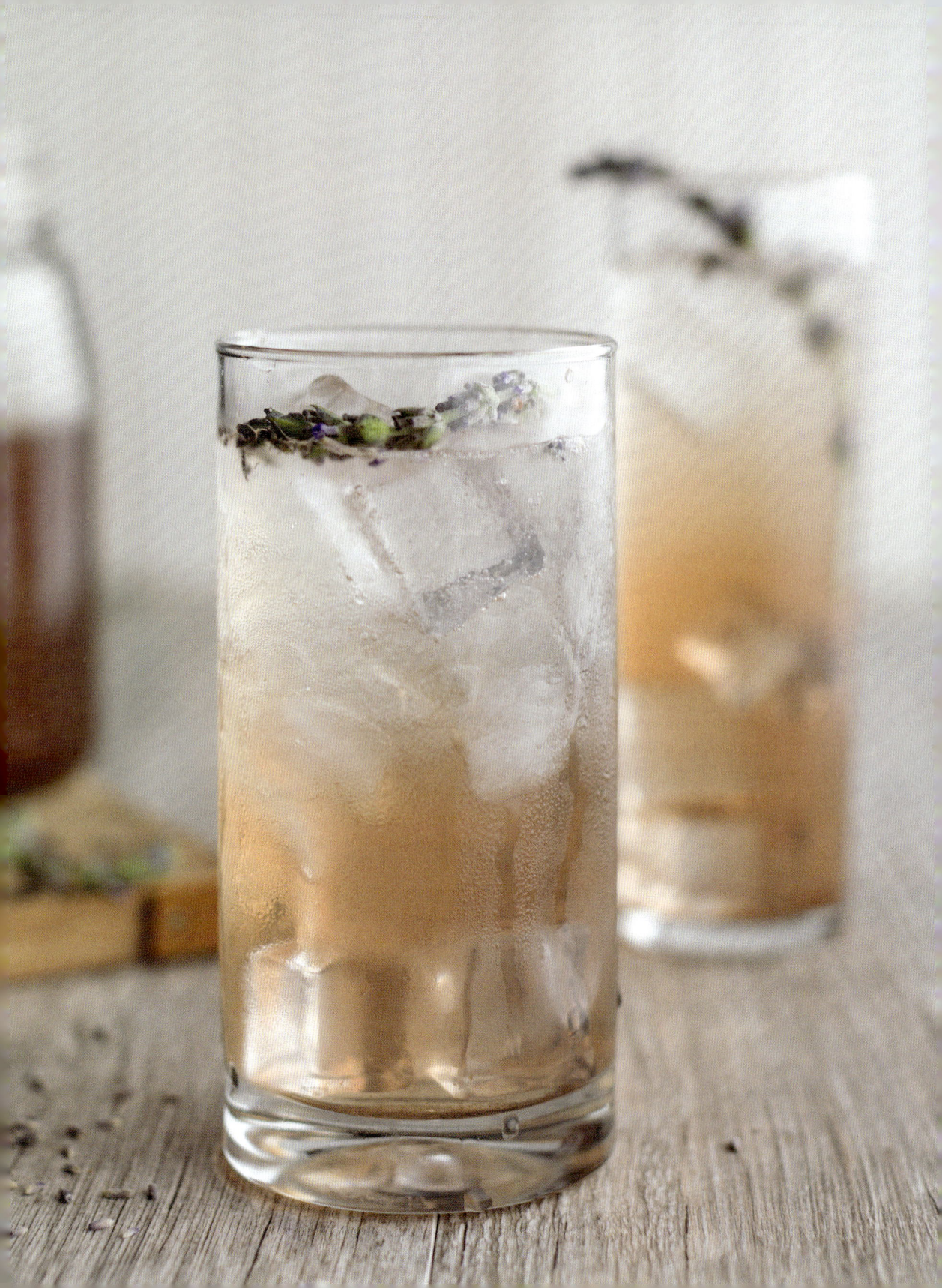

Jarabe y refresco de lavanda y schisandra

Con un poco de sifón, esta receta tan fácil de jarabe permite preparar un original refresco de limón estupendo para esos momentos en los que estás tan agotado que no consigues concentrarte. La lavanda es un nervino calmante y la schisandra es también un calmante para el sistema nervioso. Sin embargo, también favorece la capacidad de concentración y, gracias al puntito limonoso del refresco, no te da sueño.

He bautizado a esta receta como mi «refresco para el estudio» y también ha tenido un éxito enorme cuando han venido amigos a mi casa y se lo he ofrecido al ver que estaban un poco estresados. Es refrescante y calmante al mismo tiempo.

Elaboración

1. Pon a hervir el agua en un cazo mediano.

2. Añade las bayas de schisandra al agua hirviendo y deja que cuezan a fuego lento y tapadas durante 20 minutos. Apaga el fuego y deja reposar la decocción durante 10 minutos más.

3. Pon de nuevo el cazo con las bayas de schisandra en el fuego para que vuelva a hervir. Apaga otra vez el fuego y añade las flores de lavanda. Deja reposar entre 3 y 5 minutos más antes de colar el agua.

4. Mide el líquido en una jarra medidora resistente al calor y añade el agua necesaria para volver a tener 1 taza (250 mililitros).

5. Vuelve a introducir la infusión en el cazo y añade el azúcar. Remueve con suavidad a fuego lento hasta que se haya disuelto totalmente y agrega el zumo de limón.

6. Deja enfriar el jarabe y guárdalo refrigerado en un tarro de vidrio. Se conserva durante varias semanas.

7. Para preparar el refresco de schisandra, disuelve 1 o 2 cucharadas soperas de Jarabe de lavanda y schisandra en un vaso de agua con gas. Añádele hielo y, si lo deseas, puedes adornarlo con una ramita de flores de lavanda frescas.

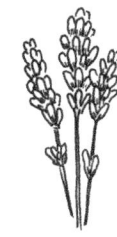

SE OBTIENEN 1,5 TAZAS DE JARABE (12-14 RACIONES)

Medio litro de agua (16 onzas)

4 cucharadas soperas de bayas de schisandra secas

1 cucharadita de flores de lavanda

1 taza de azúcar

El zumo de un limón mediano (2-3 cucharadas soperas)

1 ramita de flores de lavanda frescas (opcional)

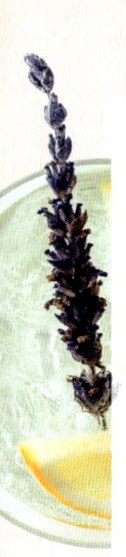

Combinar adaptógenos

La mayoría de las hierbas combinan muy bien entre sí y los adaptógenos no son ninguna excepción. Aprender a formular hierbas puede implicar aprender a hacer fórmulas personalizadas para cada persona basándonos en sus necesidades especiales y también a diseñar fórmulas nuevas (¡o recetas!) para ser usadas y disfrutadas por muchas personas diferentes. Los adaptógenos combinan muy bien con muchos otros tipos de hierbas e incluso entre ellos. Muchas de las recetas de este libro contienen uno, junto con otras plantas como nervinas o reconstituyentes, o más de un tipo de adaptógeno. Aun en el caso de que tomes uno determinado con regularidad o que tengas alguno favorito, no pasa nada por añadir otros u otras hierbas a tu rutina.

Cordial de mora para mentes brillantes

Los cordiales están pensados para disfrutarse en cantidades mayores que los elixires normales, por lo que la proporción de planta es mucho menor pero suficientemente grande como para que siga siendo potente en una ración. Este está formulado para que puedas disfrutarlo solo o con otros ingredientes, así que el tamaño de la ración es de 42 mililitros (1,5 onzas líquidas) en lugar de las habituales dosificaciones en gotas de los elixires o los extractos.

Impresiona a tus invitados en tu próxima cena, tertulia o reunión creativa o compártelo con un amigo antes de vuestra próxima sesión de lluvia de ideas para dominar el mundo. ¡Un brindis por tu brillantez!

Elaboración

1. Mezcla en un tarro el eleutero, la rodiola, la peonía blanca, los pétalos de rosa y las cerezas secas picadas con el licor y tápalo.

2. Deja macerar entre 2 y 6 semanas. Agita el tarro todos los días para facilitar la extracción de todas las sustancias buenas.

3. Una vez transcurrido ese tiempo, filtra las hierbas y la fruta. Añade la miel o el néctar de agave, embotella y etiqueta. Disfrútalo como harías con cualquier otro licor, ya sea solo o como base para un combinado imaginativo.

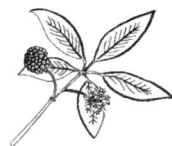

SE OBTIENEN 21 RACIONES

- 2 cucharadas soperas de eleutero en polvo
- 2 cucharadas soperas de raíz de rodiola en polvo
- 1 cucharada sopera de raíz de peonía blanca en polvo
- 1 cucharada sopera de pétalos de rosa secos
- 3 cucharadas soperas de cerezas secas picadas
- 4 tazas de licor de mora
- 1 taza de miel o néctar de agave

Batatas asadas con romero

Tu cerebro obtiene la energía que necesita de la glucosa (azúcar). Aunque el exceso de azúcar puede provocar somnolencia, una cantidad suficiente de hidratos de carbono complejos en la dieta mantiene contento al cerebro. Algunas fuentes buenas de carbohidratos complejos son el maíz, los guisantes, las lentejas y (como en esta receta) las batatas. Los hidratos de carbono de estas últimas son un buen alimento para el cerebro. Esta receta no necesita muchos ingredientes pero hay veces en que las cosas, cuanto más sencillas son, mejor resultan. Estas batatas sirven como guarnición contundente y sabrosa o como aperitivo. ¡Añádeles romero para darles sabor y para que favorezcan la salud de tu cerebro!

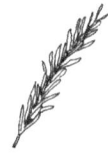

PARA 4 PERSONAS

4 batatas medianas
2 cucharadas soperas de aceite de oliva
Romero en polvo al gusto
Sal y pimienta al gusto

Elaboración

1. Precalienta el horno a 175 °C (350 °F).
2. Pela las batatas y córtalas en trozos que quepan en la boca.
3. Extiéndelas sobre una bandeja de horno y riégalas con el aceite de oliva.
4. Espolvorea el romero sobre ellas e introdúcelas en el horno durante 30 minutos. Comprueba su textura con un tenedor: cuando estén blandas por todas partes es que ya están listas.
5. Retira la bandeja del horno y salpimenta al gusto.

Alimentos multicolores

Servir frutas y verduras de distintos colores hace que las comidas resulten mucho más interesantes y, además, es importante para la salud del cerebro. Todos esos colores son el resultado de los flavonoides, unas sustancias que favorecen la capacidad de las neuronas para crear y volver a formar conexiones entre ellas. Es una característica que se conoce con el nombre de plasticidad sináptica. También ayudan a combatir la inflamación e impulsan de forma saludable el flujo de la sangre.

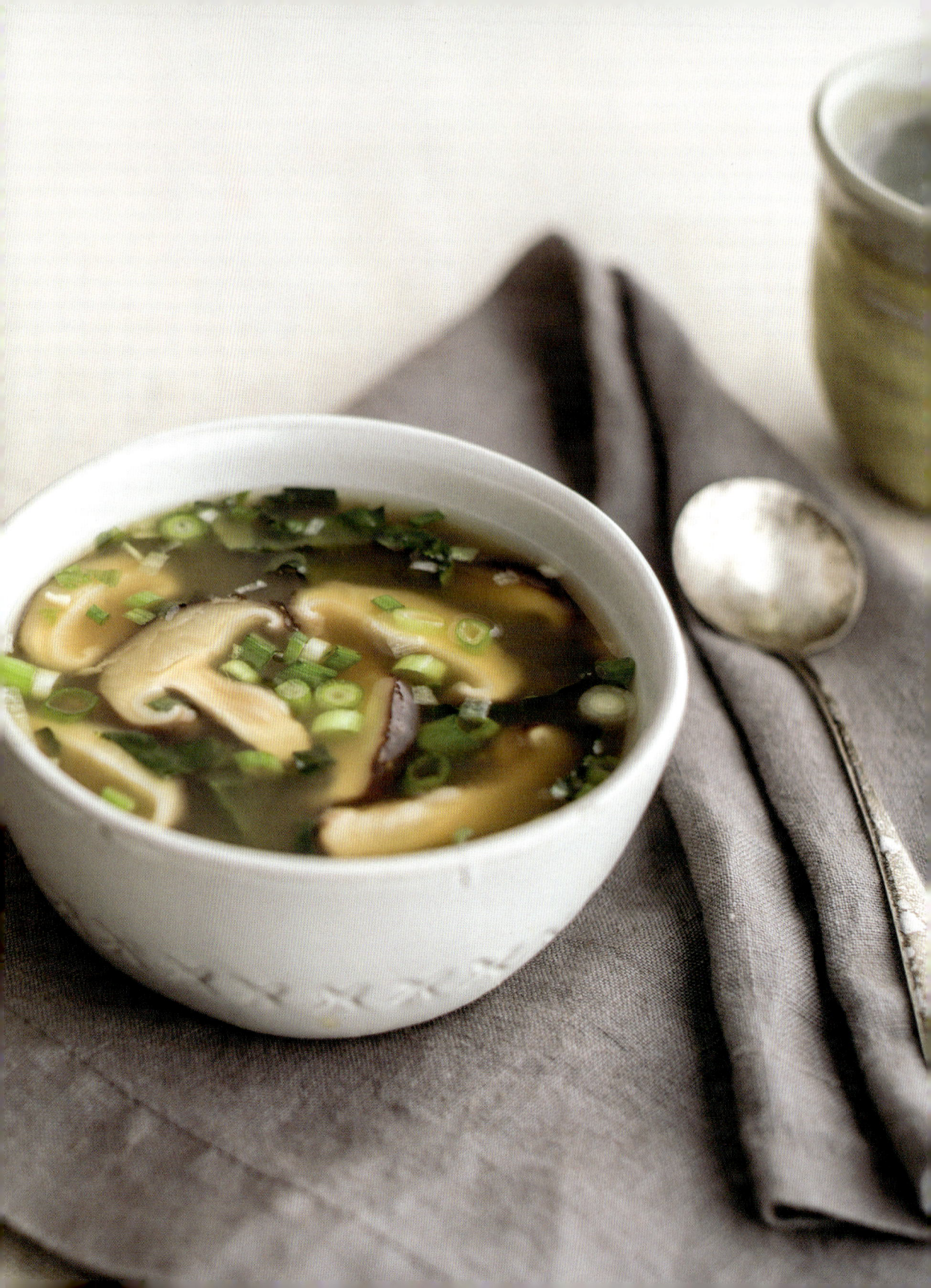

CAPÍTULO SEIS

RECETAS PARA MEJORAR LA FUNCIÓN INMUNITARIA

Según he comprobado, la inmunidad constituye un gran problema para muchas personas y no solo en invierno, cuando todo el mundo está intentando mantener a raya los mocos, el lagrimeo y el malestar de estómago. La inmunidad es también muy importante en las temporadas de alergias de primavera y otoño. Incluso el verano puede traer consigo problemas estacionales provocados por los catarros veraniegos. Y luego están los grandes trastornos inmunitarios que todos intentamos evitar por todos los medios, de los cuales las enfermedades autoinmunes y el cáncer son los dos más importantes.

El herborismo no es un remedio mágico contra ninguno de estos desafíos de salud pero sí ofrece al cuerpo una ayuda que otros no pueden darle. Los adaptógenos son especialmente buenos para fortalecer el sistema inmunitario estresado y para favorecer su funcionamiento saludable y a menudo ayudan a equilibrar los sistemas inmunitarios tanto hiper como hipoactivos.

Aunque todos los adaptógenos influyen en cierta medida sobre el sistema inmunitario, se considera que algunos producen en él un efecto normalizador generalizado. Entre ellos están el reishi, la schisandra, el regaliz, la ashwagandha, el cordyceps y los ginsengs.

Otros tienen unos usos más concretos. El regaliz, la albahaca sagrada y el reishi se han labrado una buena reputación gracias a sus efectos sobre los sistemas inmunitarios a la defensiva y preocupados por los alérgenos. El eleutero y la rodiola parecen ser capaces de impedir la caída de la inmunidad en deportistas con entrenamientos muy duros. El astrágalo se ha hecho famoso por ser el adaptógeno de referencia cuando la inmunidad y la salud general están hechas polvo.

La bardana es un adaptógeno con propiedades reconstituyentes. Los reconstituyentes son plantas especialmente buenas a la hora de ayudar al organismo a eliminar desechos y actúan como tónico metabólico. Esta capacidad ayuda al sistema linfático a funcionar a pleno rendimiento y favorece al hígado, los riñones, el aparato digestivo y el sistema endocrino.

La gente parece interesada, aparte de en las plantas que refuerzan la salud del sistema inmunitario, en aquellas que pueden sustituir a los antibióticos. Lo más probable es que la lista de hierbas «antibióticas» que copiaste de internet sea errónea en su mayor parte. Existen muchas plantas que se meten en esta categoría solo porque contienen uno o dos ingredientes con posibles propiedades antimicrobianas. Por desgracia, aunque una contenga un ingrediente que podría ser antimicrobiano estando solo y en cantidades suficientes en un laboratorio, eso no significa que vaya a comportarse igual en el cuerpo humano. El herborismo se centra fundamentalmente en apoyar al sistema inmunitario sano porque eso es lo que se les da mejor a las plantas.

Las recetas de este capítulo abarcan distintas formas de añadir a tu dieta adaptógenos que favorecen la inmunidad y van mucho más allá de tomar cápsulas o confiar en un extracto. Está claro que las cápsulas y los extractos no tienen nada de malo, pero estas recetas intentan llevar las cosas un paso más adelante haciendo que tus hábitos en favor de la inmunidad resulten más nutritivos e interesantes. Afrontémoslo, resulta fácil acordarse de tomar algo rico que te apetece y que disfrutas. Intentar acordarte de tomar una pastilla tres veces al día o encontrar la forma de tragar un extracto o cualquier cosa menos apetecible no resulta nada divertido.

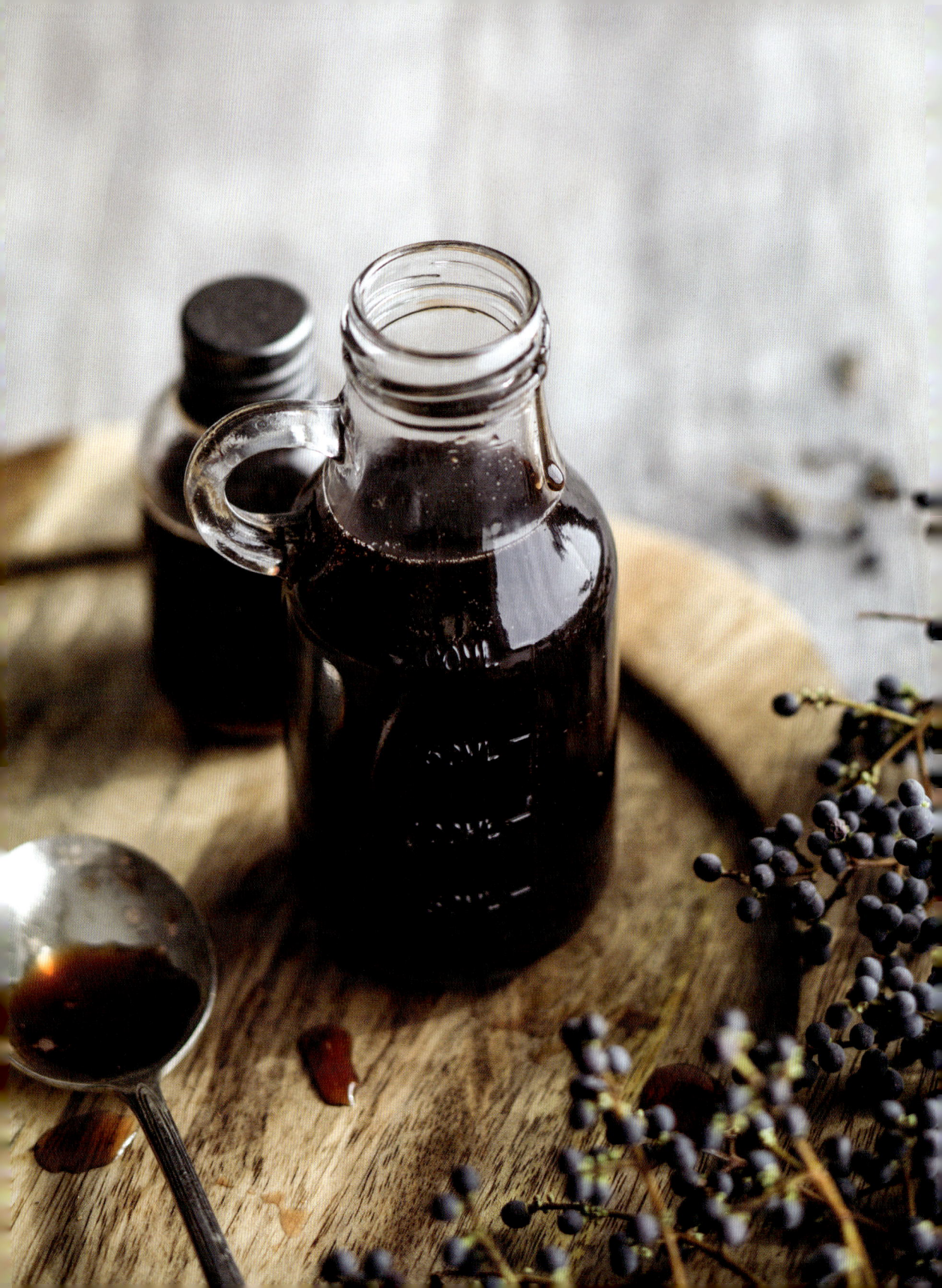

Jarabe de goji y saúco

Es probable que ya conozcas el jarabe de saúco. Durante el invierno goza de gran popularidad entre la gente consciente de su salud, y con razón. Tiene buen sabor y está respaldado por muchos estudios como estimulante inmunitario que aumenta la producción de citocinas y refuerza las paredes celulares para impedir la entrada de los virus. Su elaboración es divertida y barata y te permite personalizarlo con tus condimentos favoritos y añadirle algunos ingredientes adaptógenos.

Como este contiene astrágalo, resulta estupendo para conservar la salud, pero no tanto cuando ya estás empezando a encontrarte mal. Según reza la tradición, el astrágalo no debe tomarse durante las enfermedades agudas. Por eso, si empiezas a sentirte enfermo, deja de tomarlo, pásate al jarabe de saúco solo y acude al médico si lo ves necesario.

La dosis de Jarabe de goji y saúco es de 1 cucharada sopera. Puedes tomarla de una vez o repartirla en 3 cucharaditas a lo largo del día.

Elaboración

1. Introduce las bayas de saúco, las bayas de goji, los escaramujos, la raíz de astrágalo y la raíz de regaliz en un cazo pequeño con medio litro (16 onzas) de agua.

2. Hierve tapado a fuego lento hasta que el agua se haya reducido a la mitad. Por lo general tarda unos 20 minutos. Deja reposar en el frigorífico las hierbas en la decocción durante toda la noche (si tienes prisa puedes saltarte este paso, pero cumplirlo concentra más el jarabe terminado).

3. Cuela las hierbas por un tamiz y vuelve a comprobar que tienes un cuarto de litro (8 onzas) de líquido una vez desechadas las plantas.

4. Vuelve a introducir la decocción en el cazo y añade la miel. Templa a fuego lento lo justo para que esta se disuelva.

5. En cuanto la miel esté disuelta, retira inmediatamente el cazo del fuego. A partir de este momento puedes dejarlo tal cual y guardarlo en el frigorífico o añadirle 150 mililitros (5 onzas) de brandy o vodka para que se conserve a temperatura ambiente.

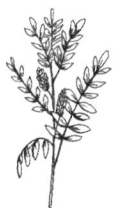

SE OBTIENEN 240 MILILITROS (8 ONZAS)

¼ de taza de bayas de saúco secas

1 cucharada sopera de bayas de goji secas

1 cucharada sopera de escaramujos

2 cucharadas soperas de raíz de astrágalo cortada y tamizada

1 cucharadita de raíz de regaliz cortada y tamizada

Medio litro (16 onzas) de agua

Un cuarto de litro (8 onzas) de miel

Adaptógenos para niños

Algunos adaptógenos como el astrágalo se emplean de forma habitual para los niños. Otros pueden resultar demasiado fuertes o estimulantes para los más pequeños. No existen muchos datos acerca de la seguridad de los adaptógenos en los niños. El metabolismo infantil es algo distinto del adulto de manera que, si te estás planteando la posibilidad de usar los adaptógenos con los miembros más jóvenes de tu hogar, consúltalo con un herborista y con tu pediatra para que te den su opinión.

Cuencos multicereales con astrágalo

El astrágalo y las setas están pidiendo que las añadas a sopas y estofados. Por sí solo, el astrágalo tiene un sabor soso y ligeramente amargo. Me recuerda al olor de las virutas de los lápices. Sin embargo, si le añadimos unos cuantos ingredientes y condimentos sabrosos, no se notará en el plato terminado. En mi opinión, las setas y la salvia de jardín cumplen muy bien esta labor.

Puedes utilizar cualquier combinación de cereales, así que experimenta. Asegúrate simplemente de que mantienes la proporción de 1 taza de arroz integral y 1 taza de cereales mixtos.

Elaboración

1. Prepara una decocción con la raíz de astrágalo hirviéndola en un cazo pequeño en el caldo a fuego lento durante 20 minutos. Cuélala.

2. Si vas a utilizar quinoa, lava los cereales mixtos para eliminar las saponinas amargas que la recubren.

3. Mide 3 tazas de caldo/decocción y viértelas en un cuenco grande junto con los cereales. Si no tuvieras 3 tazas, añade un poco de agua o de caldo. Deja los cereales y el arroz en remojo en el frigorífico durante toda la noche.

4. A la mañana siguiente, introduce los cereales, el sazonador de algas y la decocción en una olla arrocera y conecta el proceso de cocción. Ponla en el programa de arroz integral.

5. Si vas a hacerlo en el fuego, introduce los cereales y la decocción en una sartén y ponla a hervir a fuego lento. Deja que cuezan durante 30 minutos, tapa, retira del fuego y deja que sigan haciéndose tapados al vapor durante 10 minutos más.

6. Añade sal al gusto antes de servir. Sirve con un salteado de shiitakes, ajo y las verduras que quieras.

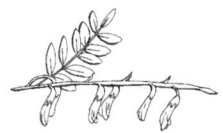

PARA 4 PERSONAS

2 cucharadas soperas de raíz de astrágalo cortada y tamizada

3,5 tazas del caldo que prefieras

1 taza de cereales mixtos (quinoa, amaranto, mijo, etc.)

1 taza de arroz integral

1 cucharadita de sazonador de algas

Sal al gusto

Infusión instantánea de grosellero de la India y jengibre

El regaliz y el jengibre forman una buena combinación que merece la pena recordar durante la época de las alergias. El jengibre produce una acción calorífica y secante en las vías respiratorias altas y el regaliz refuerza el sistema inmunitario. El grosellero de la India también refuerza el sistema inmunitario y tiene un sabor delicioso.

Para que te resulte más fácil preparar la infusión, utiliza hierbas en polvo... ¡así no tienes más que remover para disolverlas y disfrutar de tu bebida!

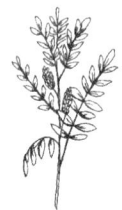

SE OBTIENEN 24 RACIONES

- 1 cucharada sopera de raíz de regaliz en polvo
- 4 cucharadas soperas de bayas de grosellero de la India en polvo
- 3 cucharadas soperas de jengibre molido
- 240 mililitros (8 onzas) de agua

Elaboración

1. Mezcla la raíz de regaliz, las bayas de grosellero de la India y el jengibre y guárdalos en un recipiente hermético. Asegúrate de etiquetarlo para así poder encontrarlo fácilmente cuando lo necesites.

2. Para preparar una taza de infusión, pon 240 mililitros (8 onzas) de agua a hervir y añade 1 cucharadita de hierbas. Deja que cueza lentamente durante 10 minutos.

3. Sirve en tu taza favorita. El regaliz y el goji tienen un sabor dulce, así que prueba antes de coger tu endulzante preferido. Es posible que no lo necesites.

4. Si andas con prisa, puedes hervir 240 mililitros (8 onzas) de agua y ponerla en un termo. Añade 1 cucharadita de Infusión de grosellero de la India y jengibre y deja reposar tapado durante 10 minutos antes de tomarla. Hervir lentamente las plantas como se indica en el paso 2 les permite soltar todos sus componentes pero, como estamos trabajando con unos polvos y luego se van a tomar sin colarlos, no resulta tan necesario como cuando se está haciendo una decocción normal.

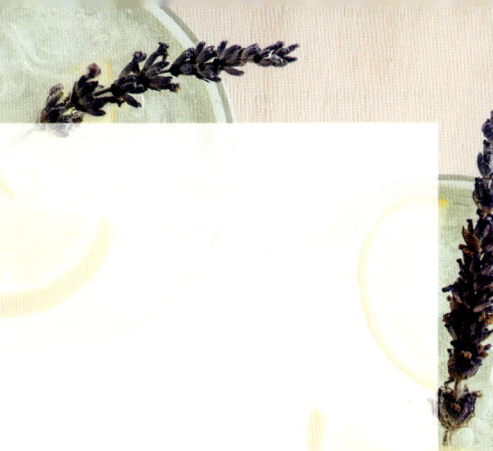

Adaptógenos para el compost

Cuando preparas una infusión o un extracto herbal, puedes aprovechar las hierbas que has usado para echarlas en la pila del compost o esparcirlas por el jardín encima de la tierra. A tus plantas les encantarán. Como norma general, las grasas y los aceites no deben añadirse al compost pero en este caso, aunque hayas macerado las hierbas con aceite, no van a perjudicarlo en absoluto. Siempre y cuando mezcles bien las hierbas empapadas en aceite con el resto de los materiales compostados, no pasa nada. Eso sí, no viertas aceites macerados rancios en la pila del compost porque una cantidad tan grande entorpece el proceso de compostaje.

Salteado de bardana

Aquí tienes un salteado informal basado en la combinación popular de zanahorias y bardana. La raíz de bardana tiene un sabor un poco terroso, pero combina muy bien con las zanahorias, la col crespa y las setas shiitake en la sencillez de una comida vegetariana de plato único o como una guarnición deliciosa. A mí me gusta saltear poco la bardana y la zanahoria para que sigan estando crujientes al final.

Para esta receta deberás usar un cortador de guillotina o una mandolina para obtener láminas del grosor de un papel. Si no pelas las raíces, el plato quedará menos dulce y el sabor terroso de la bardana será más pronunciado. La primera vez que lo prepares, sería conveniente que pelaras la bardana y las zanahorias.

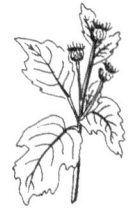

PARA 2-4 PERSONAS

- 3 cucharadas soperas de setas shiitake picadas
- 1 diente de ajo pelado y muy picado
- 1 cucharada sopera de aceite de sésamo
- 1 taza de láminas muy finas de zanahoria
- 1 taza de láminas muy finas de raíz de bardana
- 2 tazas de hojas de col crespa cortadas en tiras
- 2 cucharadas soperas de agua
- 1 cucharada sopera de tamari

Elaboración

1. Rehoga en una sartén mediana a fuego medio las setas y el ajo junto con el aceite de sésamo hasta que estén blandos (alrededor de 5 minutos). Añade las láminas de zanahoria y de bardana y rehoga unos minutos más, lo justo para que empiecen a ablandar.

2. Añade la col crespa y el agua y tapa la sartén para que la col se haga rápidamente al vapor.

3. Al cabo de 2 o 3 minutos, cuando la col se haya ablandado, retira la tapa y remueve para que el agua se evapore.

4. Agrega el tamari, remueve para mezclarlo bien y sirve como guarnición o con arroz.

Extracto para los que están hechos puré

Me gusta el sabor a bayas del grosellero de la India en este extracto tan fácil de hacer. Forma una mezcla muy sabrosa con el eleutero, tan soso él. Si notas que tu inmunidad está en horas bajas por culpa de una carga de estrés mayor de lo habitual, esta receta puede venirte muy bien.

El eleutero protege el sistema inmunitario de los deportistas durante los entrenamientos intensivos. Cuando la intensidad es muy fuerte, el sistema inmunitario empieza a tener dificultades. Es un ejemplo perfecto de cómo una cantidad excesiva de algo bueno (el deporte) puede acabar resultando mala. De todas formas, a menudo nos esforzamos por conseguir una nueva marca personal o nos preguntamos hasta dónde podemos llegar y cuánto podemos lograr. Si vas a someter tu cuerpo a un esfuerzo importante, lo menos que puedes hacer por él es darle un poco de apoyo extra.

Evidentemente, hay ocasiones en las que la vida nos hace pasar tragos amargos queramos o no. Resulta agradable contar con algo que refuerce nuestra salud en todo momento, sea lo que fuere lo que estemos pasando.

Elaboración

1. Mezcla las bayas de grosellero de la India y el eleutero en un tarro.

2. Si deseas hacer un extracto por percolación, sigue las instrucciones del proyecto «Elaboración de un extracto herbal mediante percolación» que encontrarás en el capítulo 1. Si quieres preparar un extracto normal por maceración, vierte los 150 mililitros (8 onzas) de vodka en el tarro, tápalo y agítalo bien para que se mezcle.

3. Deja macerar el extracto entre 2 y 4 semanas. Agítalo todos los días. Antes de agitarlo deberás poder ver al menos un par de centímetros (1 pulgada) de vodka por encima de las hierbas. Si no fuese así, añade un poco más. Una vez transcurridas las 2-4 semanas, cuela y embotella el extracto. Como todos los extractos a base de alcohol, este Extracto para los que están hechos puré debe permanecer estable a temperatura ambiente durante varios años. Una buena dosificación es de 30 gotas hasta 3 veces al día.

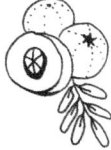

SE OBTIENEN ALREDEDOR DE 100-120 MILILITROS (3,5-4 ONZAS)

- **15 gramos (½ onza) de bayas de grosellero de la India en polvo**
- **15 gramos (½ onza) de eleutero en polvo**
- **150 mililitros (5 onzas) de vodka (y un poco más si tienes intención de hacer un extracto por percolación)**

Shrub de fresas y eleutero

Los *shrubs*, también conocidos como jarabes de vinagre, son una versión interesante de los extractos a base de vinagre del herborista experto. En la época colonial de Estados Unidos se empleaban como método para conservar y disfrutar la fruta sin refrigeración, pero con el tiempo cayeron en desuso. Los comidistas y bebedores modernos los han recuperado porque su sabor agridulce resulta muy interesante y la orquestación de combinaciones únicas de frutas, vinagres y especias se presta mucho a dejar brillar nuestra creatividad.

Un *shrub* está formado por dos ingredientes: un extracto herbal a base de vinagre y un jarabe de fruta. El vinagre es el que más se tarda en preparar así que asegúrate de tenerlo listo antes de empezar con el jarabe de fruta. Tiene que reposar durante unas semanas antes de poder convertirlo en un *shrub*.

El método que te muestro para preparar el jarabe de fruta es muy tradicional y se elabora en frío. Algunas personas prefieren hacerlos al fuego, pero a mí me gusta poder remover todos los ingredientes y dejarlos actuar mientras me ocupo de alguna otra cosa. Además, con este método de presión en frío los sabores son más vivos, y eso supone una ventaja adicional. Siempre puedes hacer el jarabe cuando las fresas están en temporada y congelarlo para más adelante. De esa forma podrás preparar un *Shrub* de fresas y eleutero cuando más necesites darle un empujón a tu inmunidad.

Extracto de eleutero a base de vinagre

SE OBTIENEN 2 TAZAS

60 gramos (2 onzas) de eleutero en polvo

2 tazas de vinagre de sidra

Elaboración

1. Mezcla el eleutero con el vinagre en un tarro de vidrio. Etiquétalo para recordar lo que contiene y deja reposar las hierbas y el vinagre durante un mínimo de 2 semanas.

2. Al cabo de 2-4 semanas podrás colar el vinagre y empezar a preparar el jarabe. Si quieres puedes esperar a colar el vinagre hasta que el jarabe esté listo o colarlo y reservarlo en un tarro de vidrio limpio con tapa hasta que llegue el momento de mezclarlo con el jarabe.

Jarabe de fruta para el *shrub*

LA CANTIDAD OBTENIDA DEPENDERÁ DEL CONTENIDO DE ZUMO DE LAS FRESAS

2 tazas de fresas frescas picadas

2 tazas de azúcar

Elaboración

1. Introduce las fresas picadas en un bol mediano y revuélvelas con el azúcar hasta que todos los trozos estén bien recubiertos.

2. Tapa el bol y déjalo reposar en el frigorífico durante 1 o 2 días hasta que las fresas hayan soltado mucho zumo.

3. Cuela la fruta y reserva el líquido y los restos de azúcar que hayan podido quedar en el fondo del bol. ¡Ahora ya estás listo para preparar el *shrub*!

Shrub de fresas y eleutero

SE OBTIENEN 4 TAZAS

2 tazas de Jarabe de fruta para el *shrub* (con los restos de azúcar)
2 tazas de Extracto de eleutero a base de vinagre

Elaboración

1. Mezcla en un bol mediano el Jarabe de fruta para el *shrub* junto con los restos de azúcar que aún no se hayan disuelto y el Extracto de eleutero a base de vinagre.

2. Embotella y etiqueta el *shrub* en un solo tarro o botella. Al menos al principio, resiste la tentación de emplear varias botellas pequeñas. El vinagre disolverá el azúcar que quedaba.

3. El sabor del *shrub* irá cambiando a medida que el vinagre vaya actuando sobre los azúcares del jarabe. Con el tiempo puede llegar a convertirse totalmente en un vinagre de frutas, así que guárdalo en el frigorífico y utilízalo en un plazo de 1 o 2 meses.

4. Para preparar un *Shrub* de fresas y eleutero, mezcla 1 o 2 cucharadas soperas con agua con o sin gas o inclúyelo en una receta para cóctel.

¡Miso, más adaptógenos, por favor!

En mi opinión, una sabrosa sopa de miso viene bien en cualquier momento, pero sobre todo cuando no me siento demasiado bien. Si todavía no te has iniciado en el culto al mismo, vamos a echar un vistazo a los diferentes estilos de pasta que puedes encontrar en tu herbolario o en un mercado agrícola internacional. El miso es una pasta elaborada con soja fermentada y cereales y forma parte de las cocinas china y japonesa. Puede ser de diferentes colores. El blanco es el más suave y dulce, seguido por el amarillo y el rojo, que tienen un sabor más fuerte y salado.

Aunque no soy muy aficionada a la soja cruda y sin fermentar (como se emplea tantas veces en la dieta occidental), parece ser que la fermentación anula el ácido fítico que interfiere con la absorción de nutrientes. Además, los alimentos fermentados son una forma estupenda de incluir probióticos en la dieta, así que, si puedes, elige una pasta de miso no pasteurizada. En ocasiones se prepara con cereales con gluten como la cebada, pero también puede ser de arroz. Asegúrate de leer bien las etiquetas si necesitas una variedad sin gluten.

Aquí tienes una receta básica de sopa de miso que incluye algunos adaptógenos para reforzar el sistema inmunitario. El dashi (un caldo tradicional japonés elaborado con alga kombu y trocitos de bonito) es una opción aún más clásica que el agua o el caldo de verduras, pero se puede preparar un miso muy agradable con cualquiera de los tres.

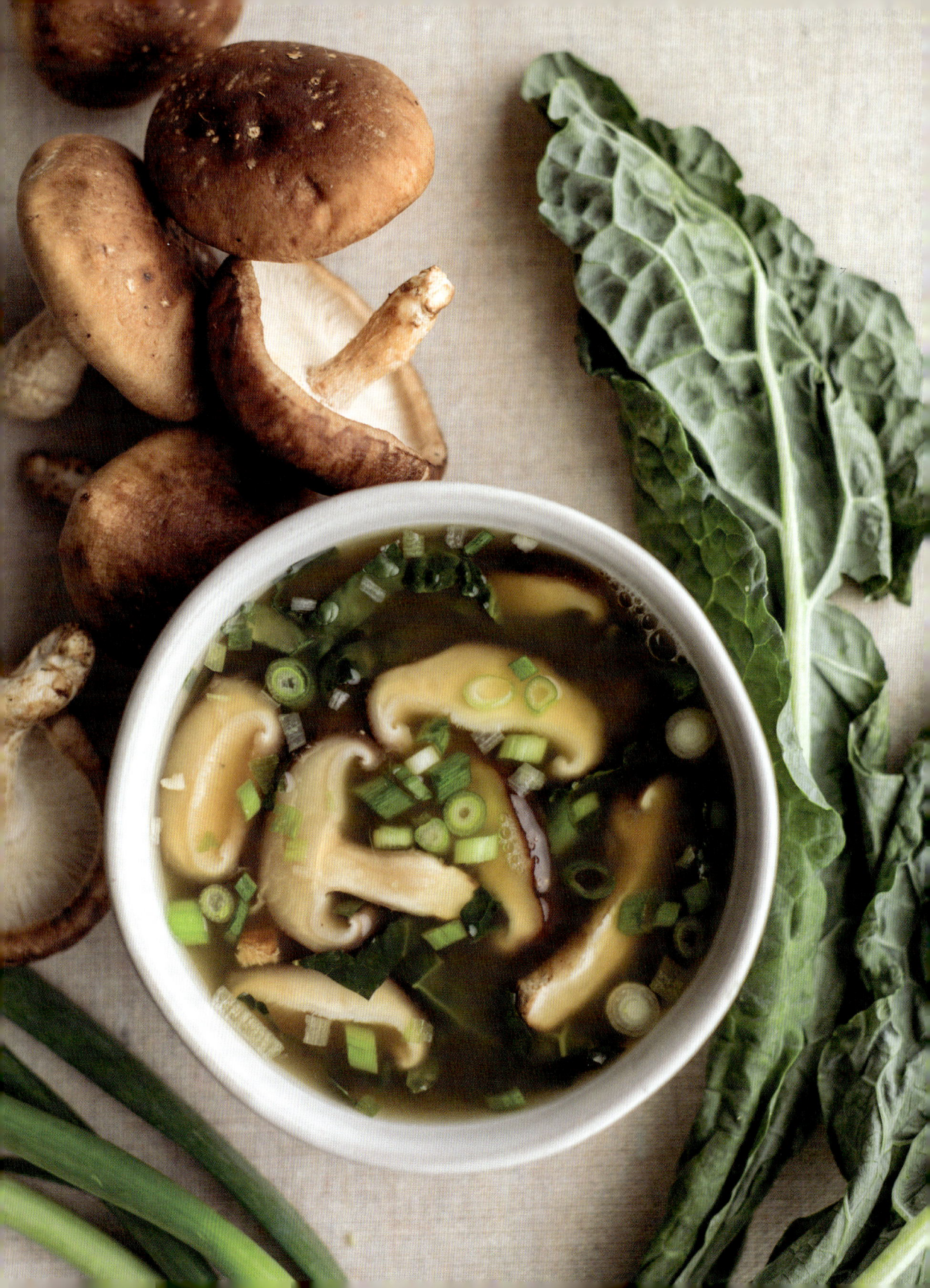

Elaboración

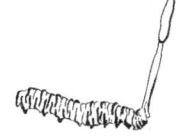

1. Mezcla el agua o caldo, el cordyceps y la raíz de astrágalo en una cazuela pequeña. Cuece a fuego lento durante 20 minutos, deja enfriar y cuela con un filtro de café para eliminar las hierbas.
2. Mide el caldo que te haya quedado para comprobar que tienes 1 taza. Añade más si fuese necesario.
3. Vuelve a introducir la decocción en la cazuela, ponla a fuego lento y, cuando hierva despacio, añade las setas shiitake.
4. Pon 2 cucharadas soperas de pasta de miso en un cuenco mientras se están cociendo las setas shiitake. Coge unas cucharadas de la decocción hirviente y viértelas sobre la pasta de miso. Introduce la col crespa en la cazuela. Mientras la col y las setas siguen cociendo, remueve con suavidad el caldo con la pasta de miso para disolverla.
5. Cuando la col crespa y las setas estén cocidas a tu gusto, vierte la decocción en el cuenco y remueve lentamente hasta que el miso se haya mezclado bien.
6. Adorna con la cebolleta picada y sirve.

PARA 1 PERSONA (1 TAZA)

- 1,5 tazas de agua o de caldo de verduras
- ¼ de cucharadita de cordyceps en polvo
- ¼ de cucharadita de raíz de astrágalo en polvo
- 2 cucharadas soperas de setas shiitake picadas
- 2 cucharadas soperas de pasta de miso blanca o al gusto
- 1 taza de col crespa en tiras finas
- 1 cucharada sopera de cebolletas picadas (opcional)

¿Sopa de pollo con fideos y... miso?

La próxima vez que te prepares un reconfortante cuenco de sopa de pollo, plantéate la posibilidad de añadirle un poco de pasta de miso blanco. Le aporta un toque delicioso a la sopa de pollo (fideos zanahorias, pollo y un poco de cebolla, ajo y perejil). Prueba este sabroso encuentro entre Oriente y Occidente siempre que necesites algo más nutritivo de lo habitual para sobrellevar el día.

Gominolas inmunitarias de bayas y astrágalo

¿Alguna vez has visto las pastillas masticables de vitaminas que venden en los herbolarios? Originalmente eran solo para niños, pero cada vez son más las empresas que las fabrican también para el público adulto. Estas gominolas de astrágalo saben mejor que cualquiera de las que venden en las tiendas y contienen menos conservantes (es decir, ninguno). Y tienen otra ventaja: ¡su único dulzor es el que proviene de la propia fruta!

No debes devorarlas a la misma velocidad que te tomas tus ositos de gominola favoritos, pero sí puedes tomar entre 3 y 6 al día. Si te sobra algo de líquido, puedes añadirle la misma cantidad de miel y hacer un jarabe para disfrutarlo a cucharaditas.

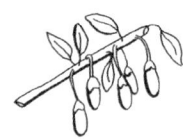

SE OBTIENEN 75 GOMINOLAS (DE 2,5 CENTÍMETROS - 1 PULGADA)

- 3 tazas de zumo de cereza, uva roja o granada
- ½ taza de bayas de saúco secas
- ¼ de taza de raíz de astrágalo cortada y tamizada
- 2 cucharadas soperas de bayas de grosellero de la India
- 2 cucharadas soperas de bayas de goji
- ½ taza de gelatina en polvo no aromatizada

Elaboración

1. Cuece en una cazuela mediana a fuego lento el zumo, las bayas de saúco, la raíz de astrágalo, las bayas de grosellero de la India y las bayas de goji durante 20 minutos.

2. Retira del fuego y cuela a una jarra medidora resistente al calor.

3. Mide 2 tazas separadas de líquido. Una la pondrás en un cuenco resistente al calor y la dejarás en el frigorífico hasta que esté fría. La otra puede volver a la cazuela.

4. Cuando el zumo del frigorífico esté frío, espolvorea la gelatina por encima y deja reposar unos minutos. Esto permite a la gelatina «florecer», o reconstituirse, antes del siguiente paso.

5. Pon a calentar la taza de zumo de la cazuela y, cuando rompa a hervir lentamente, viértela sobre la mezcla de zumo frío y gelatina.

6. Remueve enérgicamente la gelatina y el zumo con unas varillas hasta que la primera se haya disuelto completamente. A partir de ahí, ve pasando con un cuentagotas el líquido de la cazuela a unos moldes de silicona. Si no dispones de moldes para caramelos, puedes echar el líquido en una fuente de horno de vidrio.

7. Introduce en el frigorífico los moldes de caramelos rellenos (o la fuente de horno de vidrio) durante 1 o 2 horas. Una vez duras, sácalas de los moldes (si has usado la fuente de horno de vidrio, corta la gelatina en dados de entre 2,5 y 5 centímetros [1-2 pulgadas]) y guárdalas en el frigorífico en un recipiente hermético.

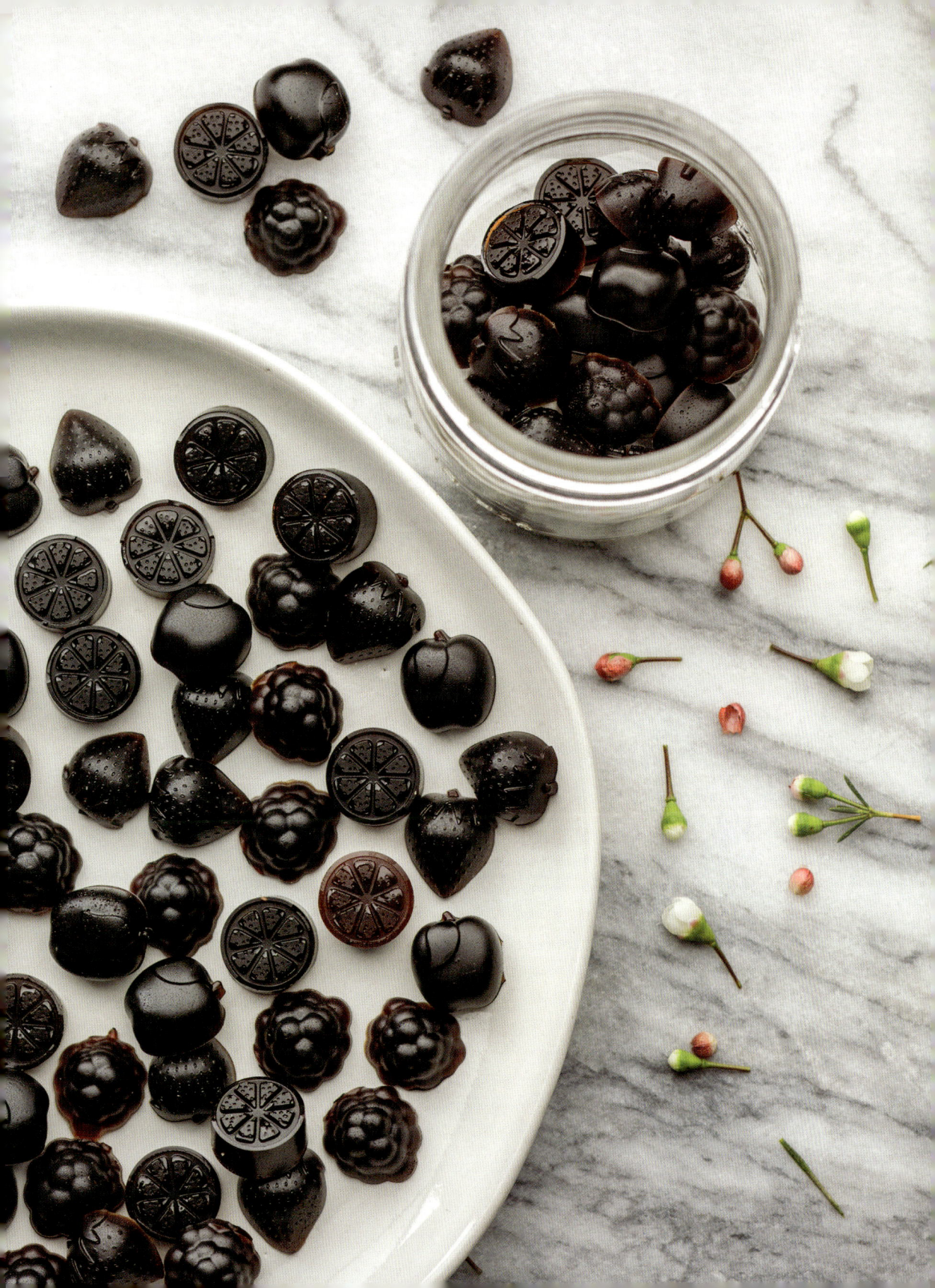

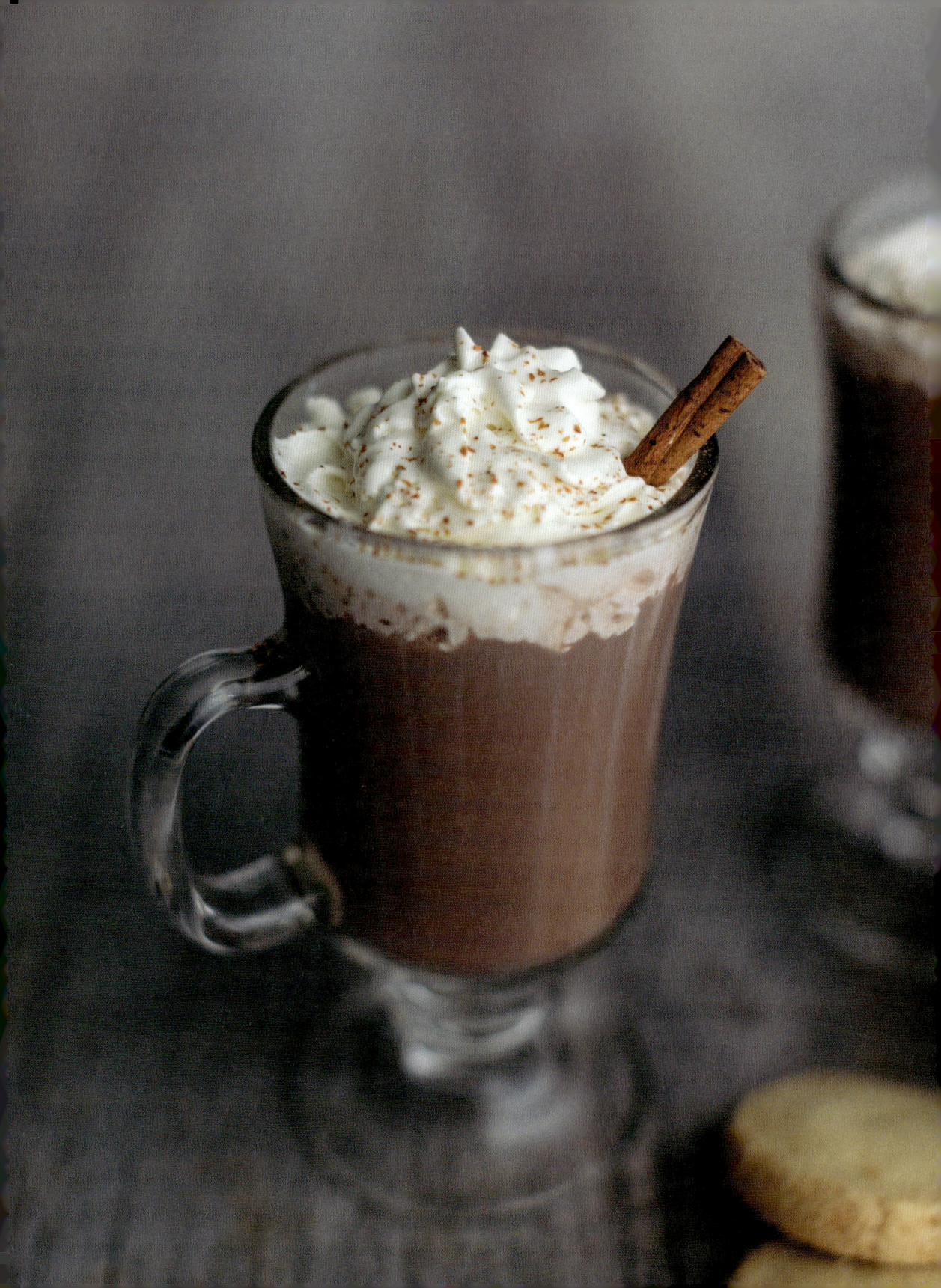

Cacao de canela y cordyceps

En lo que respecta al sabor, las setas combinan sorprendentemente bien con el chocolate. Bueno, en realidad... ¡casi todo combina estupendamente con el chocolate! Los candidatos habituales a formar parte del cacao caliente con setas son las medicinales como la chaga, el reishi y el cordyceps. En muchas recetas se indica que hay que hacer una infusión con ellas y luego usarla como base, pero eso supone demasiado trabajo para una simple taza de chocolate. A un cacao más cremoso no le supone ningún problema llevar un cuarto de cucharadita de cordyceps en polvo así que yo prefiero hacerlo tal y como te indico en esta receta.

Un consejo: asegúrate de que el cordyceps que utilices es cultivado. Los silvestres no solo son un parásito de una oruga muerta... bueno, son un parásito de orugas muertas. Esto supone un problemilla en lo que respecta a una posible contaminación bacteriana y también en la imagen mental que nos podemos hacer. El hongo invade a una oruga viva y la mata y luego suelta sus esporas en los restos (me pregunto si la primera persona que probó el cordyceps se fijó bien en dónde estaba creciendo).

Está también el problema de la sobreexplotación en su hábitat nativo. Todo tiene un propósito cuando está equilibrado, así que dejemos que el cordyceps silvestre cumpla su papel. El cultivado se elabora en granos de soja o cereales. ¡Así la idea resulta ligeramente más apetitosa mientras disfrutas de tu cacao!

Elaboración

1. Calienta 180 mililitros (6 onzas) de leche animal o de frutos secos en un cazo pequeño a fuego medio-alto.

2. Incorpora las 2 cucharadas soperas de cacao ecológico para hacer y ¼ de cucharadita de cordyceps en polvo. Si lo deseas, añade también un poco de mantequilla o de nata y remueve.

3. Vierte el cacao en una taza. Si te apetece, ponle por encima la nata montada y espolvoréale la canela. Puedes adornar con una rama de canela.

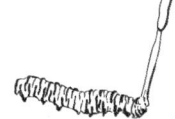

PARA 1 PERSONA (1 TAZA)

180 mililitros (6 onzas) de leche animal o de frutos secos

2 cucharadas soperas de cacao ecológico para hacer

¼ de cucharadita de cordyceps en polvo

Un chorreón de nata o un poco de mantequilla

Nata montada para poner por encima (opcional)

Canela molida al gusto

Una rama de canela para adornar (opcional)

Elixir inmunitario de arce y jengibre

El arce, el jengibre y la vainilla convierten a este elixir inmunitario en algo original y distinto de los típicos sabores inmunitarios de las bayas de saúco, más bayas de saúco y unas pocas bayas de saúco más... y, a veces, un poco de chocolate. No es que tenga nada en contra de las bayas de saúco ni del chocolate, pero sin duda viene bien cambiar un poco de vez en cuando

El dang shen, también conocido como codonopsis, es un tónico inmunitario suave. La albahaca sagrada está clasificada como inmunomoduladora o anfótera, es decir, una planta que ayuda a equilibrar el sistema inmunitario. En su libro *Adaptogens: Herbs for Strength, Stamina and Stress Relief,* el herborista David Winston apunta que suele usar la albahaca sagrada con aquellos clientes que tienen problemas de alergias, así que no creas que debes limitar este elixir a tu repertorio de bienestar invernal.

Para preparar el elixir necesitarás extractos de albahaca sagrada y codonopsis. Yo someto los dos al proceso de percolado, pero tú puedes hacerlos con el proceso básico de maceración si lo prefieres. Los ingredientes que se indican permitirán preparar unos 120 mililitros (4 onzas).

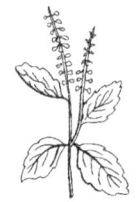

SE OBTIENEN 120 MILILITROS (4 ONZAS) (30-60 GOTAS)

- 60 mililitros (2 onzas) de extracto de codonopsis
- 60 mililitros (2 onzas) de extracto de albahaca sagrada
- 60 mililitros (2 onzas) de jarabe de arce
- Un trozo de 2,5 centímetros (1 pulgada) de jengibre fresco pelado
- ½ semilla de vainilla

Elaboración

1. Introduce 60 mililitros (2 onzas) de cada uno de los extractos en un tarro de vidrio para hacer la mezcla para el elixir.

2. Añade jarabe de arce, jengibre fresco y media vainilla y deja reposar en un lugar fresco y oscuro durante al menos 1 semana antes de utilizarlo para que los sabores se fundan. Puedes dejar la vainilla y el jengibre en el tarro o retirarlos cuando estés satisfecho con el sabor del elixir.

¿Por qué hay que guardar las cosas en un lugar fresco y oscuro?

La mayoría de las recetas de extractos y elixires te dicen que guardes los preparados herbales en un lugar fresco y oscuro. Quizá te preguntes si de verdad es importante seguir esta recomendación. Las hierbas contienen un abanico complejo de componentes e ingredientes químicos naturales: alcaloides, polisacáridos, flavonoides y aceites volátiles, por nombrar solo unos pocos. La mayoría son sensibles al calor y a la luz directa y se degradan más rápido si se ven expuestos a ellos. Otro elemento importante a tener en cuenta es la humedad, sobre todo para las plantas secas, que se enmohecen con facilidad si se humedecen. Por eso es preferible guardarlas en recipientes herméticos y mantenerlas alejadas de lugares húmedos como sótanos y cuartos de baño.

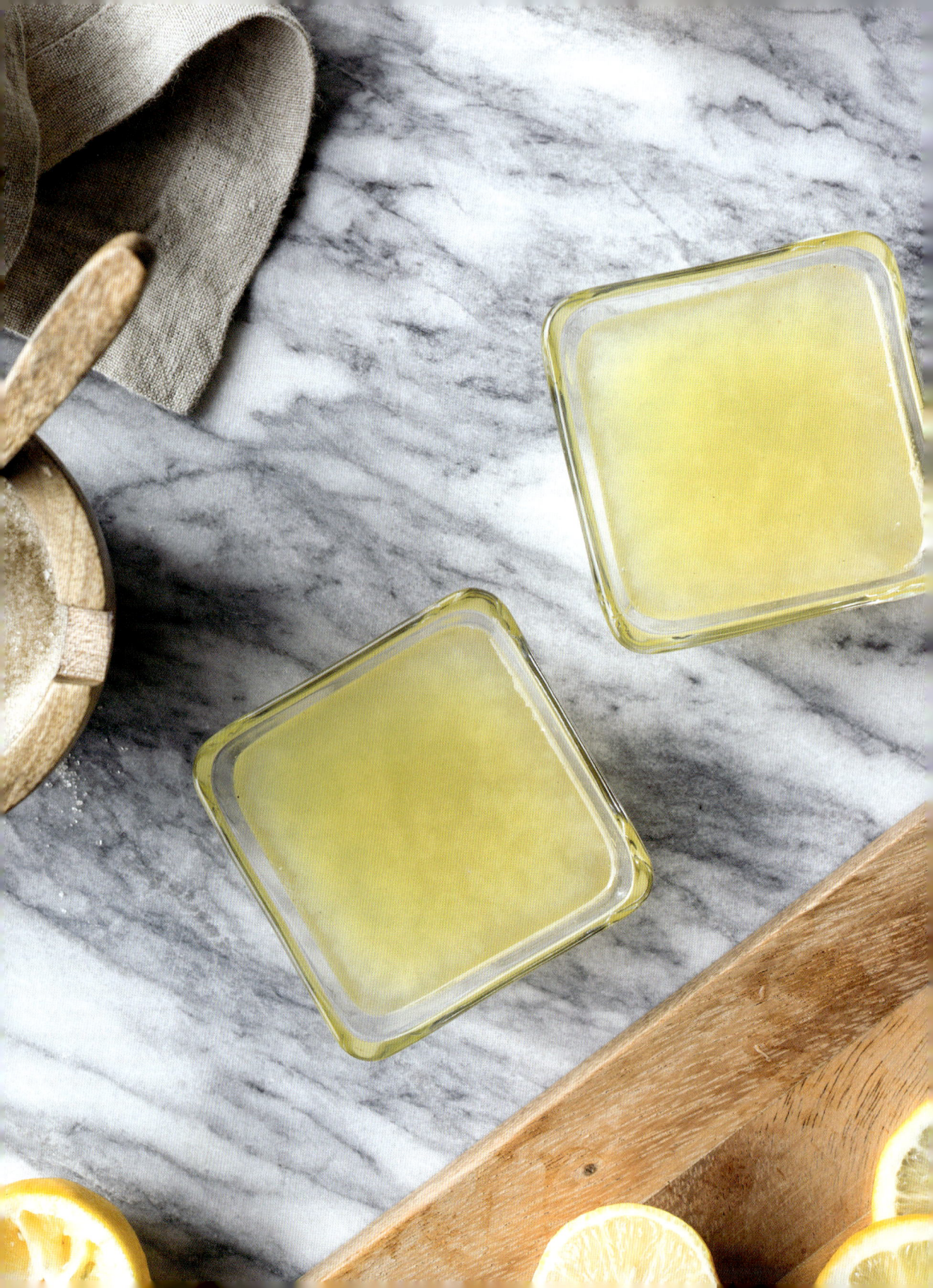

CAPÍTULO SIETE

RECETAS PARA MEJORAR TU ENERGÍA Y TU RESISTENCIA

El eleutero, la rodiola y el ginseng son algunos de los adaptógenos más populares para aumentar la energía y la resistencia. ¡Tanto si tienes un trabajo físicamente duro como si eres un entusiasta de los deportes extremos o sencillamente quieres aumentar tu nivel de energía diario, los adaptógenos pueden apoyarte!

Presta atención al momento del día en el que sueles notar un bajón. Según el herborismo chino tradicional, cada intervalo de 2 horas durante el día está «regido» por un sistema de órganos diferente. Si observas un patrón constante, habla con un herborista. ¡Es posible que ese sistema necesite una puesta a punto!

¿Qué otra cosa marca una diferencia importante en nuestros niveles de energía a lo largo del día? ¡El sueño! Sí, ya sé que a nadie le gusta estar durmiendo cuando tenemos tanto por vivir, pero tu cuerpo lo necesita. Y si eres como la mayor parte de la gente a la que observo y con la que hablo, no duermes lo suficiente. Desconecta, apaga las pantallas brillantes mucho antes de la hora de acostarte y desarrolla una rutina vespertina que ayude a tu cuerpo a encontrar un ritmo natural. Tu yo diurno te lo agradecerá con una mejor capacidad de concentración, más energía y alerta con la que disfrutar plenamente de toda esta vida loca.

Aunque este capítulo trata de la energía y la resistencia, vamos a echar un vistazo rápido a las plantas que favorecen ese importantísimo sueño nocturno. Para esta tarea resultan especialmente apropiadas las que se clasifican como nervinas. Las plantas pueden pertenecer a más de una categoría y la albahaca sagrada y la ashwagandha son ejemplos perfectos de esto. Ambas son adaptógenas con propiedades nervinas. Las nervinas complementan la acción de los adaptógenos alimentando el sistema nervioso y favoreciendo una respuesta saludable ante el estrés. Algunas son más apropiadas para el día —la tila y la pasiflora, por ejemplo— mientras que otras, como el lúpulo, suelen asociarse a la noche. En el capítulo 4, «Recetas para mejorar el estado de ánimo», encontrarás unas cuantas recetas estupendas para dormir a tu correcaminos interior.

Ciclo del qi a lo largo de las 24 horas del día

¿Sientes curiosidad por saber qué sistemas orgánicos se corresponden con cada una de las horas del día? Este es un concepto del herborismo chino que describe cómo la energía fluye de un sistema a otro en el transcurso de la jornada. En cualquier momento determinado y cada 24 horas se considera que un sistema está en su fase de funcionamiento óptimo. Aquí tienes un resumen de este reloj corporal:

- 1.00 – 3.00   Hígado
- 3.00 – 5.00   Pulmón
- 5.00 – 7.00   Intestino grueso
- 7.00 – 9.00   Estómago
- 9.00 – 11.00   Bazo
- 11.00 – 13.00   Corazón
- 13.00 – 15.00   Intestino delgado
- 15.00 – 17.00   Vejiga
- 17.00 – 19.00   Riñón
- 19.00 – 21.00   Pericardio
- 21.00 – 23.00   Triple calentador/vasos sanguíneos
- 23.00 – 1.00   Vesícula biliar

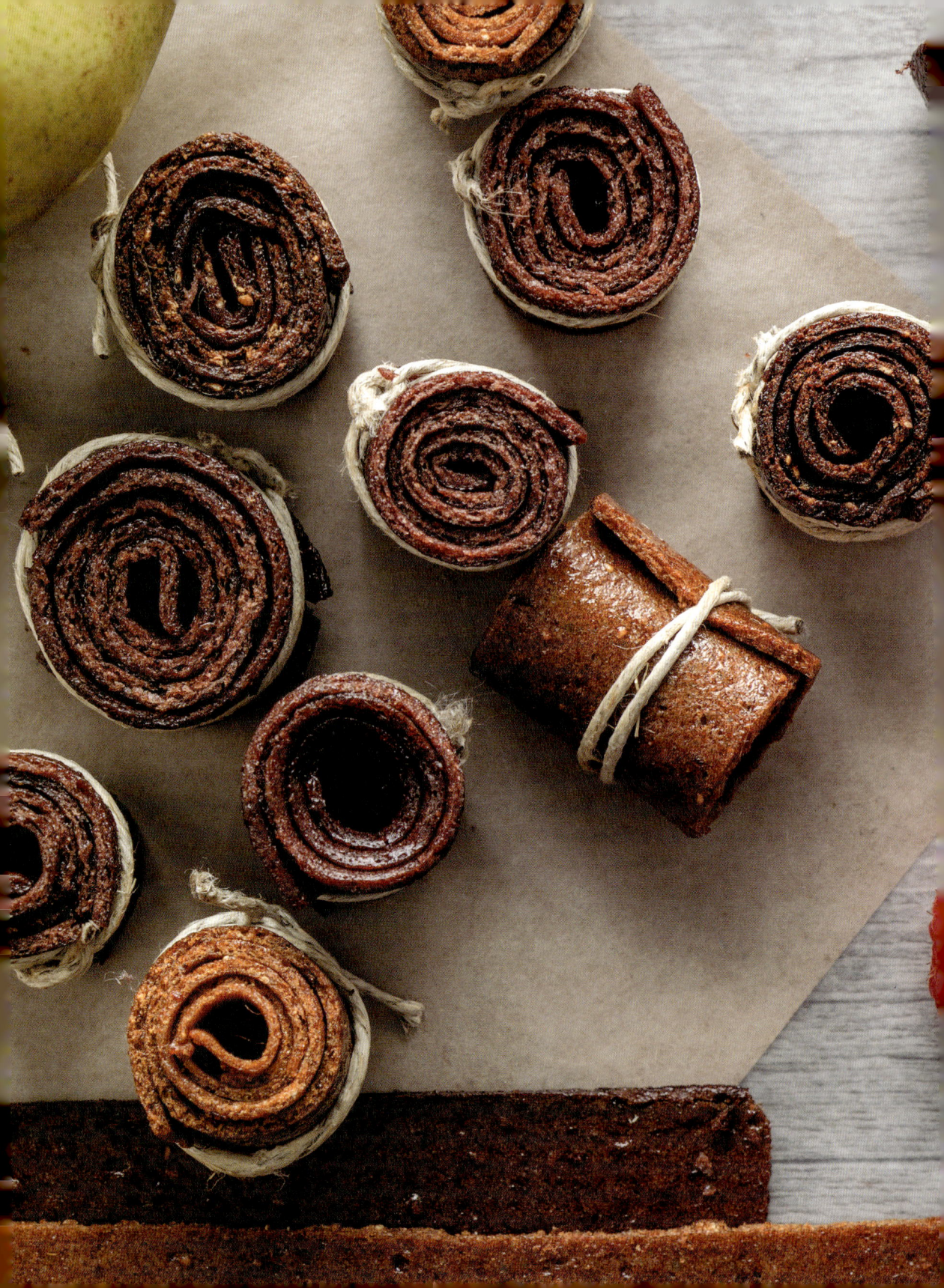

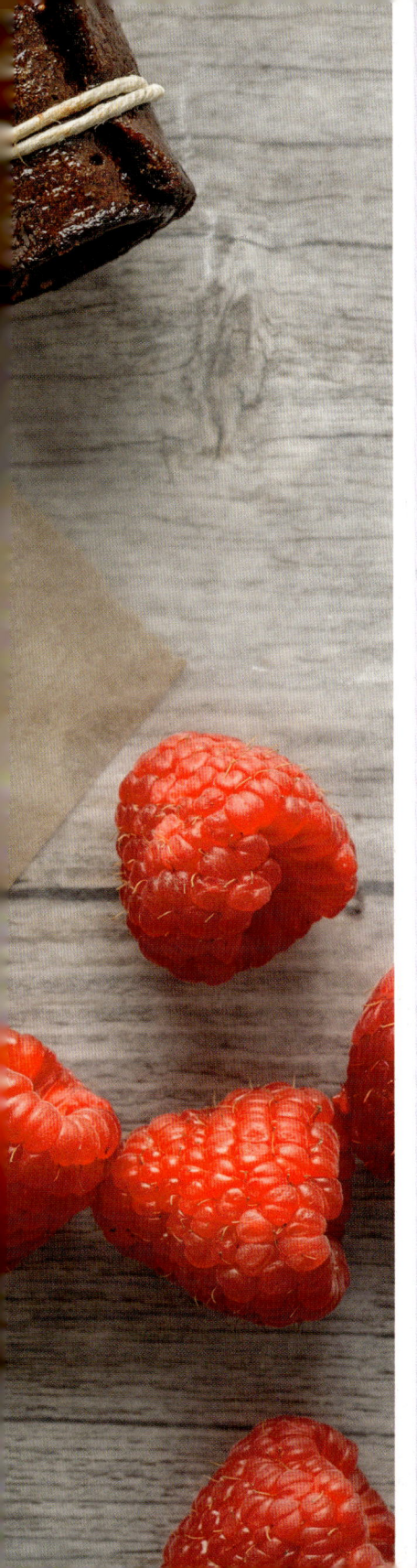

Láminas de fruta con rodiola

¿Te acuerdas de las lenguas de caramelo que tomabas cuando eras niño? Seguro que recuerdas (con la vergüenza correspondiente) tu amor por esas láminas de pasta de azúcar de color rojo brillante y llenas de aromas artificiales. No pasa nada, creo que no he conocido a ningún niño (¡yo misma incluida!) que no sintiera una fascinación peligrosa por este dulce mejunje. Pero dejémonos de nostalgias. Ha llegado el momento de deleitarnos con algo todavía mejor.

El paso siguiente a las lenguas de caramelo son las láminas de fruta. Están hechas con fruta de verdad y son una especie de tasajo: densas, masticables y de lo más satisfactorias. En las siguientes recetas vamos a emplear puré de manzana para hacerlas más flexibles y no hace falta cocer previamente la fruta. Puedes usar un deshidratador o secarla en el horno a 90 °C (200 °F) durante 6 horas en una fuente de 22 x 33 centímetros (9 x 13 pulgadas). Prepara las fuentes rociándolas con un aerosol de cocina o poniéndoles una base de silicona antiadherente para horno para que no te cueste retirar la lámina cuando esté hecha.

¿Qué extractos de adaptógenos deberías usar? A mí me gusta mucho la forma en la que la rodiola se funde con casi cualquier fruta, pero puedes cambiar la receta y sustituirla por el que prefieras. En lugar de polvos, en estas recetas prefiero usar extractos líquidos. De todas formas, seguro que los polvos funcionan igual de bien. Si te apetece experimentar, utiliza aproximadamente un cuarto de cucharadita de polvo muy fino por ración.

En las recetas se usan bayas congeladas, pero puedes usarlas frescas si están disponibles. Elige una de estas tres posibilidades:

Láminas de fruta de pera y arándanos

SE OBTIENEN 9 PORCIONES

1 taza de puré de peras maduras blandas
½ taza de puré de arándanos congelados
½ taza de puré de manzana
¼ de taza de miel
2 cucharaditas de zumo de limón
3-6 cucharaditas de extracto (o extractos) de adaptógenos

Láminas de fruta de cereza y frambuesa

SE OBTIENEN 9 PORCIONES

1 taza de puré de cerezas congeladas
½ taza de puré de frambuesas congeladas
½ taza de puré de manzana
¼ de taza de miel
2 cucharaditas de zumo de limón
3-6 cucharaditas de extracto (o extractos) de adaptógenos

Láminas de fruta sencillamente de fresa

SE OBTIENEN 9 PORCIONES

1 taza de puré de fresas
½ taza de puré de manzana
¼ de taza de miel
2 cucharaditas de zumo de limón
3-6 cucharaditas de extracto (o extractos) de adaptógenos

Elaboración

1. Precalienta el horno a 90 °C (200 °F). Introduce los purés de fruta, la miel, el zumo de limón y el extracto (o extractos) de adaptógeno en un bol mediano y mezcla bien.

2. Extiende la mezcla sobre una fuente de horno preparada con una base de silicona o un aerosol de cocina. Asegúrate de que tiene borde para evitar que los ingredientes se salgan durante el proceso de secado, pero intenta mantener la mezcla hacia el centro de la fuente para que se seque mejor. Una de 22 x 33 centímetros (9 x 13 pulgadas) te dejará suficiente espacio.

3. Hornea durante 6 horas dejando la puerta del horno entreabierta. Comprueba cada pocas horas para asegurarte de que no se está tostando. Tiene que quedar seca al tacto, lo que sucederá más o menos al cabo de 6 horas.

4. Cuando la fruta esté seca al tacto, apaga el horno y cierra la puerta. Déjala toda la noche para que continúe el proceso de secado.

5. Al día siguiente, corta la lámina de fruta en 9 tiras iguales. Enrolla cada una sobre un trozo de papel pergamino y guárdalas en el frigorífico. Se conservan alrededor de un mes.

Sal multiusos de semillas de ortiga

La ortiga es un adaptógeno estupendo para mejorar la energía y la resistencia. Además, es muy prolífica, fácil de cultivar prácticamente en cualquier lado y puede usarse como verdura. No está mal para una plantita muy resistente que no consigue decidir si quiere ser salvaje o doméstica.

Aunque se trata de una hierba que muchos tenemos en nuestro jardín, también se resiembra por sí sola en lugares semidomésticos como los prados y los pastos. Su ambivalencia se demuestra en una de sus características más representativas: con sus picaduras nos recuerda rápidamente su naturaleza salvaje y su deseo de que la respetemos por todo lo que nos ofrece. En cuanto se cocina o se marchita, deja de picar, pero hay que recolectarla con manga larga y guantes a menos que te agrade la sensación de rozarte contra una horda de hormigas furiosas. No te voy a juzgar por ello.

Las semillas de ortiga son un ingrediente muy fácil para las mezclas de especias. Tienen un sabor suave que se disimula en seguida entre las demás especias y, como son muy pequeñas, pueden usarse enteras. En mi opinión, son el condimento perfecto para obtener empuje y vigor. Aquí tienes una receta de mezcla de especias multiusos. ¡Y si tienes semillas de apio en polvo, añádelas también!

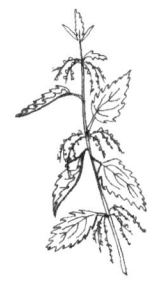

SE OBTIENEN 1,5 TAZAS

- ½ **taza de semillas de ortiga**
- ¼ **de taza de sal marina fina**
- **1 cucharada sopera de salvia en polvo**
- **1 cucharada sopera de tomillo en polvo**
- **1 cucharada sopera de perejil en polvo**
- **1 cucharadita de ajo en polvo**

Elaboración

1. Las semillas de ortiga son muy pequeñas y finas, así que no hace falta pulverizarlas. Mezcla todos los ingredientes en un bol pequeño.

2. Rellena un salero con tu nueva mezcla de especias y ponle unos cuantos granos de arroz blanco para absorber la humedad. Este paso resulta especialmente importante si vives en una zona húmeda, como me pasa a mí. De lo contrario, la mezcla de especias puede llegar a convertirse en un bloque sólido dentro del salero. También puedes ponerla en un cuenquito mono que te permita removerla con la cucharilla en cada comida.

3. Guarda el resto en un recipiente hermético en la despensa.

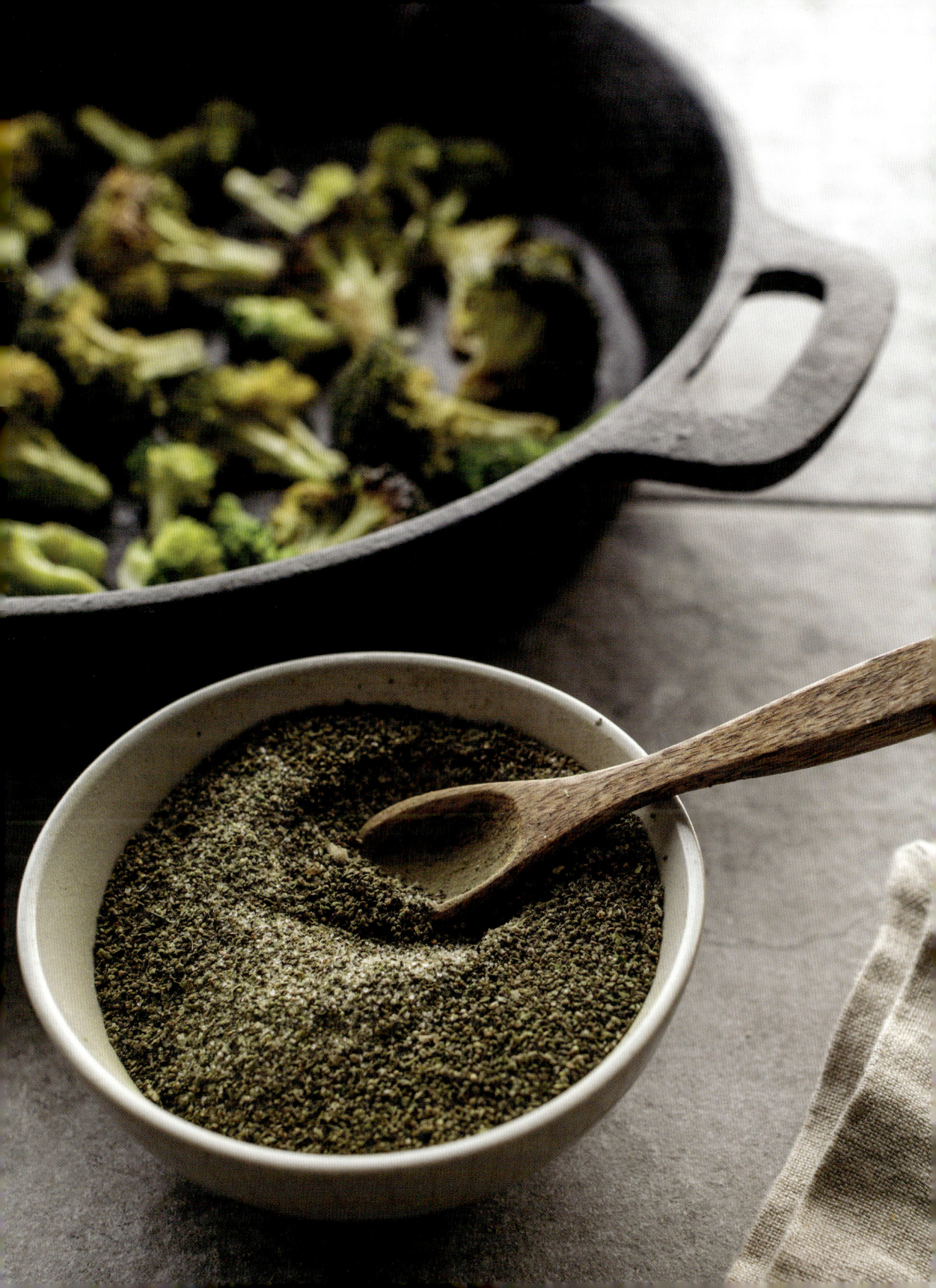

Jarabe de arce con maca y suma

Las culturas indígenas de Sudamérica emplean las raíces de maca y suma como alimento. En otros lugares del mundo se tiende a tratarlas como superalimentos o adaptógenos potenciales en lugar de como alimentos básicos. Ambas son ricas en vitaminas, minerales y aminoácidos.

No hace falta que empapes tus tortitas o tostadas matinales con este jarabe. Yo les pongo una cucharada sopera y, si las quiero con más, les añado solo jarabe de arce. El sabor de estas dos hierbas es bastante fuerte, así que no resulta tan agradable por sí solo como una miel herbal, pero no por eso deja de estar rico. En mi opinión, la maca tiene más sabor que la suma así que, si el gusto de esta receta te resulta demasiado raro, prueba a hacerla solo con esta última.

¡Recarga tu jarabe de arce matutino con una decocción de maca y suma!

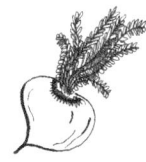

SE OBTIENEN 2 TAZAS

- ½ **cucharada sopera de raíz de maca en polvo**
- ½ **cucharada sopera de raíz de suma en polvo**
- **Medio litro (16 onzas) de agua**
- **1 taza de jarabe de arce grado B**

Elaboración

1. Hierve a fuego lento los polvos de maca y suma con el medio litro (16 onzas) de agua en una cazuela mediana con tapa durante unos 20 minutos. La maca intentará formar grumos en cuanto toque el agua, así que quizá te resulte más fácil irla espolvoreando poquito a poco. De lo contrario, te tocará deshacer una masa blanducha.

2. Cuela las hierbas y mide el líquido para comprobar que ha quedado una taza de decocción. Si no fuese así, añade el agua necesaria.

3. Mezcla a fuego lento en la cazuela la decocción con el jarabe de arce. En cuanto el jarabe se haya disuelto en el líquido, retira la cazuela del fuego. Transfiere el jarabe a un tarro de vidrio y guárdalo en el frigorífico hasta el momento de usarlo.

4. Puedes poner 1 cucharada sopera de este jarabe de maca y suma en un yogur con fruta, una tostada, un gofre o unas tortitas.

Bocaditos de muesli

Me encantan los aperitivos de bolsillo que puedo meter en la mochila o en el bolso y estos Bocaditos de muesli están deliciosos y pueden personalizarse de mil maneras distintas. Por suerte, la avena sin gluten ya no resulta tan difícil de conseguir (¡ni es tan cara!) como antes, de manera que, si necesitas una variante sin gluten, no te costará hacerla. Por lo que yo tengo entendido, una pequeña minoría de celíacos y personas con intolerancia al gluten pueden reaccionar a las proteínas de la avena tal y como hacen ante el gluten, así que consulta con tu médico si no estás seguro de poder tomar este cereal.

Cuando yo era niña, mi madre nos preparaba, a mis hermanos y a mí, unas simples bolas de manteca de cacahuete que consistían solo en manteca de cacahuete, leche en polvo y un poco de miel, y yo he adoptado este truco y casi siempre añado leche en polvo a mis bocaditos de muesli para que resulten más alimenticios. Sin embargo, si no quieres tomar leche, puedes saltarte este ingrediente.

Elaboración

1. Recubre una fuente de horno con papel pergamino.
2. Mezcla el eleutero o las semillas de ortiga, la miel, la leche en polvo y la manteca de frutos secos en un bol grande hasta formar una pasta homogénea.
3. Añade la avena, los arándanos rojos, las almendras y las semillas de lino o de cáñamo. Amasa bien con las manos limpias.
4. Reparte la mezcla sobre la bandeja de horno en 24 trozos de igual tamaño y moldea cada uno entre las palmas de las manos para formar bolitas.
5. Guarda los bocaditos de muesli en el frigorífico. Probablemente se conservarán bien durante 2 semanas. Si quieres hacer más para que te duren más tiempo, congélalos en lugar de refrigerarlos e intenta utilizarlos en el transcurso de un mes para que no cojan un sabor raro al quemarse en el congelador.

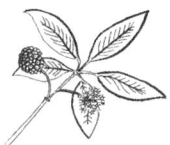

SE OBTIENEN 24 BOCADITOS (6 RACIONES)

- 3 cucharaditas de eleutero en polvo o 6 cucharadas soperas de semillas de ortiga
- ⅓ de taza de miel
- ⅓ de taza de leche en polvo (opcional)
- 1 taza de manteca de frutos secos
- 2 tazas de harina de avena
- 1 taza de arándanos rojos
- 1 taza de almendras laminadas
- ¼ de taza de semillas de lino o de cáñamo molidas

Perdido en el campo (infusión nocturna)

Hay veces en las que la vida nos parece un lugar salvaje y perdido y necesitamos recuperar fuerzas. La ortiga habita nuestro campo salvaje, incluso en los bordes mismos de nuestros lugares silvestres en los que pasamos de la comodidad de nuestro hogar a otros lugares menos domésticos. Esta planta aporta a la infusión unas hojas ricas en minerales y semillas adaptógenas.

El saúco es otra planta semidoméstica que pulula por los bordes entre el lugar que ocupamos y el campo abierto. Abundan los mitos y las leyendas relacionados con él. La mayor parte de la gente conoce bien sus bayas, pero no son tantos los que saben que las flores poseen propiedades nervinas suaves. Las he incluido en esta infusión para esos momentos en los que necesitas impregnar tu bienestar con un poco de mitología y magia.

Los escaramujos aportan una dosis muy sabrosa de vitamina C y flavonoides y las hojas y flores de trébol rojo refuerzan y alimentan. Tanto los escaramujos como el trébol rojo pueden encontrarse en estado silvestre. Recolecta unos cuantos o cómpraselos a tu proveedor favorito… ¡lo que prefieras!

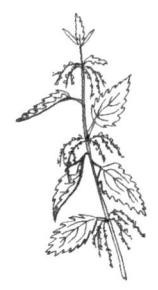

SE OBTIENEN 3 TAZAS DE INFUSIÓN

- 1 taza de hojas de ortiga secas
- ½ taza de hojas y flores de trébol rojo secas
- ½ taza de flores de saúco secas
- 1 taza de escaramujos
- 2 tazas de agua
- ⅛ de cucharadita de semillas de ortiga

Elaboración

1. Mezcla las hojas de ortiga, las hojas y flores de trébol rojo, las flores de saúco y los escaramujos y guárdalos en un recipiente hermético etiquetado.

2. Para preparar una Infusión de toda la noche perdido en el campo, pon a hervir 2 tazas de agua.

3. Vierte el agua en un tarro de vidrio resistente al calor o déjala en el cazo si tienes sitio en el frigorífico para dejarlo toda la noche.

4. Añade 2 cucharadas soperas de la mezcla de hierbas y ⅛ de cucharadita de semillas de ortiga.

5. Tapa el tarro o el cazo y refrigéralo durante toda la noche. A la mañana siguiente, cuélalo y endúlzalo a tu gusto. Ve tomándolo a sorbitos durante todo el día.

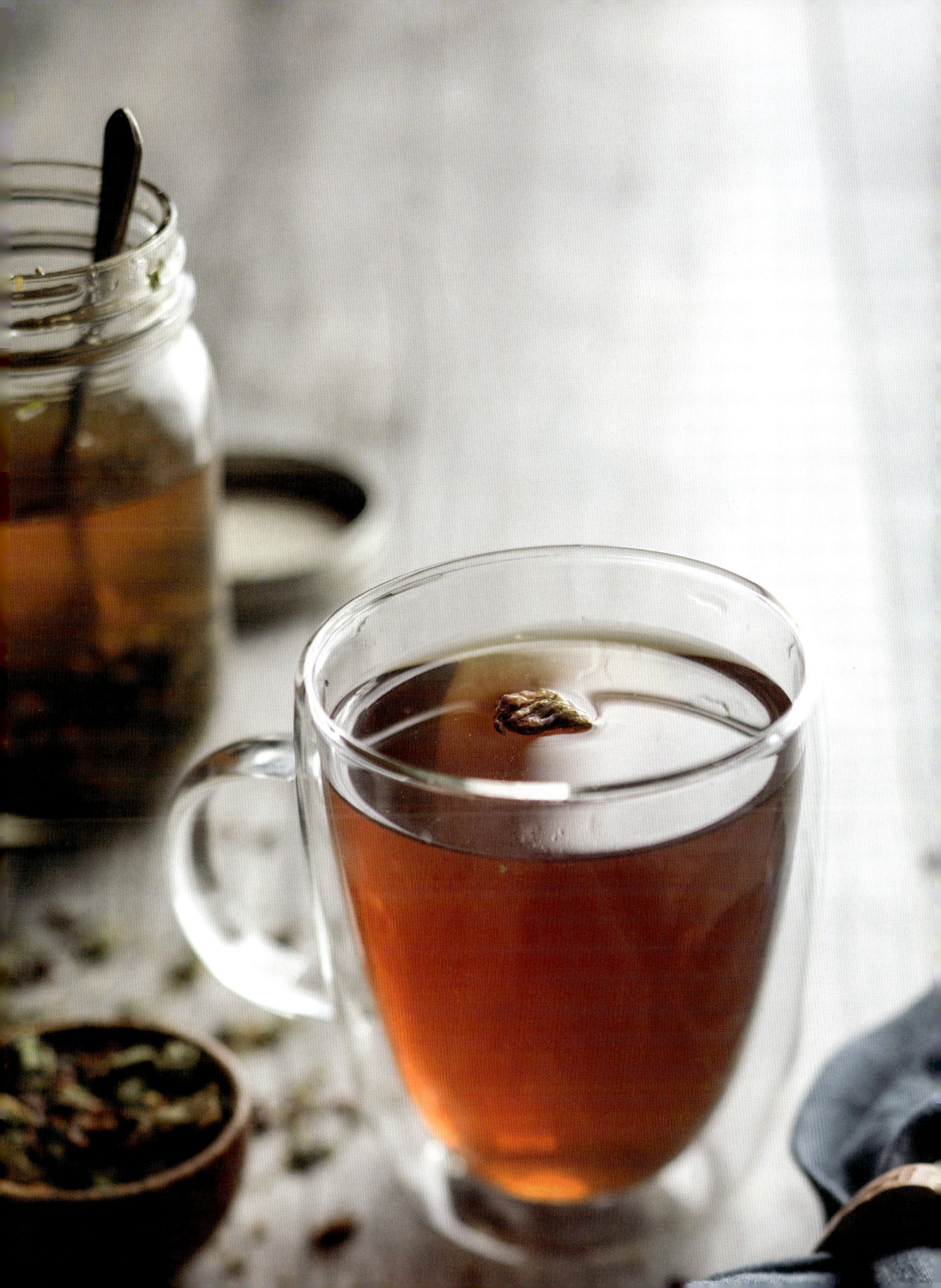

Mezcla de dang shen y espino blanco

El dang shen, considerado el ginseng del pobre, constituye la base de esta fórmula y forma equipo con el espino blanco para reforzar la salud cardiovascular y aportarnos un montón de flavonoides. Tener el corazón sano es importante para disfrutar de un buen nivel de energía y estas dos hierbas aportan el habitual apoyo adaptógeno a los sistemas inmunitario y nervioso. Yo le añado un poco de cilantro por el sabor, pero también le añade nutrientes cardioprotectores. De todas formas, si no te apetece el cilantro, puedes sustituirlo por canela.

Tu habilidad para utilizar correctamente tus nutrientes influye también sobre la cantidad de energía de que dispones. Por eso los herboristas emplean a veces el espino blanco como tónico para combatir la mala digestión. El cilantro es carminativo, con lo que también alivia los gases y favorece la digestión.

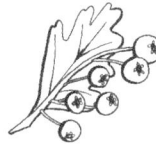

SE OBTIENEN 120 MILILITROS (4 ONZAS)

20 gramos (¾ de onza) de dang shen en polvo

7 gramos (¼ de onza) de bayas de espino blanco en polvo

1 cucharadita de semillas de cilantro en polvo

150 mililitros (5 onzas) de vodka o brandy

Elaboración

1. Introduce el dang shen, las bayas de espino blanco y las semillas de cilantro en un tarro de vidrio.

2. Añade el vodka o el brandy.

3. Tapa el tarro. Guárdalo en un lugar fresco y oscuro y agítalo todos los días durante un mínimo de 2 semanas.

4. Una vez transcurrido ese tiempo, cuela la mezcla, embotéllala y etiquétala. La dosificación es de 30-60 gotas y puede tomarse hasta 3 veces al día.

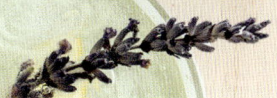

El cultivo del dang shen

El dang shen (*Codonopsis pilosula*) es una planta resistente y muy bonita para el jardín. Prefiere los emplazamientos de semisombra y necesita un suelo húmedo y un riego regular. Soporta temperaturas mínimas de -26 °C (-15 °F). Puede incluso cultivarse en maceta, pero tiene que ser grande, no una cesta colgante ni un tiesto pequeño, para que pueda desarrollarse su vigoroso sistema radicular. Las ramas pueden alcanzar una longitud de algo más de 2 metros (7 pies). En verano echa unas florecitas pequeñas y muy bonitas en forma de trompeta, pero los tallos son frágiles. Si decides cultivarla en maceta, sería mejor que la situaras en un lugar permanente alejado del tránsito habitual y con una espaldera, valla o pilar cercano para evitar dañar los tallos con movimientos frecuentes. Sujetarla a una espaldera es una buena idea, con independencia de dónde la plantes. Las raíces son dulces y pueden resultar tan atractivas para los roedores y otros animales como para ti, así que date por avisado de que quizá tengas que acudir en defensa de tu dang shen.

Delicias de coco

Estas delicias son unos bocaditos fantásticamente nutritivos que te aportan energía durante todo el día. Se me ocurrió la idea cuando estaba jugueteando con unas recetas de trufas y manteca de coco que no hace falta hornear. Me gusta lo rápidamente que se preparan. En esta receta se utiliza manteca de coco, que es un poco diferente del aceite de coco. A diferencia de este, la manteca contiene pulpa seca, por lo que su textura es distinta y tiene un sabor a coco más pronunciado.

Me encanta la manteca de coco en estos dulces porque se acomoda muy bien a esos estados de ánimo de «no me apetece hornear pero quiero algo dulce». Eso sí, recuerda que, al igual que la manteca de frutos secos, la de coco es muy concentrada. Una cucharada sopera puede tener, dependiendo de la marca, unas 90 calorías y 18 gramos de grasa. Comparada con la de almendras, tiene más o menos las mismas calorías pero el doble de grasa. Algunas de las grasas del coco son triglicéridos de cadena media, pero la mayoría son grasas saturadas de cadena larga. Dependiendo de qué partido tomes en lo que respecta a las grasas saludables, puedes desdeñar la manteca de coco como una moda poco saludable o aceptarla como buena si se toma con moderación, como la mayoría de las cosas.

Templa la manteca de coco en una cazuela a fuego lento para poder mezclarla más rápido, aunque también puedes ponerte a amasar los ingredientes con las manos. Al cabo de unos minutos, el calor de estas habrá templado la manteca de coco, pero se mancha más que haciendo todo en una única cazuela. ¡Esas delicias están más ricas si las enfrías en el frigorífico!

Delicias de coco con arándanos rojos y naranja

SE OBTIENEN 12 DELICIAS (4 RACIONES)

6 cucharadas soperas de manteca de coco
1 cucharada sopera de zumo de naranja concentrado congelado
2 cucharadas soperas de arándanos rojos secos picados (¡también están muy ricas con cerezas!)
1 cucharadita del adaptógeno en polvo que prefieras

Elaboración

1. Funde la manteca de coco en una cazuela pequeña a fuego lento.
2. Añade el zumo de naranja concentrado congelado, los arándanos rojos secos picados y el adaptógeno en polvo. Remueve para mezclar.
3. Vierte la mezcla en moldes de magdalena pequeños recubiertos.
4. A temperatura ambiente están sólidas, pero es preferible guardarlas en el frigorífico.

Delicias de coco con chocolate y avellanas

SE OBTIENEN 12 DELICIAS (4 RACIONES)

6 cucharadas soperas de manteca de coco
2 cucharadas soperas de chocolate con avellanas para untar ecológico o natural
1 cucharadita del adaptógeno en polvo que prefieras
2 cucharadas soperas de nueces o avellanas muy picadas

Elaboración

1. Funde la manteca de coco y la crema de chocolate con avellanas juntas en una cazuela pequeña a fuego lento. En cuanto se hayan fundido, espolvorea el adaptógeno en polvo por encima.
2. Añade las nueces o avellanas. Remueve para mezclar.
3. Vierte la mezcla en moldes de magdalena pequeños recubiertos. Cuando se hayan enfriado, pásalas a un recipiente hermético y guárdalas en el frigorífico.

Delicias de coco con yogur y fruta fresca

SE OBTIENEN 12 DELICIAS (4 RACIONES)

6 cucharadas soperas de manteca de coco
3 cucharadas soperas de yogur griego natural o de vainilla
3 cucharadas soperas de bayas, manzanas u otra fruta fresca muy picadas
1 cucharadita del adaptógeno en polvo que prefieras

Elaboración

1. Calienta la manteca de coco en una cazuela pequeña a fuego lento lo justo para que se funda.
2. Incorpora el yogur, la fruta fresca y el adaptógeno en polvo.
3. Vierte la mezcla en moldes de magdalena pequeños recubiertos e introdúcelos en el frigorífico para que se enfríen. Una vez fríos, guárdalos en un recipiente hermético y congélalos.

Extracto de ginseng

La forma tradicional de conservar el jengibre en los Apalaches, lo que coloquialmente se conoce como *sang*, es introducir una o dos raíces frescas en una botella de licor de maíz y dejarlas macerar durante un mínimo de seis meses. Si no encuentras una raíz fresca de origen fiable, siempre puedes usarla seca. En este caso, yo prefiero comprarla pulverizada siempre que esté segura de que el suministrador tiene un gran volumen de ventas. De este modo está más expuesta al aire, lo que significa que se oxida más rápido, pero suele ser mejor que intentar moler una raíz seca entera. A los molinillos de café no les suele gustar que los recluten para esta tarea.

Mucha gente desconoce que también se pueden usar las hojas del ginseng en lugar de las raíces. Algunos suministradores han empezado a ofrecerlas. Concuerdan más con el uso etnobotánico de la planta, pero siguen siendo un ingrediente poco habitual en el comercio moderno.

A la hora de comprar el licor de maíz, encontrarás muchas variedades. Hoy en día, los aguardientes caseros han dejado de ser un ingrediente raro (e ilegal) y existen muchas destiladoras artesanales que los venden a las tiendas de licores. Por lo general suelen tener palabras como *shine*, *white whiskey* o *lightning* en la etiqueta.

Aprovecha todos los beneficios de hacerlo con seis meses de antelación o prepara tu extracto mediante percolación.

Elaboración

1. Si vas a percolar el ginseng, ten preparado tu embudo de percolación y el ginseng seco en polvo y procede según la descripción que encontrarás en el capítulo 1.

2. Si prefieres macerarlo, mezcla el ginseng pulverizado y el licor de maíz en un tarro de vidrio. Tápalo y etiquétalo y déjalo reposar durante 6 meses. Agítalo bien cada pocos días y asegúrate de que el nivel de licor no ha disminuido por la evaporación. En caso necesario, añade un poco más.

3. Una vez transcurridos los 6 meses, pasa el extracto por un filtro de café para eliminar las hierbas pulverizadas y transfiérelo a una botella de vidrio ámbar con tapón de rosca o cuentagotas. Asegúrate de ponerle una etiqueta nueva.

4. Utiliza 60-100 gotas hasta 3 veces al día (aproximadamente entre media y una cucharadita hasta 3 veces al día).

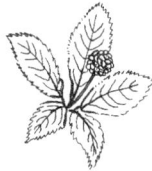

SE OBTIENEN 90-120 MILILITROS (3-4 ONZAS)

- 30 gramos (1 onza) de raíz de ginseng en polvo
- 150 mililitros (5 onzas) de licor de maíz

Superswitchel

El *switchel*, o ponche de los fabricantes de paja, es una bebida a base de vinagre compuesta por alguna combinación de melaza o miel, vinagre y jengibre. Es una bebida muy antigua que se creó como refresco veraniego mucho antes de que se inventaran las bebidas isotónicas.

En verano me gusta tener algo preparado para beber cuando vuelvo de correr, y suele consistir en *switchel* y una pizca de sodio y potasio de mi receta de Sal para el *superswitchel* para reponer los electrolitos que pierdo con el sudor. El *superswitchel* es también un portador excelente para el extracto de rodiola o eleutero.

Y ahora un poco de química culinaria. Las bebidas isotónicas habituales que he visto en las estanterías de las tiendas contienen alrededor de 45 miligramos de potasio y 160 miligramos de sodio, así que eso fue lo que yo quería obtener con mi *superswitchel*. Todos sabemos que la sal de mesa es sodio, pero ¿y el potasio? Pues aquí es cuando entra en escena el crémor tártaro, formalmente conocido como bitartato de potasio. Suele encontrarse en algún lugar de la sección de especias del supermercado.

Para obtener 30 miligramos de potasio y 143 miligramos de sodio, usa media cucharadita de esta mezcla por cada 4 raciones de *switchel*, lo que supone un poco menos que lo que contienen las bebidas isotónicas pero se acerca mucho. Por cierto, las botellas que encontré eran de dos raciones y media cada una. El primer paso para preparar el *superswitchel* consiste en hacer la Sal para el *superswitchel*.

Sal para el *superswitchel*

SE OBTIENE MEDIA TAZA (SUFICIENTE PARA 32 RACIONES DE *SUPERSWITCHEL*)

¼ de taza de sal muy molida (sodio)

¼ de taza de crémor tártaro (bitartrato de potasio)

Elaboración

1. Introduce la sal y el crémor tártaro en un tarro pequeño con tapa que ajuste bien.
2. Agítalo suavemente antes de usarlo para asegurarte de que los dos ingredientes están bien mezclados.

Superswitchel

PARA 4 PERSONAS

4 cucharadas soperas de vinagre de sidra

2 cucharadas soperas de miel o melaza

4 tazas de agua

4 cucharadas soperas de zumo de naranja fresco

1 cucharada sopera de jengibre fresco rallado (o más o menos, al gusto)

4 dosis de extracto del adaptógeno que prefieras (puedes seguir las instrucciones de la etiqueta o utilizar aproximadamente dos cucharaditas y media de un extracto casero)

½ cucharadita de Sal para el *superswitchel*

Elaboración

1. Pon todos los ingredientes en una jarra, métela en el frigorífico y deja reposar durante toda la noche para que se fundan los sabores.
2. Disfruta 1 taza después de hacer deporte o ponte 2 tazas en una botella de agua y rellena el resto con agua para tus aventuras al aire libre.

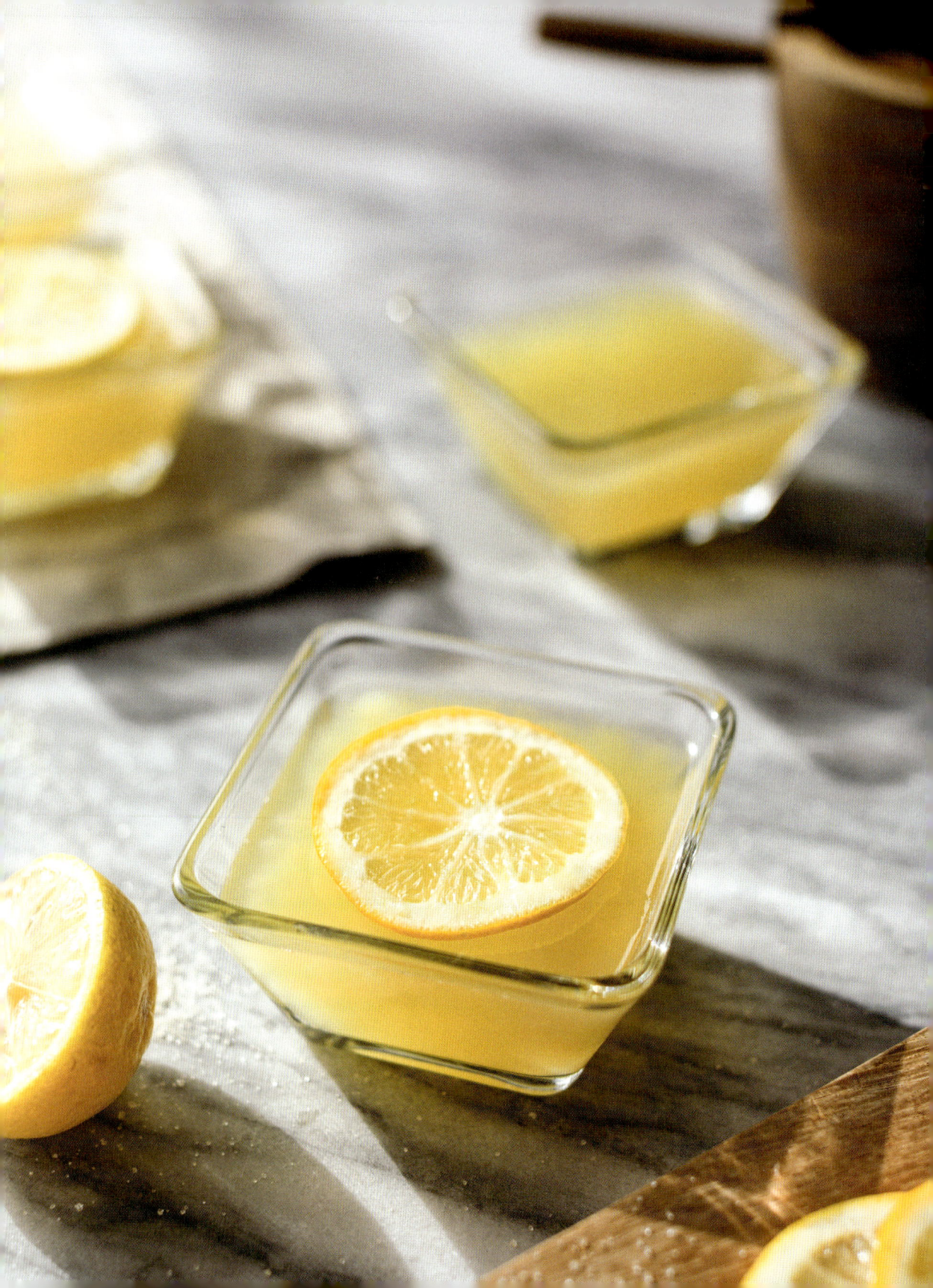

Gelée de eleutero y limón

Gelée es una palabra elegante para denominar ese postre tembloroso envasado en cajitas que puedes encontrar en la sección de repostería del supermercado. Y en este caso, el postre de gelatina es especial… ¡porque contiene eleutero! ¿Un postre que te ayuda a conservar tu energía en lugar de hacer que se desplome por los suelos porque tiene una cantidad enorme de azúcar? ¡Sin duda, algo especial para aquellos que están en marcha! Además, se prepara en seguida. Solo hay que removerlo durante unos minutos al fuego y luego meterlo en el frigorífico.

Puedes sustituir el limón por cualquier zumo, si es que este no te gusta o te apetece variar un poco. Si tienes ganas de experimentar, asegúrate de usar la misma cantidad, 2 tazas, de tu zumo preferido.

Elaboración

1. Coge cuatro cuencos individuales. Colócalos en una bandeja de horno pequeña para que te resulte más fácil llevarlos al frigorífico en el paso 5.

2. Vierte las 2 tazas de zumo de limón en un cazo mediano y espolvorea la gelatina por encima. El zumo puede estar frío o a temperatura ambiente, da igual. Deja reposar la gelatina durante unos minutos para que empiece a cuajar.

3. Calienta el zumo con la gelatina a fuego lento y añade las 3 cucharadas soperas de azúcar de caña granulada. Remueve hasta disolverla totalmente. Agrega el extracto de eleutero.

4. Vierte el zumo en los cuencos repartiéndolo por igual.

5. Lleva el *gelée* al frigorífico y déjalo reposar durante unas horas o toda la noche antes de meter la cuchara. Se conserva durante varios días siempre y cuando lo cubras con un trozo de film plástico o uses recipientes con tapa. Si lo deseas, puedes adornar cada uno con una rodaja de limón fresco antes de servir.

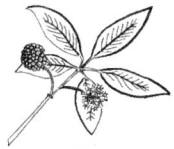

PARA 4 PERSONAS

2 tazas de zumo de limón

2 paquetes (7 gramos – ¼ de onza) de gelatina en polvo empaquetada o 2 cucharadas soperas de gelatina en polvo suelta

3 cucharadas soperas de azúcar de caña granulada

2,5 cucharaditas de extracto de eleutero

Rodajas de limón fresco para adornar (opcional)

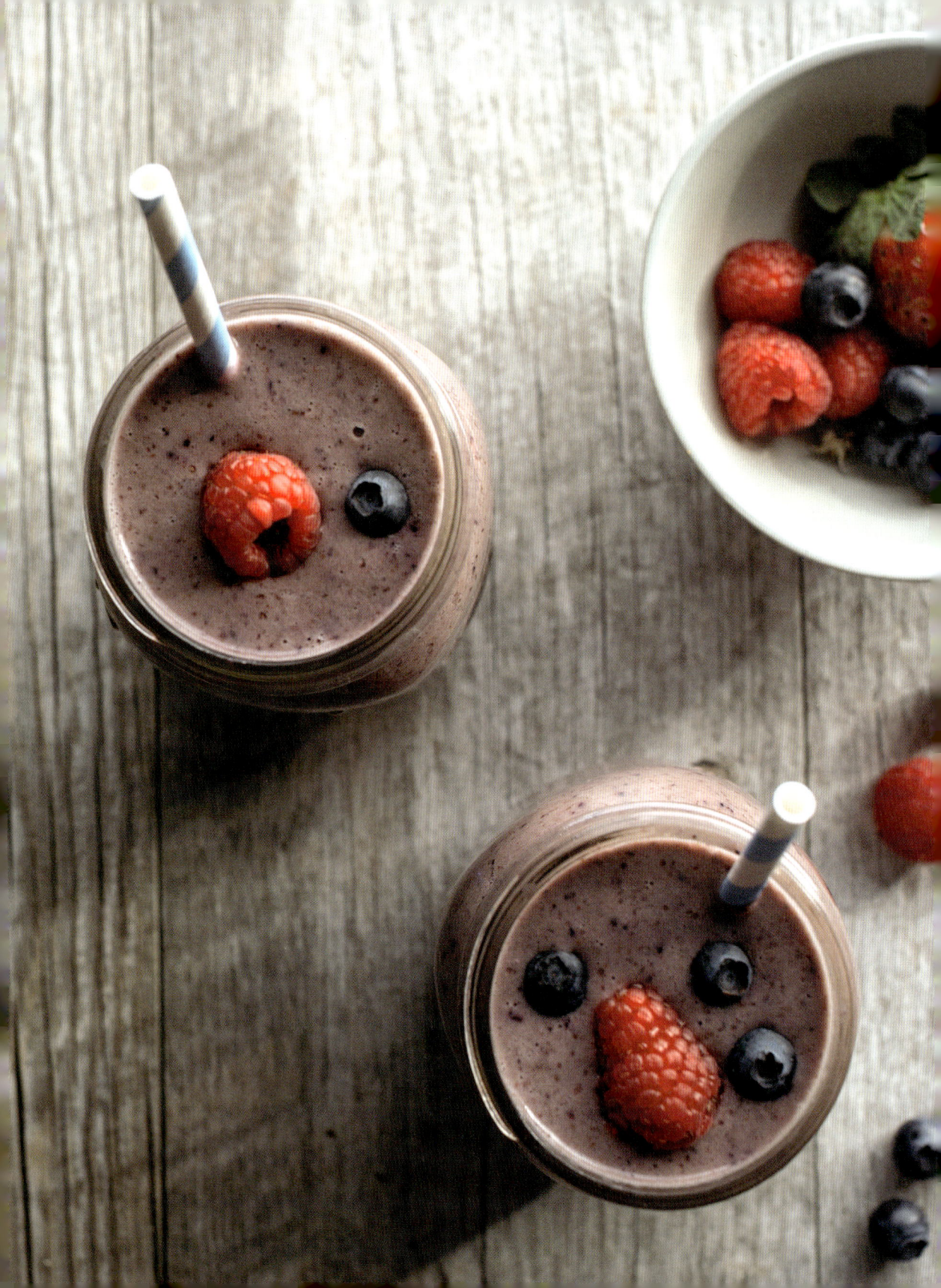

CAPÍTULO OCHO

RECETAS PARA REFORZAR LA SALUD FEMENINA

El tema de las hierbas para mujeres puede resultar un tanto complicado porque lo cierto es que tampoco la salud femenina es precisamente algo simple. Las hierbas nos sirven de apoyo durante las principales transiciones vitales de la menarquía, el embarazo y la menopausia. También nos ayudan a encontrar equilibrio y consuelo si tenemos ciclos menstruales difíciles. Sin embargo, en estos casos no existe ningún método que sirva para todo el mundo por igual. Cada mujer experimenta estas etapas de su vida de una forma diferente y le benefician sobre todo aquellas plantas que hayan sido personalizadas para su situación concreta.

El uso de las hierbas durante el embarazo puede resultar especialmente delicado. Durante esos momentos tan sensibles para ti y para el bebé, es preferible que busques un terapeuta herbal cualificado que pueda guiarte, y eso se aplica también a los adaptógenos. Existe muy poca información sobre la seguridad del uso de estas plantas durante el embarazo y algunos herboristas consideran que en esta etapa es preferible abstenerse de usar cualquier clase de hierbas. Otros herboristas y autores han expresado su preocupación acerca de la seguridad de los adaptógenos durante el embarazo basándose en estudios sobre animales o en tradiciones de uso, así que por favor no des por supuesto que, como son hierbas y por lo general resultan seguras, eso va a ser igual durante la gestación.

Otra consideración acerca de las hierbas y la salud femenina es el control hormonal de la natalidad. Las hierbas pueden alterar la forma en la que el hígado metaboliza todo, incluidas las píldoras anticonceptivas, o favorecer la fertilidad cuando probablemente no aprecies ese apoyo. No existen muchos estudios acerca de las posibles interferencias de las hierbas con la contracepción hormonal y el hipérico es una de las que parece estar relacionada con sus fallos. Probablemente sea mejor que evites plantas como el sauzgatillo, el cohosh negro o incluso aquellos adaptógenos que tradicionalmente se emplean para reforzar la fertilidad. Al carecer de estudios, no hay forma de saberlo con seguridad, así que es preferible que consultes con tu médico los suplementos que desees probar si estás tomando píldoras hormonales anticonceptivas.

Dicho esto, los adaptógenos pueden seguir siendo un apoyo estupendo para tu salud y tu bienestar, te ayudan a afrontar el estrés y son un tónico para los problemas de salud específicamente femeninos. El satavar en concreto es fantástico, y lo mismo podemos decir de la rodiola, el regaliz y la schisandra. La ashwagandha refuerza el deseo sexual saludable y muchas de estas hierbas también nos sirven de apoyo durante la menopausia. En este capítulo encontrarás recetas de mezclas, destilados y elixires adaptógenos especialmente apropiados para fortalecer la salud femenina.

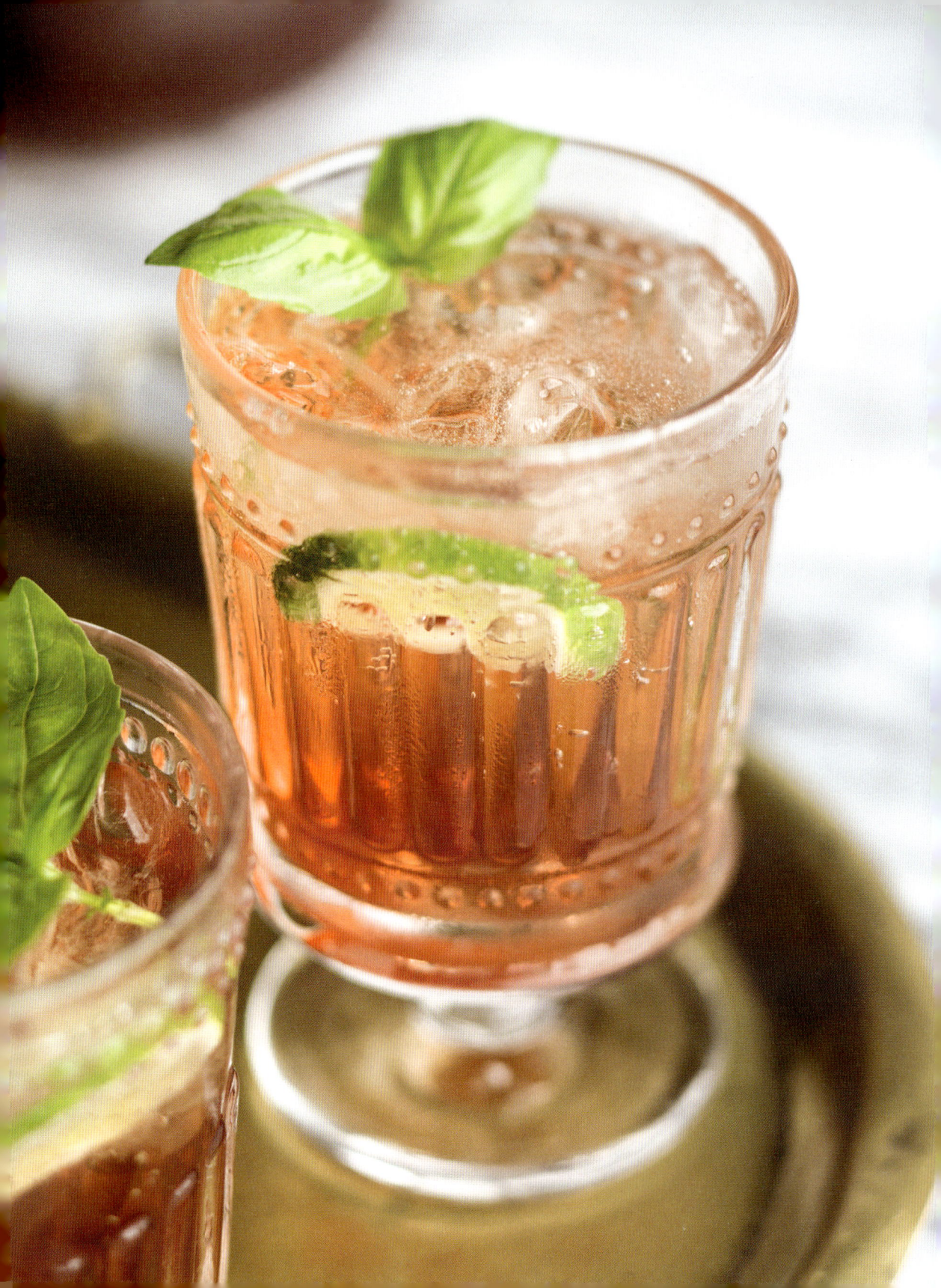

Refresco de granada y albahaca con rodiola

El zumo de granada tiene un maravilloso color rojo oscuro y está repleto de antioxidantes muy potentes. Por eso es un complemento fabuloso para añadir un aporte extra de nutrición a tu dieta. Las granadas suelen estar de temporada alrededor de octubre, pero siempre puedes encontrar zumo embotellado en mercados internacionales, herbolarios y algunos supermercados.

La granada es una especie de símbolo de la fertilidad y la salud de la mujer y desde las culturas más antiguas se ha venido considerando como afrodisíaca y un potente aliado para la salud y el bienestar femeninos.

La albahaca que utilizamos en esta receta es la normal (*Ocimum basilicum*), no el adaptógeno tulsi (también conocida como albahaca sagrada). Ambas están lejanamente emparentadas entre sí, pero la normal de jardín se emplea sobre todo como ingrediente culinario por su sabor, y con ese fin la vamos a usar también en este caso. Al juntarla con la fruta, se consigue extraer su lado dulce y se resalta un sabor muy parecido al del regaliz que resulta mucho más complicado de detectar en los platos salados.

Esta planta crece muy bien en maceta o en un jardín de hierbas como anual, pero también se suele encontrar fresca en la sección de frutería de los supermercados.

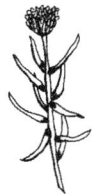

Elaboración

1. Machaca la albahaca en el zumo de granada en un bol pequeño y luego cuélala.
2. Incorpora el extracto de rodiola y el agua con gas.
3. Añade el chorreón de zumo de lima y vierte el refresco en un vaso con hielo. Adorna con albahaca fresca y un gajo de lima.

PARA 1 PERSONA

1 cucharada sopera de albahaca fresca

½ taza de zumo de granada

1 dosis de extracto de rodiola (sigue las instrucciones de la etiqueta)

½ taza de agua con o sin gas

Un chorreón de zumo de lima

Albahaca fresca para adornar

Un gajo de lima para adornar

Miel de satavar con higos

Un electuario es una pasta de hierbas y miel que puede incluir también trozos de fruta seca. En esta receta, la base es fundamentalmente una pasta de higos con un poco de miel añadida y se obtiene una crema que va muy bien con el yogur, los batidos o un vaso de leche de almendras. Puedes usar hasta una cucharada cada vez.

Este electuario contiene agua para rehidratar la fruta y que resulte más fácil de mezclar. Eso significa que no es tan estable como aquellos que no la tienen. Asegúrate de guardarlo en el frigorífico para impedir que se estropee. Se conserva alrededor de un mes. Yo he usado higos Black Mission, pero puedes utilizar otros si lo deseas.

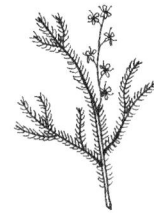

SE OBTIENEN 2 TAZAS
(48 RACIONES DE 1 CUCHARADITA)

1 taza de higos pasos Black Mission
1 taza de agua
¼ de taza de miel
1-2 cucharadas soperas de satavar en polvo

Elaboración

1. Introduce los higos en un tarro de vidrio y déjalos en remojo durante toda la noche con 1 taza de agua.

2. A la mañana siguiente, transfiere los higos y el agua del remojado al vaso de la batidora o del robot de cocina. Lo más probable es que hayan absorbido casi toda el agua, así que no te preocupes si no queda demasiada en el tarro.

3. Añade la miel y el satavar en polvo.

4. Bate todos los ingredientes hasta obtener una consistencia suave y pastosa.

5. Guarda en un recipiente hermético y refrigera.

Poción de rodiola

Esta poción sirve de ayuda cuando llega ese momento del mes y te sientes un poco trastornada emocionalmente y quizá también mal físicamente. Además de la fatiga emocional y física que puedes notar, pueden aparecer otras molestias como dolores o flujo abundante. Aunque la milenrama es mi hierba astringente favorita a la que suelo recurrir en estos días, existen varios adaptógenos que pueden facilitar todo el tinglado.

Uno de los nombres de la rodiola es raíz de rosa porque las raíces tienen efectivamente un aroma muy similar al de los pétalos de esta flor. Los componentes de la rodiola responsables de sus propiedades se conocen como rosavinas. La rodiola tiene la misma habilidad para equilibrar el sistema endocrino que poseen en cierta medida todos los adaptógenos. En el caso de la salud femenina, parece aliviar los problemas hormonales cuando la raíz principal del problema es el estrés. Posee también propiedades nervinas que la convierten en un adaptógeno estupendo para proporcionar apoyo emocional todos los meses.

En el capítulo 5 mencionábamos la peonía blanca como nootrópico, pero es también un aliado herbal maravilloso que puede hacer que «ese» momento del mes resulte considerablemente más cómodo. En la medicina china tradicional se emplea para combatir los trastornos menstruales cuando están acompañados de una constelación de signos que los terapeutas de este sistema medicinal describen como deficiencia de la sangre, pero en líneas más generales es un tónico femenino que alivia los desequilibrios que pueden expresarse como una menstruación dolorosa.

El tercer ingrediente de esta mezcla es la schisandra. Sus bayas se denominan a veces «de cinco sabores» porque poseen un gusto muy complejo. Sus distintas partes son dulces, agrias, picantes, saladas y amargas. Prueba a mantener una en la boca durante unos minutos para ablandarla y muérdela luego para liberar el sabor picante y amargo de las semillas. ¡Es una experiencia única! Estas bayas tienen una naturaleza antiinflamatoria, astringente y equilibradora que resulta muy beneficiosa en esta mezcla. La otra propiedad exclusiva de las bayas de schisandra, la capacidad para calmar y estimular simultáneamente el sistema nervioso central, hace que resulte especialmente útil si tienes problemas para concentrarte y necesitas un empujón de energía mental sin el exceso de ansiedad que puede provocar una cantidad grande de cafeína.

Para esta fórmula suelo utilizar un método rápido que mezcla todas las hierbas pulverizadas y luego las somete al proceso de extracción de la percolación. Aunque no es necesario hacerlo así, resulta agradable saber que se puede si te quedas sin ella en un momento inoportuno. Como el polvo de las bayas parece hincharse un poco más que las raíces, he comprobado que la percolación funciona mejor si llenas el embudo apretando un poco menos de lo habitual. También puedes preparar la mezcla con tinturas ya elaboradas de cada una de las plantas, otra alternativa rápida al prolongado proceso de maceración. Incluyo instrucciones para ambos métodos.

SE OBTIENEN APROXIMADAMENTE 90 MILILITROS (3 ONZAS)

15 gramos (½ onza) de raíz de rodiola en polvo

7 gramos (¼ de onza) de raíz de peonía blanca en polvo

7 gramos (¼ de onza) de bayas de schisandra en polvo

150 mililitros de vodka de 40° y un poco más para humedecer las hierbas pulverizadas

Elaboración

1. Mezcla las hierbas pulverizadas y humedécelas con la cantidad de vodka que necesites para darles la textura de arena húmeda.

2. Sigue las instrucciones del capítulo 1 para elaborar un extracto por percolación. Rellena el cono apretando un poco menos de lo habitual para que las bayas de schisandra pulverizadas tengan espacio para expandirse. He comprobado que aumentan de tamaño un poco más que los otros dos ingredientes.

3. Una vez finalizado el extracto, embotéllalo y etiquétalo para utilizarlo más adelante. La dosificación de este extracto es de 30 a 60 gotas y puede usarse hasta 3 veces al día de forma cotidiana. Utiliza 30 gotas (aproximadamente ¼ de cucharadita) un máximo de una vez cada hora durante un tiempo corto, como en el transcurso de un día, si necesitas apoyo extra.

Si prefieres realizar la mezcla utilizando extractos que has mezclado por separado, la receta será la siguiente:

SE OBTIENEN 120 MILILITROS (4 ONZAS)

60 mililitros (2 onzas) de extracto de raíz de rodiola

30 mililitros (1 onza) de extracto de raíz de peonía blanca

30 mililitros (1 onza) de extracto de bayas de schisandra

Elaboración

1. Mezcla los extractos de rodiola, peonía blanca y bayas de schisandra en una botella de vidrio ámbar de 120 mililitros (4 onzas).

2. Etiqueta y guarda en un armario fresco y oscuro.

¿Qué es un cultivar?

Algunas hierbas como la peonía blanca, el crisantemo y la equinácea son más conocidas como vistosas plantas de jardín que como hierbas medicinales. Su historial medicinal se olvidó hace ya mucho tiempo y hoy en día los viveros las cultivan pensando más en su estética —con colores nuevos, flores más bonitas y variedades de mayor o menor tamaño— o en su resistencia a las plagas. Estas variedades nuevas se conocen con el nombre de cultivares. Para saber si una planta es un cultivar, comprueba si tiene alguna palabra añadida a su nombre botánico. Por ejemplo, un cultivar de equinácea podría ser *Echinacea purpurea* Sundown. En los viveros especializados donde vendan plantas medicinales puedes preguntar por alguna variedad que recomienden para este fin. Aunque las distintas variedades, o cultivares, de una especie podrían en principio ser intercambiables, hay veces en que las modificaciones genéticas que cambian su aspecto pueden variar también su composición química. Los cultivares a la venta en la mayoría de los centros de jardinería se crearon exclusivamente por su aspecto o por una resistencia concreta ante las enfermedades y no pensando en sus posibles fines medicinales.

Hojas y bayas

Las hojas del frambueso rojo no son algo a lo que se suela recurrir como alimento, pero lo cierto es que contienen muchas vitaminas y minerales. Por eso son muy nutritivas y perfectas para una infusión, igual que las ortigas. El frambueso rojo es una planta muy astringente. Presta atención cuando des el primer sorbo y quizá notes que se te seca un poco la boca, una sensación curiosa cuando proviene de una bebida. De todas formas, no es muy pronunciada y no va a provocarte sed, pero sirve para ilustrar lo astringente que es esta planta.

Como se trata de una planta nutritiva, el consumo regular de sus hojas no conlleva ningún peligro. A mí me gusta prepararlas en infusión y dejarlas reposar durante toda la noche para extraer todos los minerales que pueda y con unas bayas de schisandra para darles más sabor y propiedades adaptógenas.

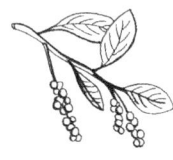

PARA 2 PERSONAS

- 1 litro (1 cuarto de galón) de agua
- 4 cucharadas soperas de (¼ de taza) de hojas de frambueso rojo secas
- 1 cucharadita de bayas de schisandra secas

Elaboración

1. Pon a calentar 1 litro (1 cuarto de galón) de agua y, cuando rompa a hervir, viértelo en un tarro resistente al calor.
2. Añade las hojas de frambueso rojo y las bayas de schisandra.
3. Tapa bien el tarro y deja reposar en el frigorífico durante toda la noche.
4. A la mañana siguiente, cuela y ve tomando la infusión en el transcurso del día.

Hojas de frambueso rojo

Estas hojas son un tónico uterino muy apreciado para mujeres en todas las etapas de la vida. Las adolescentes las usan para equilibrar esa época tan tumultuosa en la que tienen las primeras reglas. En el caso de las futuras madres, sirve para alimentar el cuerpo durante el embarazo y tonificar el útero antes del parto. Durante la transición a la menopausia siguen siendo un aliado suavemente tonificante y fortalecedor para la salud uterina.

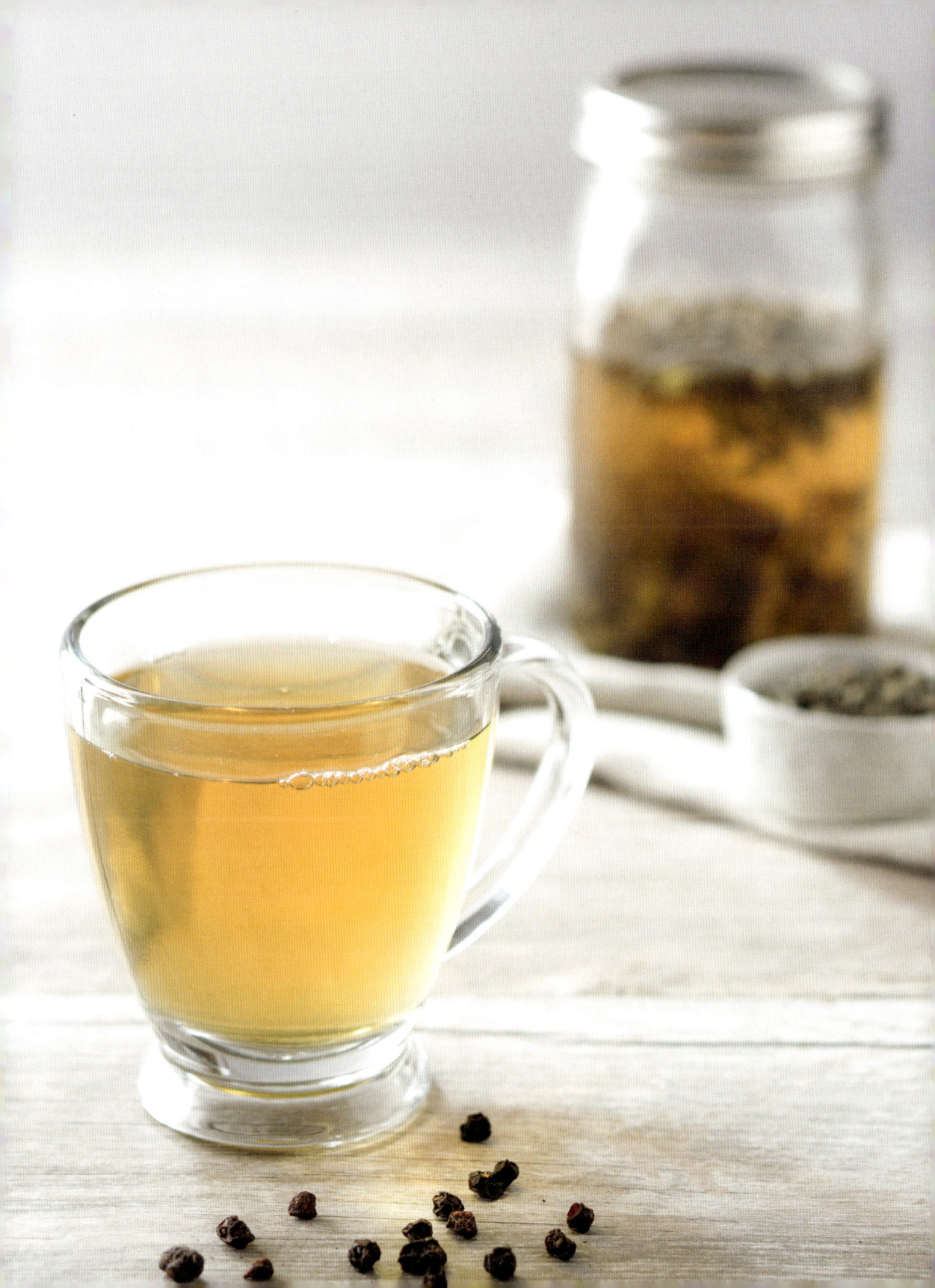

Trufas de maca y chocolate

Técnicamente, la maca es una verdura de raíz. Está relacionada con los rábanos y constituye uno de los alimentos básicos de los pueblos que habitan las altas regiones montañosas de Perú. Prospera en lugares donde muy pocas plantas pueden darse y tiene una composición nutricional muy densa a pesar de crecer en unas condiciones tan inhóspitas.

Tiene fama de ser muy apropiada para el sistema endocrino y para aumentar la energía y yo creo que siempre aporta un poco de vitalidad extra. Admito que no me gusta demasiado su sabor en polvo cuando está sola, pero no me importa nada disfrutarla en estas trufitas de coco.

La maca suele darme un subidón de energía y por eso prefiero tomar estas trufas a primera hora y no como capricho vespertino. Te sugiero que las pruebes por la mañana o por la tarde temprano y que compruebes cómo responden tus niveles de energía. Según sea la respuesta de tu cuerpo, podrás decidir hasta qué hora puedes tomarlas sin problemas.

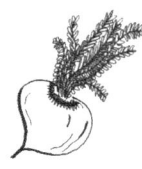

SE OBTIENEN 12 TRUFAS (PARA 4 PERSONAS)

- 1 taza de manteca de coco
- 3 cucharaditas de maca o satavar en polvo
- 3 cucharadas soperas de jarabe de arroz integral o néctar de agave
- 1 taza de pepitas de chocolate negro de calidad para repostería

Elaboración

1. Recubre una fuente de horno o una bandeja pequeña con papel pergamino. Esto te facilitará la limpieza.
2. Mezcla la manteca de coco, la maca o el satavar en polvo y el jarabe de arroz integral o el néctar de agave en un bol y amasa bien. Es posible que al principio te cueste, pero al cabo de unos minutos te resultará más fácil.
3. Forma doce bolitas con esta mezcla, ve colocándolas sobre la fuente de horno y, cuando estén todas hechas, introdúcelas en el frigorífico mientras preparas el chocolate negro.
4. Introduce las pepitas de chocolate negro en una cazuela para baño María y ponla a calentar a fuego lento. Remueve con suavidad mientras se funden.
5. Cuando el chocolate se haya fundido totalmente, vuelve a coger la bandeja con las bolas de coco y, con una cuchara, ve regándolas con el chocolate para formar una costra oscura. Cuando el chocolate esté frío, mueve las bolitas con suavidad para regarlas por las zonas que estaban en contacto con el papel.
6. Una vez frías las Trufas de maca y chocolate, introdúcelas en moldes de minimagdalenas y refrigéralas en un recipiente hermético.

Chupitos para supermujeres

Hay ocasiones en las que un chupito de nutrición extra es una forma estupenda de empezar el día o de superar un bajón de media tarde. Si tienes licuadora, puedes preparar el zumo de frutas o verduras que más te guste. Si eres como yo y no la tienes, puedes buscar en la sección de frutas de tu supermercado uno listo para beber. En el mío tienen varias marcas y posiblemente pase lo mismo en el tuyo.

Los probióticos son bacterias buenas que ayudan a conservar la salud del aparato digestivo e influyen sobre todos los aspectos de tu persona, desde la inmunidad al estado de ánimo. Las bacterias del tracto digestivo componen (o deberían componer) un ecosistema variado formado por tipos distintos de microorganismos. Ahora mismo estamos en los inicios de conocer el papel que desempeña cada tipo de bacteria en el equilibrio de nuestra salud. Tradicionalmente los probióticos han formado parte de nuestra dieta al estar contenidos en alimentos fermentados y cultivados, como el yogur y los encurtidos vegetales lactofermentados, pero las dietas modernas y la obsesión por la pasteurización en nombre de la salud y la seguridad han conseguido que nuestros organismos no puedan disfrutar de los beneficios que asociamos con las bacterias buenas.

Fermentar alimentos en casa de forma segura constituye toda una habilidad que puede aportar muchos platos divertidos y seguros a nuestra cocina, pero el uso de un suplemento probiótico es una forma fácil de empezar a incorporarlos otra vez a nuestra dieta. En caso de apuro puedes abrir también una cápsula de probióticos y añadirlos a esta receta si no consigues encontrar un suplemento en polvo para adultos.

Elaboración

1. Vierte 30 gramos (1 onza) de zumo de frutas y verduras en un tarro pequeño de vidrio.

2. Añade 1 dosis de tu adaptógeno favorito y 1 dosis de probiótico en polvo.

3. Tapa el tarro y agítalo para mezclar todos los ingredientes. Si no te apetece complicarte, puedes beberlo directamente del tarro, pero también puedes servirlo en tu vaso de chupitos preferido.

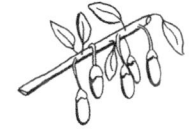

PARA 1 PERSONA

- **30 gramos (1 onza) de zumo de frutas y verduras**
- **1 dosis del extracto de adaptógeno que prefieras**
- **1 dosis de probiótico en polvo**

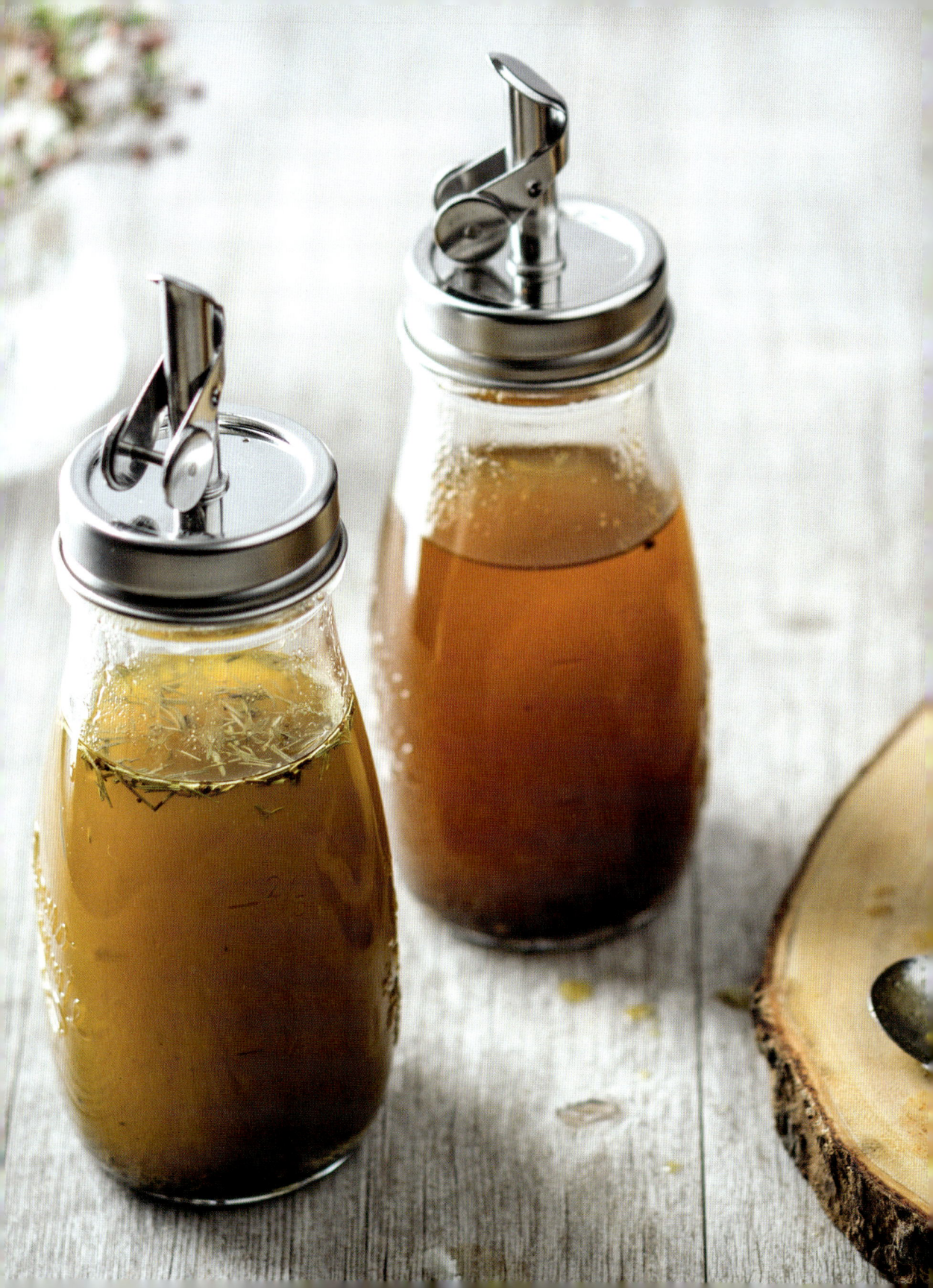

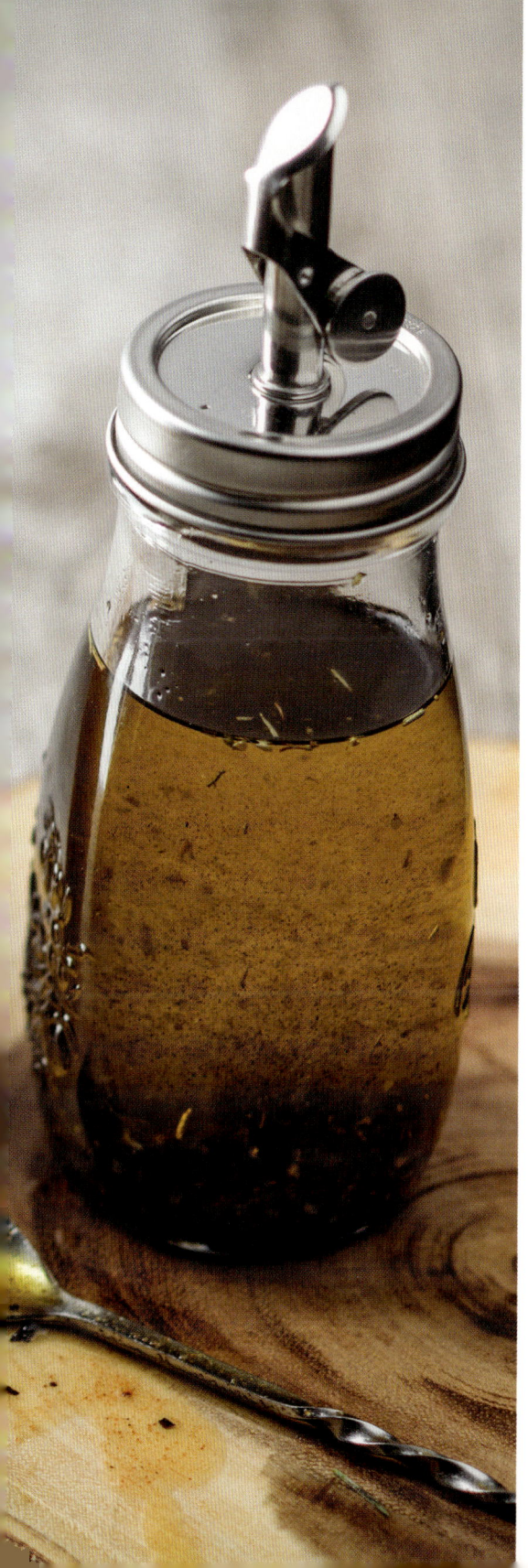

Aceites de cocina con una gota de magia

¿Por qué no complementas tu repertorio brujeril de cocina con unos aceites para guisar deliciosamente condimentados? ¡La gota de magia extra procede, evidentemente, de los adaptógenos!

Para elaborar estos aceites, es preferible usar ingredientes secos. Bueno, en realidad déjame decirlo de otra forma: no uses ingredientes frescos para preparar estos aceites para cocinar. Los ingredientes frescos les aportan agua, y eso puede hacer que se estropeen y supone un riesgo de botulismo.

Las recetas siguientes incluyen dos mezclas (la Magia picante de satavar y la Magia de hierbas de provenza y ashwagandha) fáciles de incorporar a la cocina incluso para los paladares menos aventureros. El Aceite de schisandra y orégano es un poco más original, pero está delicioso.

En las instrucciones se indica que puedes combinar los ingredientes y dejarlos en infusión durante dos semanas o emplear un método rápido que implica un baño María en una cazuela de cocción lenta durante toda la noche. Elige una de las siguientes recetas para empezar.

Magia picante de satavar

SE OBTIENEN 240 MILILITROS (8 ONZAS)

1 cucharada sopera de satavar en polvo
2 cucharaditas de ajo en polvo
1 cucharada sopera de condimento de pimiento rojo en escamas
240 mililitros (8 onzas) de aceite de oliva

Magia picante de hierbas de provenza y ashwagandha

SE OBTIENEN 240 MILILITROS (8 ONZAS)

1 cucharada sopera de ashwaganda en polvo
2 cucharadas soperas de hierbas de Provenza
240 mililitros (8 onzas) de aceite de oliva

Aceite de schisandra y orégano

SE OBTIENEN 240 MILILITROS (8 ONZAS)

½ cucharada sopera de bayas de schisandra en polvo
1 cucharada sopera de albahaca seca
½ cucharada sopera de orégano seco
240 mililitros (8 onzas) de aceite de oliva

Elaboración mediante infusión de 2 semanas

1. Introduce los ingredientes de la mezcla de hierbas elegida y los 240 mililitros (8 onzas) de aceite de oliva en un tarro de vidrio y deja macerar durante 2 semanas.

2. No hace falta colar el aceite; utilízalo tal cual, unas cucharadas soperas cada vez.

Elaboración en una olla de cocción lenta

1. Introduce los ingredientes de la mezcla de hierbas elegida y los 240 mililitros (8 onzas) de aceite de oliva en un tarro de vidrio.

2. Coloca el tarro de vidrio en la olla de cocción lenta y añade agua hasta la mitad del tarro de vidrio.

3. Pon la olla a baja potencia y tapa el tarro de vidrio. Deja la olla tapada, pero coloca un palillo chino o un utensilio similar atravesando la boca por debajo de la tapa para que pueda salir el vapor. Deja en infusión durante toda la noche.

4. Al día siguiente, desconecta la olla y deja enfriar el aceite antes de sacarlo de ella y pasarlo al frigorífico. Guárdalo refrigerado.

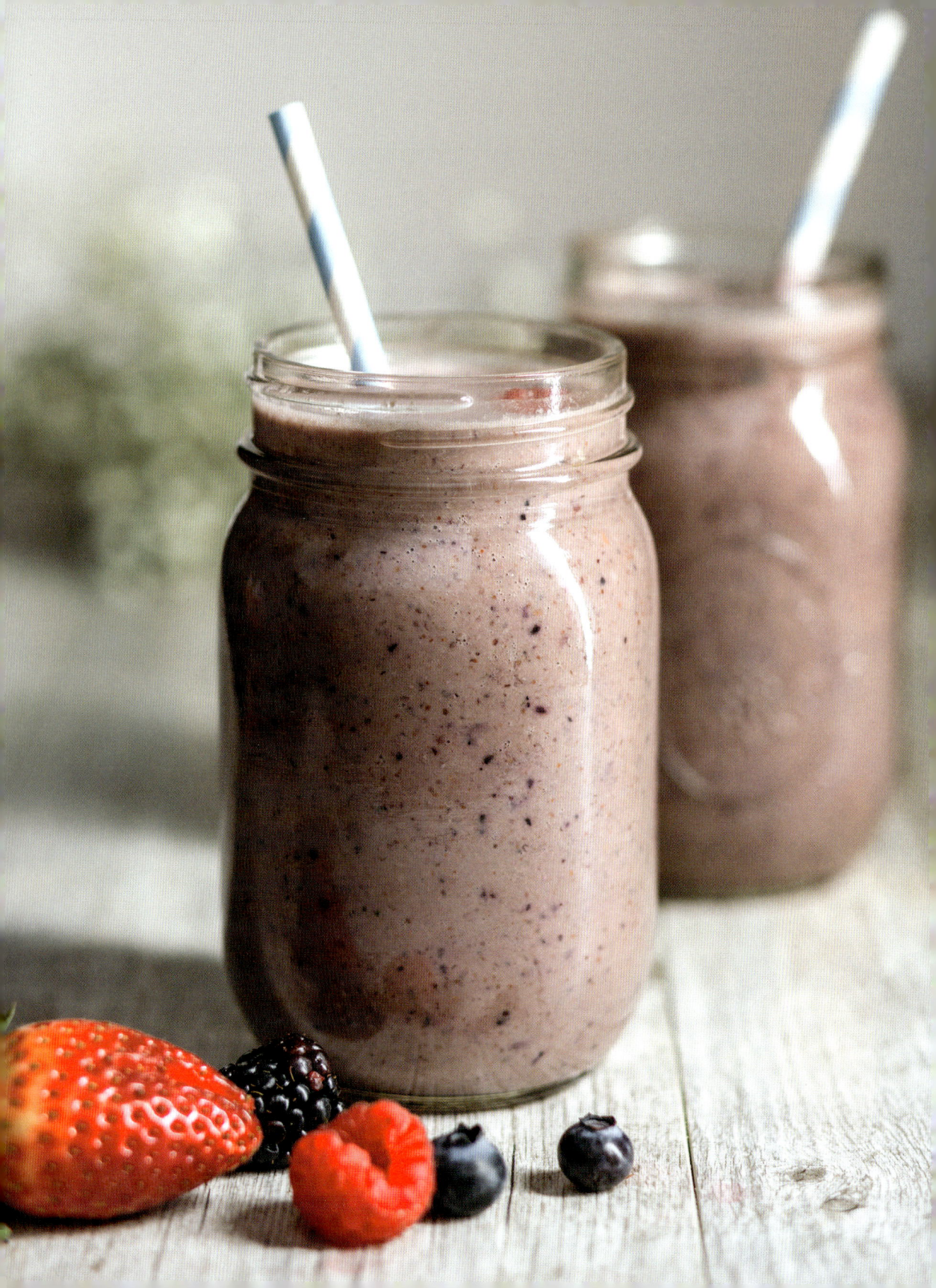

Batido fácil de maca

Los batidos son una forma divertida de alimentarse sobre la marcha siempre y cuando les aportes abundante fibra y proteína para contrarrestar el subidón de azúcar que te provocará tanta cantidad de fruta. El yogur griego suele tener más proteínas por ración que cualquier otro y, si le añades una cucharada de manteca natural de frutos secos, le aportarás todavía más. Entre las mejores fuentes de fibra están las espinacas y las semillas de lino o de cáñamo, pero también puedes usar semillas de chía.

A mí me gusta añadirles verduras frescas. Puede sonar raro, pero el sabor no se nota en el batido y resulta mucho más barato que ponerles una cucharada de un elegante polvo de verduras, aunque eso también sirve si lo tienes a mano.

Elaboración

1. Introduce las espinacas, el yogur y la fruta congelada en el vaso de la batidora y bátelos.

2. Incorpora las semillas de lino, la manteca de frutos secos y la maca en polvo y bate hasta que se hayan mezclado bien.

3. Si el batido está demasiado espeso o te cuesta batir todos los ingredientes, puedes añadir agua cucharada a cucharada y probarlo.

4. Sirve el batido en un vaso, adorna si lo deseas con bayas frescas y sirve inmediatamente.

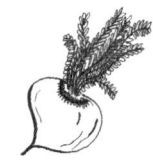

PARA 1 PERSONA

1 taza de espinacas frescas

½ taza de yogur griego natural o de vainilla

1 taza de fruta o bayas congeladas a elegir

1 cucharada sopera de semillas de lino

1 cucharada sopera de manteca de anacardos o almendras

1 cucharadita de maca en polvo

Frambuesas, moras y arándanos frescos para adornar

Elixir de la vida amorosa

La damiana y el satavar son los ingredientes estelares de esta receta. Los dos tienen fama de afrodisíacos, pero la primera, en lugar de ser adaptógena, es nervina y fortalece el sistema nervioso. La combinación de ambos constituye una mezcla agradable y estimulante muy apropiada para esos momentos en los que necesitas un empujón femenino extra... ¡y no solo en el dormitorio!

El satavar está emparentado con el espárrago y aporta también algunas de sus propiedades diuréticas a la mezcla. Como adaptógeno se emplea a menudo como suave tónico nutritivo para la salud femenina (¡aunque también lo pueden tomar los hombres!) y en India tiene una reputación que se remonta hasta épocas ancestrales. Aparece incluso mencionado en el *Rig-Veda*, un texto sagrado escrito en el año 1500 a. C.

La mayor parte de las recetas herbales de este libro utilizan medidas bien definidas, pero esta es estupenda para enfocarla de un modo más relajado que te permita experimentar con el método tradicional para elaborar un extracto: sin medidas. Prepara una pequeña cantidad en un tarro de cuarto de litro (8 onzas) y a ver qué te parece.

Elaboración

1. Pon una capa fina de raíz de satavar en el fondo del tarro de 240 mililitros (8 onzas). Yo suelo usar media cucharada sopera aproximadamente. Échale un vistazo y, según tu estado de ánimo, puedes poner más o menos.

2. Llena el tarro hasta la mitad con hojas de damiana colocadas encima de la raíz de satavar.

3. Añade la cantidad suficiente de vodka para cubrir las hierbas y que queden un par de centímetros (1 pulgada) por encima. Es posible que tengas que empujar las plantas hacia abajo para que se queden sumergidas.

4. Tapa el tarro y agítalo con energía. A continuación, déjalo macerar en la despensa hasta un máximo de 6 semanas. Agítalo un poco cada día y asegúrate de que las hojas no han absorbido todo el vodka. Deben quedar siempre un par de centímetros por encima de ellas. En caso necesario, añade más vodka.

5. Al cabo de 2 semanas, el extracto estará ya listo para usarse aunque puedes esperar hasta 6 para colarlo y embotellarlo. Cuando decidas que ha llegado el momento de utilizarlo, cuela las plantas y vierte el líquido en un tarro de vidrio limpio. Añade un puñado de frambuesas frescas y miel (aproximadamente la mitad del volumen del extracto). Tapa el tarro y agítalo hasta que la miel se haya disuelto por completo.

6. A partir de este momento puedes empezar a usar tu extracto, pero también puedes esperar a que tenga un nivel de sabor a frambuesa que merezca tu aprobación. Deja las frambuesas en el tarro durante unos días hasta que te guste su sabor, sácalas y embotella el elixir en un tarro de vidrio ámbar. La dosis es de un cuarto o media cucharadita hasta 3 veces al día.

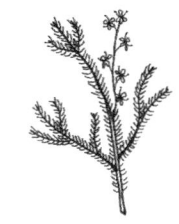

LA CANTIDAD OBTENIDA ES FLEXIBLE Y PUEDE VARIAR

Raíz de satavar
Hojas de damiana
Vodka de 40°
Frambuesas
Miel

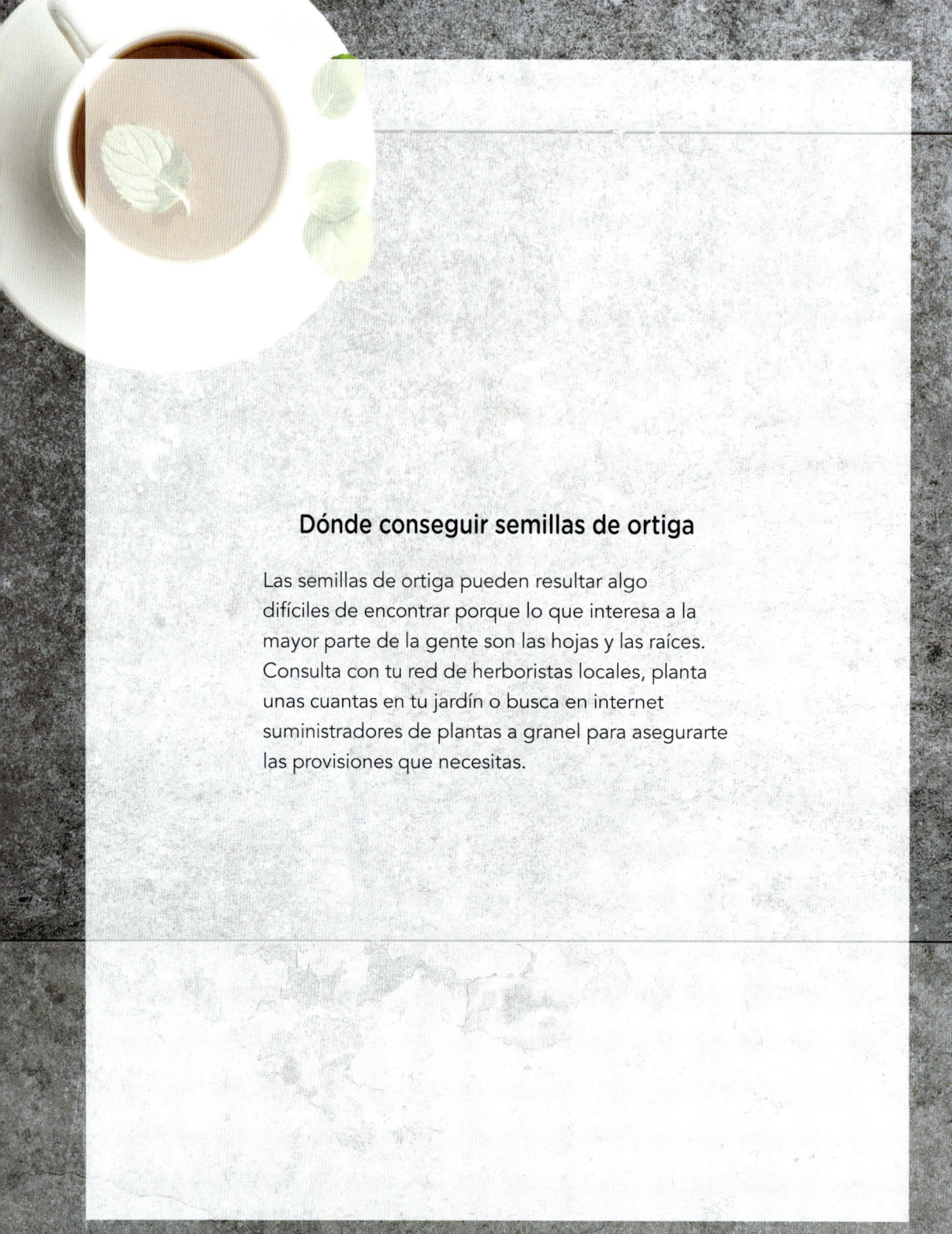

Dónde conseguir semillas de ortiga

Las semillas de ortiga pueden resultar algo difíciles de encontrar porque lo que interesa a la mayor parte de la gente son las hojas y las raíces. Consulta con tu red de herboristas locales, planta unas cuantas en tu jardín o busca en internet suministradores de plantas a granel para asegurarte las provisiones que necesitas.

Sazonador vital

El hinojo puede ser el mejor amigo de una chica en esos momentos en los que esta necesita un aporte anticólicos y antihinchazón para sus comidas. El perejil, otro de los ingredientes de esta mezcla, es un diurético suave, lo que también puede resultar práctico.

Las semillas de ortiga aportan un empujón de vitalidad, y el hinojo, sus propiedades antiespasmódicas y carminativas. Puedes usar este sazonador con cereales o cuando cocines verduras. ¡Y también está muy rico con patatas asadas!

La monarda es una planta americana de la familia de las mentas con unas flores rojas o moradas muy vistosas. Tiene un sabor y un aroma ligeramente dulces, casi cítricos, que van muy bien con el hinojo. Si no dispones de ella (puede ser complicada de encontrar a menos que la cultives tú mismo), sustitúyela por tomillo. Puedes emplear este sazonador como especia en la cocina o como condimento en la mesa, lo que prefieras.

Elaboración

1. Introduce en un bol pequeño las semillas de ortiga y de hinojo, el tomillo o la monarda en polvo y el perejil en polvo.

2. Guárdalo en un tarrito o salero mono y colócalo sobre la mesa para que no te cueste cogerlo. Échalo con una cuchara en lugar de directamente del tarro para asegurarte de que las semillas y las hierbas en polvo están mezcladas a tu gusto. De lo contrario, las semillas de hinojo, al ser más pesadas, tenderán a irse al fondo.

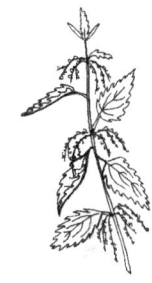

SE OBTIENE ½ TAZA

3 cucharadas soperas de semillas de ortiga

3 cucharadas soperas de semillas de hinojo

½ taza de tomillo o monarda en polvo

2 cucharadas soperas de perejil en polvo

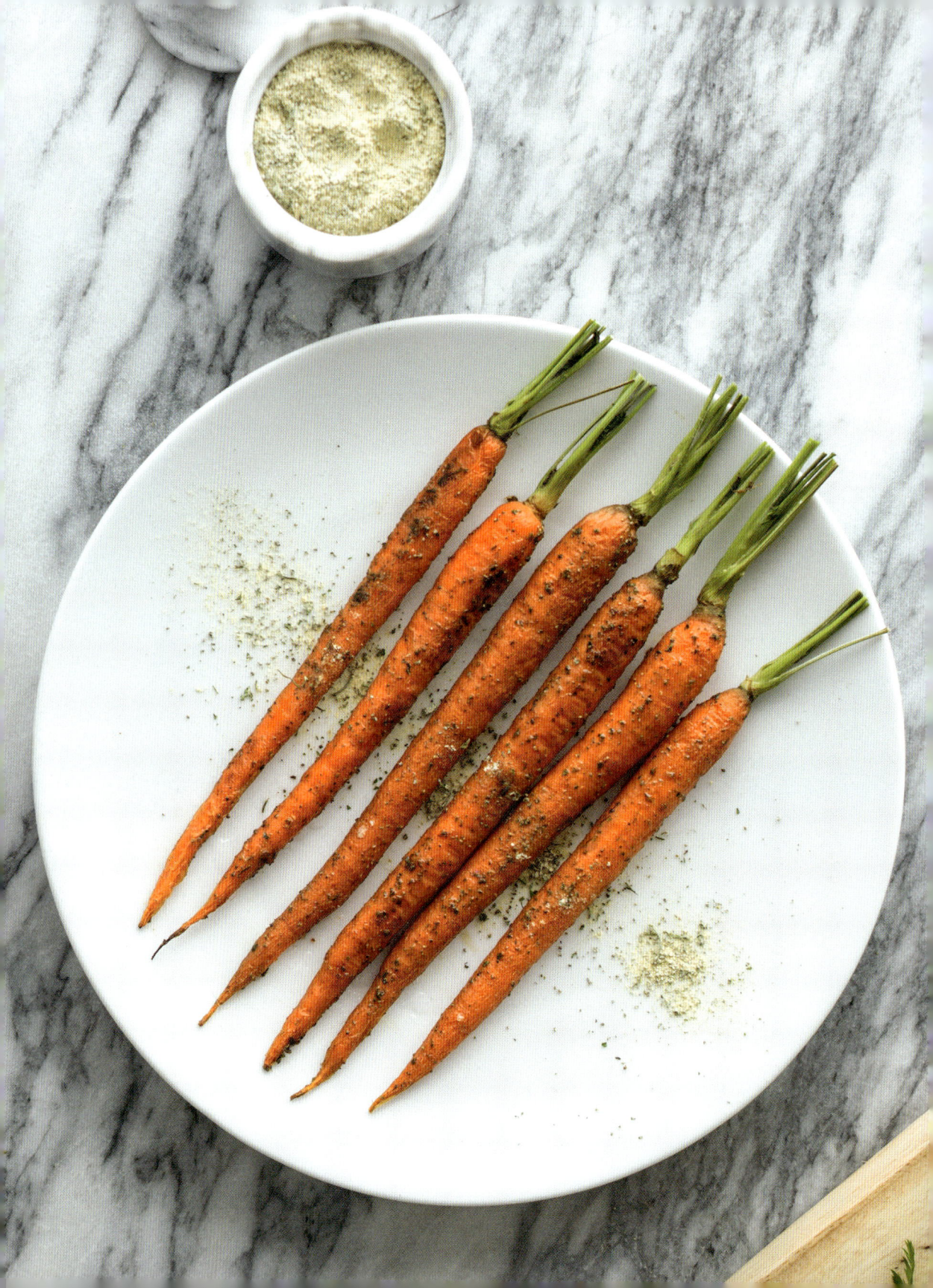

CAPÍTULO NUEVE

RECETAS PARA REFORZAR LA SALUD MASCULINA

Además de los siempre populares temas de la virilidad y el deseo sexual y las plantas que favorecen la salud reproductora masculina, la próstata es otro tema muy importante para los chicos, sobre todo cuando llegan a los cuarenta, y lo mismo sucede con el corazón. Y también queda sitio para plantas que refuerzan la inmunidad, el bienestar emocional y una respuesta saludable ante el estrés.

Los adaptógenos pueden ofrecer apoyo en muchos de estos temas. La ashwagandha, la albahaca sagrada, el jiaogulan, el espino blanco y la schisandra son solo algunas de las que poseen propiedades nervinas, refuerzan el sistema inmunitario y ofrecen apoyo cardiovascular. Hombres, saludad a vuestro Equipo A adaptógeno.

Las recetas de este capítulo se centran en plantas y adaptógenos para el bienestar general, especias cardiosaludables e ingredientes que fortalecen la próstata, pero eso no es más que el principio de lo que supone incorporar los adaptógenos a una dieta saludable para los hombres.

Eso sí, chicos, os pido que no os dejéis arrastrar por la tentación de usar los adaptógenos a expensas de vuestra salud general. Estas plantas mejoran la energía, pero eso no significa que usarlos os vaya a dar de repente unos superpoderes dignos de un cómic de Marvel. Cuidarse, alimentarse bien y dormir lo suficiente puede no parecer algo especialmente masculino, pero los adaptógenos os darán mejor resultado si os cuidáis bien.

Chupitos para los superhombres

En esta receta de Chupitos para los superhombres se entretejen un empujoncito de nutrición extra y una forma muy sabrosa de tomar adaptógenos. Está basada en el cóctel Bloody Mary, y no por casualidad. El zumo de tomate aporta una dosis saludable de licopeno, un antioxidante muy saludable para la próstata, y los probióticos son un componente importante para la digestión, la inmunidad y el estado de ánimo.

Si tienes tomates frescos de huerta doméstica, puedes experimentar usando zumo de tomate casero en lugar de envasado. Te recomiendo que lo pruebes si puedes, sobre todo con distintas variedades tradicionales de tomate para así disfrutar de un abanico más amplio de sabores. ¡Y, además, el zumo de tomate fresco es más nutritivo que el envasado, lo que supone un plus!

Elaboración

1. Mezcla el zumo de tomate, la salsa Worcestershire, el zumo de limón y la cayena en un tarro de vidrio junto con los probióticos y tu adaptógeno favorito.

2. Tapa el tarro y agítalo para combinarlo todo bien.

3. Si lo deseas, puedes tomarlo directamente del tarro o servirlo en tu vaso de chupito favorito.

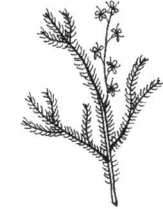

PARA 1 PERSONA

30 mililitros (1 onza) de zumo de tomate

Un chorreón de salsa Worcestershire

Un chorreón de zumo de limón

Una pizca de cayena

1 dosis de probiótico en polvo

1 dosis del extracto de adaptógeno que prefieras

Bombas de pipas

Las pipas de calabaza son una fuente muy decente de zinc, un nutriente que realiza una labor importante para la salud de la próstata. La maca y la suma aportan sus densos contenidos nutricionales para reforzar el sistema endocrino y la energía.

En Perú, de donde es originaria, la maca se emplea como alimento básico y es una de las pocas plantas que crecen en el duro clima de los Andes. Está lejanamente emparentada con los rábanos, así que podrías incluso argumentar que esta receta contribuye a tu ración diaria de verduras.

La suma también se utiliza como alimento en las regiones donde se cultiva, pero su sabor, a diferencia del de la maca, que es muy pronunciado y terroso, es suave, ligeramente parecido al de la vainilla.

A mí me gusta esta receta con melaza pero, si no eres especialmente aficionado a ella, puedes sustituirla por miel.

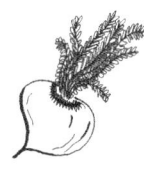

SE OBTIENEN 24 BOLAS (6 RACIONES)

½ taza de manteca de frutos secos o de semillas

1 cucharada sopera de miel o melaza

1 cucharadita de maca en polvo

1 cucharadita de suma en polvo

1 taza de pipas de calabaza

¼ de taza de pipas de girasol peladas

Elaboración

1. Introduce la manteca de frutos secos, la miel y los polvos de maca y suma en un bol mediano.

2. Añade las pipas de calabaza y de girasol y remueve.

3. Resulta mucho más fácil de mezclar si está fría, así que introdúcela en el frigorífico durante unos 20 minutos.

4. Una vez fría, forma 24 bolitas con las manos. A medida que las vayas haciendo, ve introduciéndolas en el recipiente en el que las vayas a guardar.

5. Cuando estén hechas todas las bolitas, puedes guardarlas en un recipiente hermético en la encimera o en la despensa. Te durarán una semana a temperatura ambiente o hasta 2 semanas si las refrigeras.

Utiliza las cantidades correctas

Cada receta ha sido diseñada para que una ración te aporte una dosis de adaptógeno. Puedes usar hasta tres recetas al día o dos y una dosis de extracto o plantas encapsuladas. Para que una planta sea adaptógena, no puede ser tóxica, pero hay algunas que pueden provocar molestias si se toman en una cantidad excesiva. El cordyceps y el ginseng americano son probablemente las dos con las que hay que tener más cuidado y usarlas con moderación.

Electuario de arándanos rojos

Los arándanos rojos se suelen considerar una fruta apropiada para la salud femenina y un remedio casero contra las infecciones de las vías urinarias, pero también son estupendos para los chicos. Ayudan a mantener un nivel sano de lipoproteínas de alta densidad (HDL, el colesterol «bueno») y son muy buenos para la salud de la próstata.

El espino blanco y la ashwagandha son los dos adaptógenos estelares de esta receta. La ashwagandha beneficia al sistema endocrino y tiene propiedades nervinas para los hombres y el espino blanco fortalece el sistema cardiovascular. Las bayas de espino no son una fruta con la que la mayoría de la gente esté familiarizada, aunque las conozcan como plantas medicinales. En herborismo se emplean las hojas, las flores y las bayas, pero estas últimas también pueden usarse para preparar salsas, mermeladas, jaleas y demás conservas, así que unas pocas pulverizadas resultan muy apropiadas para este electuario.

Los electuarios suelen estar elaborados con miel y pueden incluir frutas. En este, el papel principal lo tienen los arándanos rojos secos con los que se elabora una pasta que puede tomarse a cucharadas, añadirse a los batidos o diluirse en el yogur.

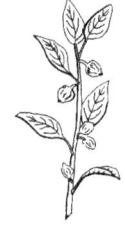

SE OBTIENE 1 TAZA

- 1 taza de arándanos rojos secos picados en trozos grandes
- 1 taza de agua
- ¼ de taza de miel
- ½ cucharada sopera de bayas de espino blanco secas y pulverizadas
- 1,5 cucharadas soperas de ashwagandha en polvo

Elaboración

1. Introduce los arándanos rojos y el agua en un tarro de vidrio y deja en remojo durante toda la noche.

2. A la mañana siguiente, introduce las bayas en el agua que haya podido quedar en el vaso de la batidora y bátelas.

3. Una vez batidos los arándanos rojos y el agua, apaga la batidora y añade la miel, las bayas de espino blanco secas y pulverizadas y la ashwagandha en polvo.

4. Bate hasta que todos los ingredientes se hayan mezclado bien y transfiere a un tarro de vidrio limpio. Toma hasta una cucharada sopera cada vez. Este electuario se conserva durante un mes siempre y cuando esté refrigerado.

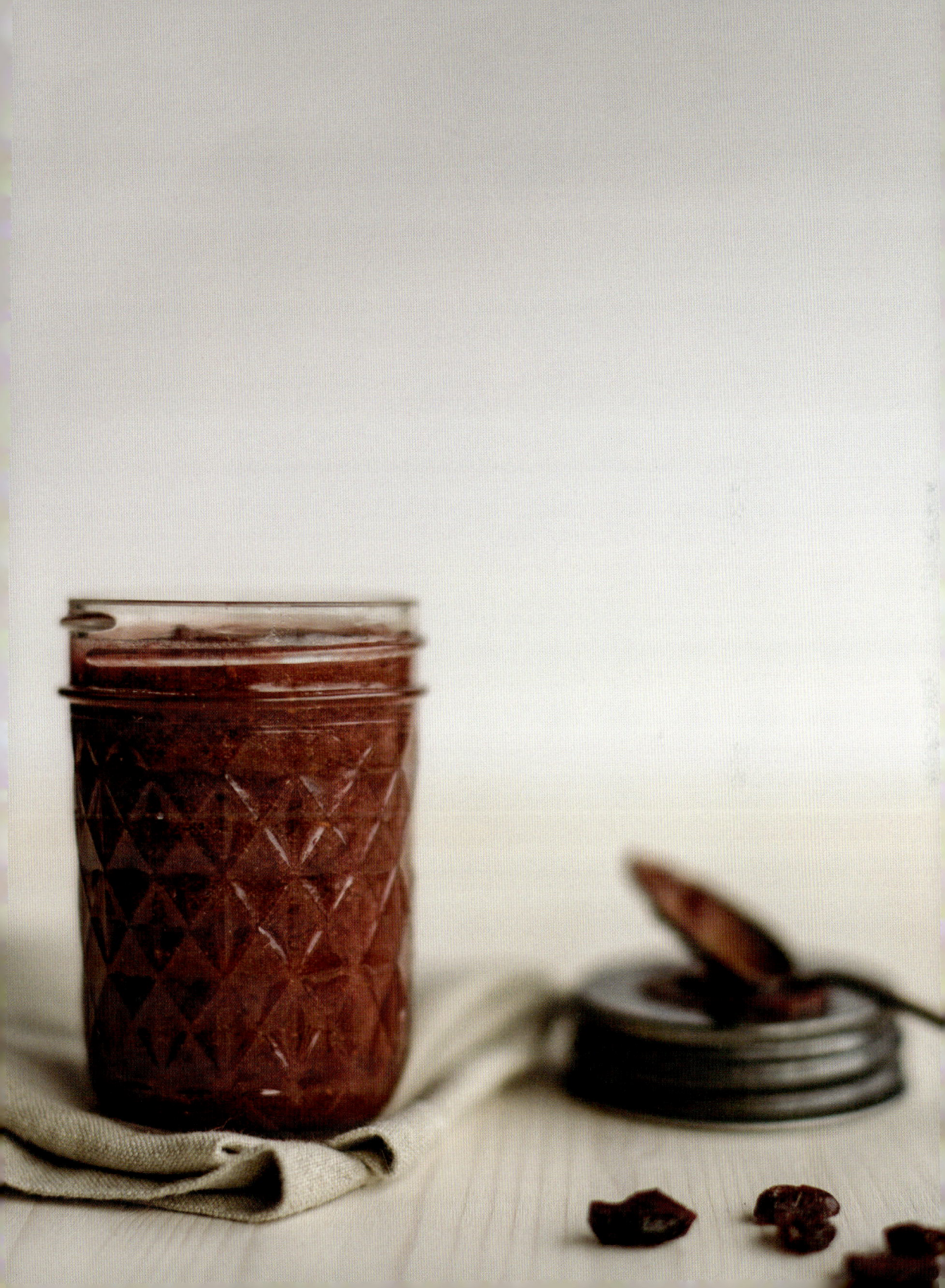

El uso de las cápsulas

¿Existe algo que te permita llevar siempre contigo durante el día una dosis de adaptógenos que puedas usar de forma rápida y segura? A veces, las botellas de extractos resultan un poco incómodas y quizá te estés preguntando si podrías usar cápsulas o tabletas. Yo prefiero las infusiones y los extractos porque de ese modo los adaptógenos resultan más accesibles para el organismo; del mismo modo, también me gustan las recetas que los incorporan junto con los alimentos, porque de esa forma el cuerpo ya está preparado para digerirlos. Cuando tomas una tableta o una cápsula, tu cuerpo necesita digerirlas primero y luego ponerse a digerir la planta para obtener sus componentes. Con las infusiones y los extractos, las plantas ya han sido «predigeridas», como si dijéramos. De todas formas, si deseas usar tabletas o cápsulas, busca una empresa fabricante de calidad acreditada en una amplia variedad de suplementos. También puedes plantearte la posibilidad de llenar tus propias cápsulas con una máquina manual.

Infusión masculina de chai y setas

Como la mejor forma de utilizar la raíz de ortiga es en decocción, tendrás que preparar esta receta con antelación. Haz primero la decocción de ortiga y cordyceps y déjala reposar durante 20 minutos. A continuación, utiliza esta decocción como base para el chai. Elige uno de hojas sueltas que te guste. En mi opinión, un chai negro fuerte es más apropiado para esta receta que un rooibos.

La raíz de ortiga se emplea en Europa como parte de los protocolos para ayudar al cuerpo a curar la hiperplasia prostática benigna, un aumento del tamaño de la próstata que se produce cuando los hombres envejecen. Para que la planta resulte eficaz, se debe tomar a diario durante varios meses. Sin embargo, también se puede usar de vez en cuando como tónico para el conjunto de las vías urinarias.

Elaboración

1. Introduce la raíz de ortiga y el cordyceps en una cazuela pequeña con medio litro (16 onzas) de agua y ponla a fuego medio. Cuando el agua rompa a hervir, baja el fuego y deja que cueza lentamente durante 20 minutos.

2. Cuela las hierbas y mide la decocción para asegurarte de que quedan 240 mililitros (8 onzas). Vuelve a introducirla en la cazuela.

3. Pon la decocción a calentar y, cuando rompa a hervir, apaga el fuego. Añade el té chai en hojas sueltas o dos bolsitas de chai y tapa la cazuela.

4. Deja reposar durante 5 minutos y, a continuación, cuela el té o retira las bolsitas.

5. Endulza a tu gusto y disfruta.

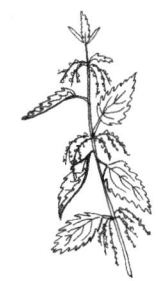

PARA 1 PERSONA

1 cucharadita de raíz de ortiga

½ cucharadita de cordyceps

500 mililitros (16 onzas) de agua

½ cucharadita de té chai en hojas sueltas o 2 bolsitas

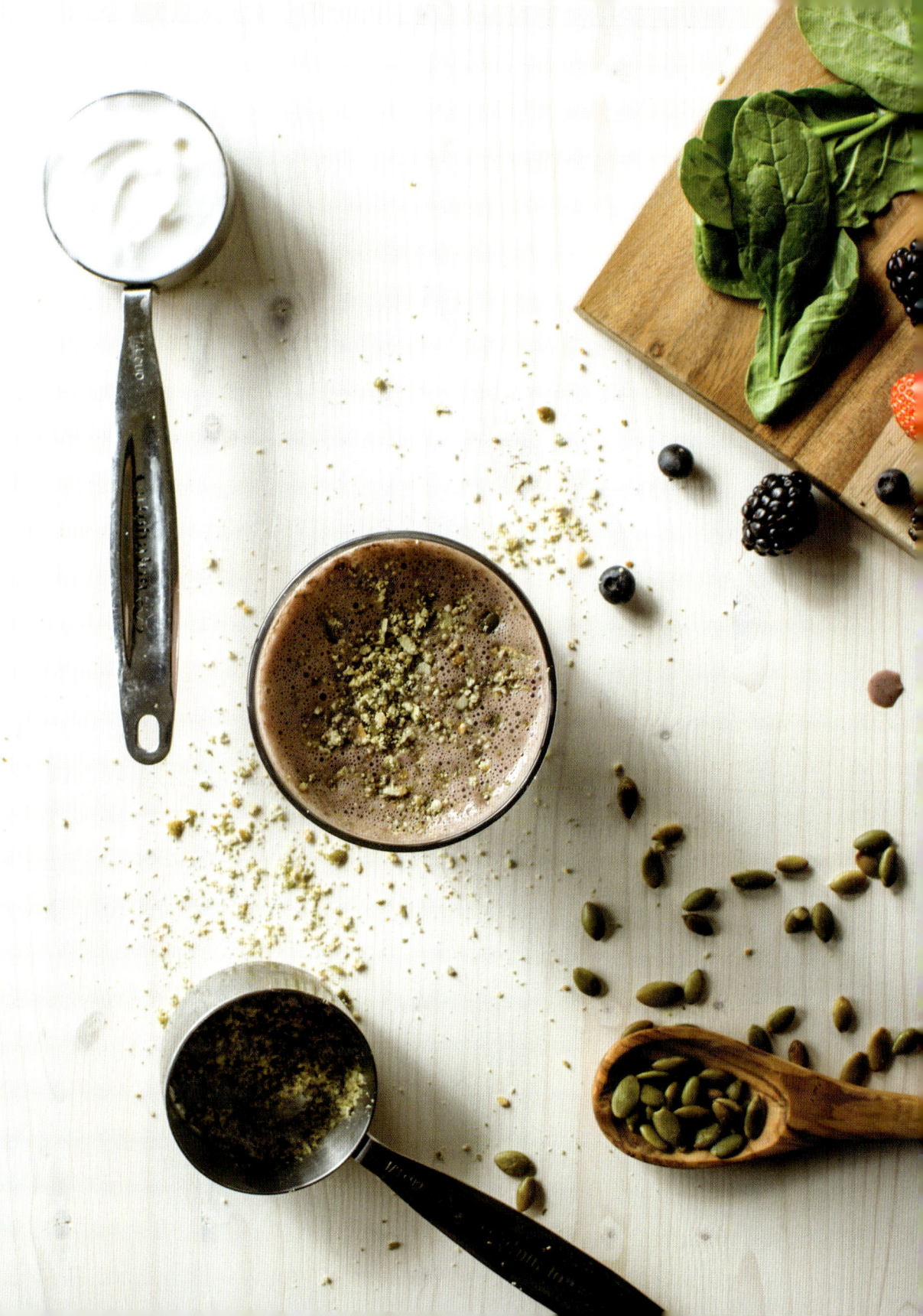

Batido de suma y pipas de calabaza

Un pellizco de adaptógeno en polvo en un batido matutino es una forma estupenda de empezar el día y de aportar un poco de nutrición extra a tu rutina diaria. Las espinacas frescas pueden parecer un ingrediente un poco extraño para un batido, pero confía en mí. Son un complemento muy bueno y no se nota su sabor una vez mezclado todo. Si quieres, puedes añadirle un poco de endulzante, el que prefieras.

Gracias a las proteínas que le aportan la manteca de frutos secos y el yogur griego y la fibra de las semillas de lino molidas, este batido es un desayuno o una merienda estupendos. Puedes experimentar con distintos tipos de fruta congelada para descubrir el sabor que más te guste.

Elaboración

1. Para empezar, introduce el yogur, las bayas congeladas, las espinacas y la manteca de frutos secos en el vaso de la batidora y bátelos hasta que estén cremosos. Si te cuesta conseguir que se amalgamen bien, añade un poco de agua.

2. Apaga la batidora y espolvorea en el batido las semillas de lino molidas y la suma en polvo. Pulsa la batidora unas cuantas veces para que se mezclen bien con el batido.

3. Ahora vas a preparar la cubierta de pipas de calabaza. Muele 1 cucharada sopera de pipas en un molinillo de café hasta que hayan adquirido una textura que te guste o introdúcelas en una bolsa de cierre zip y pasa por encima un rodillo para machacarlas. Si no tienes rodillo, puedes usar una lata de sopa o algún otro elemento indestructible similar que tengas en la despensa.

4. Sirve el batido en una taza y espolvorea por encima los trocitos de pipas de calabaza.

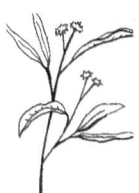

PARA 1 PERSONA

¼ de taza de yogur griego natural

1 taza de bayas congeladas

1 taza de espinacas

1 cucharada sopera de manteca de frutos secos

1 cucharada sopera de semillas de lino molidas

½ cucharadita de suma en polvo

1 cucharada sopera de pipas de calabaza

Trufas del hombre de leyenda

Existen varios mitos muy entretenidos que asocian a He shou wu con el supuesto poder de las raíces, incluido el de que los especímenes viejos en especial tienen la capacidad de ayudar a que le salgan dientes nuevos al que los usa o de darle la inmortalidad. Aunque me encanta mi plantita de He shou wu, no me parece que sea especialmente mágica ni que haya muchas posibilidades de que consiga semejantes proezas, pero debo decir que tampoco la he tenido durante un periodo tan espectacular.

La raíz fresca sí que tiene el superpoder de provocar unas tremendas molestias de estómago por culpa de las antraquinonas. Son los mismos ingredientes irritantes que aportan a la casia y a la cáscara sagrada (dos plantas muy populares en las fórmulas para limpiar el intestino) sus propiedades laxantes. Las antraquinonas son unas sustancias irritantes que, con el tiempo, pueden acabar provocando dependencia (es decir, que si abusas ya no podrás evacuar sin ellas), pero que no te causarán ningún problema si usas he shou wu procesado. En el herborismo chino tradicional, esto se hace cociéndolo con semillas de soja negra y luego secándolo. De esta forma tiene muchas menos probabilidades de alterar el tracto digestivo pero, en personas con un organismo muy sensible, puede seguir produciendo un efecto leve.

El He shou wu recibe su nombre, «señor He de cabello negro», de un relato acerca de un hombre anciano. El señor He estaba muy viejo y enfermo pero, después de tomar esta planta durante varios años, su pelo volvió a ponerse negro, recuperó el vigor de la juventud e incluso tuvo hijos. Considerando algunos de los otros relatos que se cuentan acerca del He shou wu (¿inmortalidad? ¿dientes nuevos?), quizá debamos tomar este con un cierto escepticismo. De todas formas, esta planta se ha convertido en una hierba muy valorada en varias ramas de la medicina oriental y en la actualidad se está estudiando científicamente como adaptógeno. Por tanto, debemos dar las gracias al señor He, quien quiera que fuese, tanto por su testimonio personal como por algunas de las conjeturas más alocadas y entretenidas acerca de esta planta. ¡Disfruta de tus Trufas del hombre de leyenda!

Elaboración

1. Recubre una bandeja de horno con papel pergamino y coloca una olla para cocer al baño María en el fuego.

2. Introduce la manteca de coco, el He shou wu en polvo y el sirope de arroz integral o el néctar de agave en un bol y amasa hasta formar una pasta. Al principio quizá te cueste un poco pero, a medida que tus manos vayan templando la manteca de coco, te irá resultando más fácil.

3. Forma 12 bolitas de manteca de coco y hierbas y colócalas en la bandeja recubierta. Introdúcelas en el frigorífico mientras preparas el chocolate negro.

4. Introduce las pepitas de chocolate negro en la olla para cocer al baño María y fúndelas.

5. Vuelve a coger la bandeja con las bolitas de coco y, con una cuchara, ve regando cada una de ellas con el chocolate hasta formar una corteza. Cuando el chocolate se haya enfriado, muévelas con suavidad para regarlas por la zona donde estaban apoyadas en el papel pergamino.

6. Una vez frías, introduce las Trufas del hombre de leyenda en moldes de minimagdalenas y guárdalas en un recipiente hermético y en el frigorífico. Una ración es de 3 trufas.

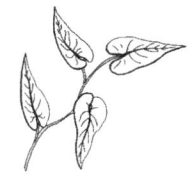

SE OBTIENEN 12 TRUFAS (4 RACIONES)

1 taza de manteca de coco

3 cucharaditas de He shou wu en polvo

3 cucharadas soperas de jarabe de arroz integral o néctar de agave

1 taza de pepitas de chocolate negro para repostería de calidad

---

Usos tópicos del He shou wu

¿Sabías que el He shou wu puede usarse también tópicamente para el cuidado de la piel? Las hojas y los tallos se emplean a veces para calmar los picores, y la raíz sin procesar puede aplicarse a trastornos desagradables de la piel como los forúnculos.

Poción de zarzaparrilla y damiana

A veces, la zarzaparrilla se anuncia como una planta específicamente masculina que aumenta el deseo sexual o el rendimiento deportivo siguiendo el mismo razonamiento que se emplea para la suma. Los herboristas suelen indicar más bien que es un reconstituyente fabuloso. Este tipo de plantas refuerzan los canales de eliminación, con lo que poco a poco van ayudando al organismo a alcanzar un buen equilibrio. La zarzaparrilla, cuando no se utiliza como tónico general, se ha empleado tradicionalmente para tratar dolencias de la piel, trastornos reumáticos y gota.

Sea o no una planta específicamente masculina, lo cierto es que constituye un complemento muy bueno para el arsenal herbal de los hombres. Además, posee un sabor distintivo que ha llegado a las recetas de las cervezas de raíz y que lo convierte en un ingrediente muy divertido para los extractos. En esta receta se combina con un nervino y posible afrodisíaco: la damiana.

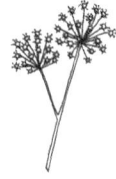

SE OBTIENEN APROXIMADAMENTE 90 MILILITROS (3 ONZAS)

- 15 gramos (½ onza) de raíz de zarzaparrilla en polvo
- 15 gramos (½ onza) de hoja de damiana en polvo
- 150 mililitros (5 onzas) de vodka

Elaboración

1. Si deseas hacer esta receta según el método de percolación, sigue las instrucciones del capítulo 1. Si prefieres un extracto por maceración, aquí tienes las instrucciones.
2. Introduce la raíz de zarzaparrilla y las hojas de damiana en polvo en un tarro de vidrio y añade el vodka.
3. Tapa el tarro y agítalo para empapar las hierbas con el vodka.
4. Colócalo en un estante de la despensa y vigílalo todos los días durante 2 semanas. Asegúrate de que las hierbas están en todo momento cubiertas de vodka. Si lo hubieran absorbido todo, añade un poco más para cubrirlas.
5. Al cabo de 2 semanas, cuela y embotella el extracto. Asegúrate de etiquetarlo. Una dosis de Poción de zarzaparrilla y damiana es de 30 a 60 gotas y puedes usarla hasta 3 veces al día.

Explosión de poder con bolas de palomitas de maíz

Los adaptógenos, además de ser condimentos para las palomitas de maíz, son el ingrediente secreto de estos aperitivos tan fáciles de hacer. Puedes usar aquellos que tengan fama de ser especialmente apropiados para la salud de los hombres, como la suma, la maca, el eleutero o el He shou wu, o probar cualquier otro que te interese más. Resulta fácil empezar a pensar en términos de «para ella» y «para él» cuando en realidad no hace falta clasificarlos así.

Las bolas de palomitas de maíz son fáciles de guardar y de llevar como aperitivo allá donde te conduzca tu apretada jornada diaria así que, si has estado buscando posibles aperitivos portátiles con adaptógenos, prueba estos.

Las pipas de calabaza y girasol son unas fuentes estupendas de zinc y proteínas que refuerzan la salud inmunitaria y aumentan la energía.

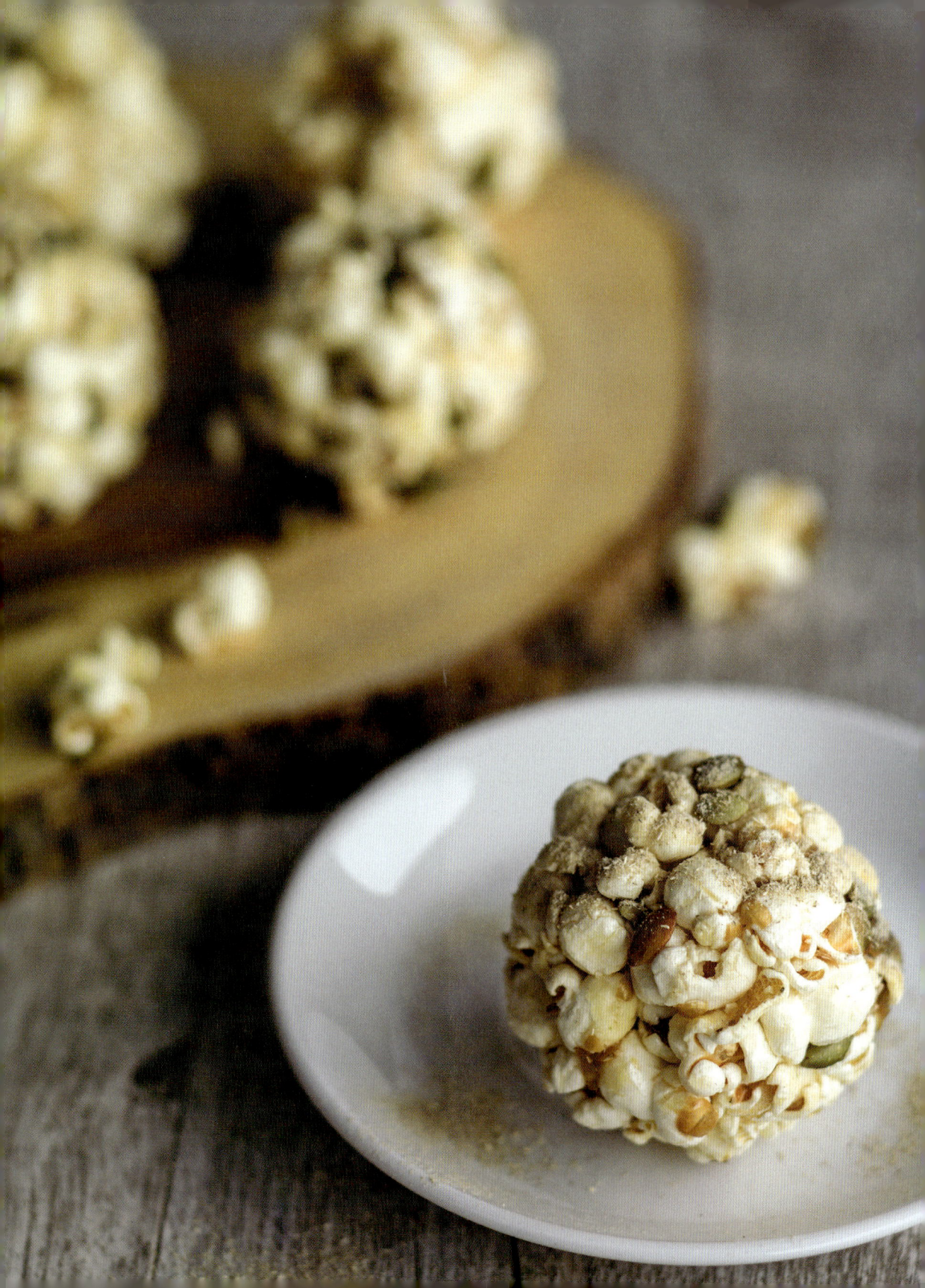

Elaboración

1. Recubre una bandeja de horno con papel pergamino.
2. Funde la miel en una cazuela pequeña a fuego lento. Deja que hierva suavemente durante unos minutos removiendo de vez en cuando.
3. Mientras hierve la miel, introduce las palomitas de maíz en un bol suficientemente grande como para que puedas removerlas para cubrirlas con la miel.
4. Cuando la miel haya hervido durante unos minutos, riega con ella las palomitas. Remuévelas con las manos para que queden bien bañadas. Agrega las pipas de calabaza.
5. Puede ser conveniente esperar 1 o 2 minutos a que enfríe la miel antes de empezar a formar las bolas. Si está demasiado caliente, te costará mucho hacerlas porque estarán demasiado pegajosas y se desmontarán. Una vez fría, forma 6 bolas de palomitas y pipas de calabaza del mismo tamaño y ve colocándolas sobre la bandeja de horno forrada.
6. Espolvorea un pellizco del adaptógeno que hayas elegido sobre cada una. Intenta repartirlo a partes iguales entre todas las bolas. Si las primeras que hagas te resultan demasiado sosas, prueba a añadirles tus especias o condimentos preferidos después de espolvorear los adaptógenos o, la próxima vez, incorpóralos a la miel justo antes de formar las bolas en el paso 4.
7. Guárdalas en un recipiente hermético en la cocina o en la despensa. Se conservan entre 3 y 5 días.

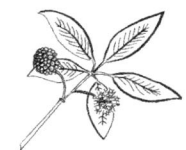

SE OBTIENEN
6 BOLAS DE
PALOMITAS
(DOSIS: 1 BOLA DE
PALOMITAS)

3 cucharadas soperas de miel

3 tazas de palomitas de maíz

¼ de taza de pipas de calabaza o de girasol

2 cucharaditas de eleutero, maca, suma o He shou wu en polvo

Condimentos para la Explosión de poder con bolas de palomitas

Resulta fácil añadir adaptógenos a los condimentos para las palomitas de maíz. Se camuflan estupendamente gracias a los sabores más fuertes de estos. Los que van bien como portadores de los adaptógenos son todos los picantes o con sabor a ajo, los aliños rancheros y las mezclas con queso. Añade entre un cuarto y media cucharadita de hierbas en polvo a una tanda de palomitas para camuflar una dosis de adaptógenos.

Elixir de suma y crema de naranja

La suma tiene ya de por sí un ligero sabor a vainilla, así que si le añadimos un poco de extracto de vainilla y algo de zumo de naranja concentrado podremos conseguir un elixir de lo más agradable. El nombre portugués de esta planta es *para tudo*, ¡un señor alarde para una raíz tan pequeña!

Puedes usar un extracto de suma elaborado por una empresa de confianza o hacerlo tú mismo. ¿Cómo sabes si un suministrador es de fiar? Lo más probable es que ofrezca una línea completa de productos herbales y no solo suma. Además, evitarán hacer afirmaciones fantásticas acerca de esta planta. Si tienes alguna duda, comprueba la lista de proveedores que encontrarás al final de este libro o acude a tu herbolario (al de verdad, no al centro de reunión de culturistas de la zona).

De este modo te asegurarás de que la empresa fabricante dedica el tiempo necesario a identificar correctamente los ingredientes de sus suplementos y evitarás descubrir dentro de 6 meses que el extracto de suma que estabas usando estaba «cargado» con algún extra (¡y posiblemente algo que no te apetece nada meterte en el cuerpo!). De vez en cuando se producen escándalos relacionados con adulteración de suplementos y, cuanto menos te alejes de las marcas de productos sanos, y más de aquellas que se dedican a darse bombo publicitario, mejor podrás protegerte.

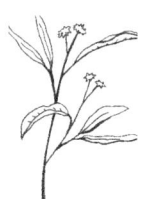

SE OBTIENEN 35 GRAMOS (1,25 ONZAS)

- 30 gramos de extracto de suma
- 2 cucharaditas de zumo de naranja concentrado
- 5 gotas de extracto de vainilla
- 1 cucharadita de jarabe de arce

Elaboración

1. Bate el extracto de suma, el zumo de naranja concentrado, el extracto de vainilla y el jarabe de arce en un bol pequeño.
2. Embotella y etiqueta tu elixir.
3. La dosis es de 30 a 60 gotas (aproximadamente entre un cuarto y media cucharadita) y puedes disfrutarlo hasta 3 veces al día.

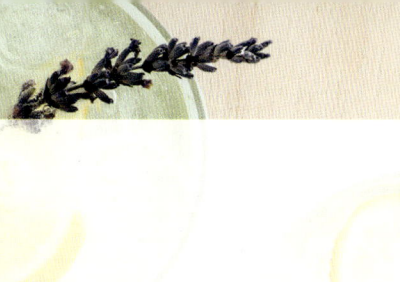

¿Qué relación tiene la suma con los culturistas?

Los ecdisteroides son unos componentes de la suma muy importantes para los procesos de crecimiento de las plantas y los insectos. Su composición es similar a la de los andrógenos humanos. Por eso esta planta se vende a veces como agente anabolizante o como refuerzo de los niveles hormonales masculinos sanos.

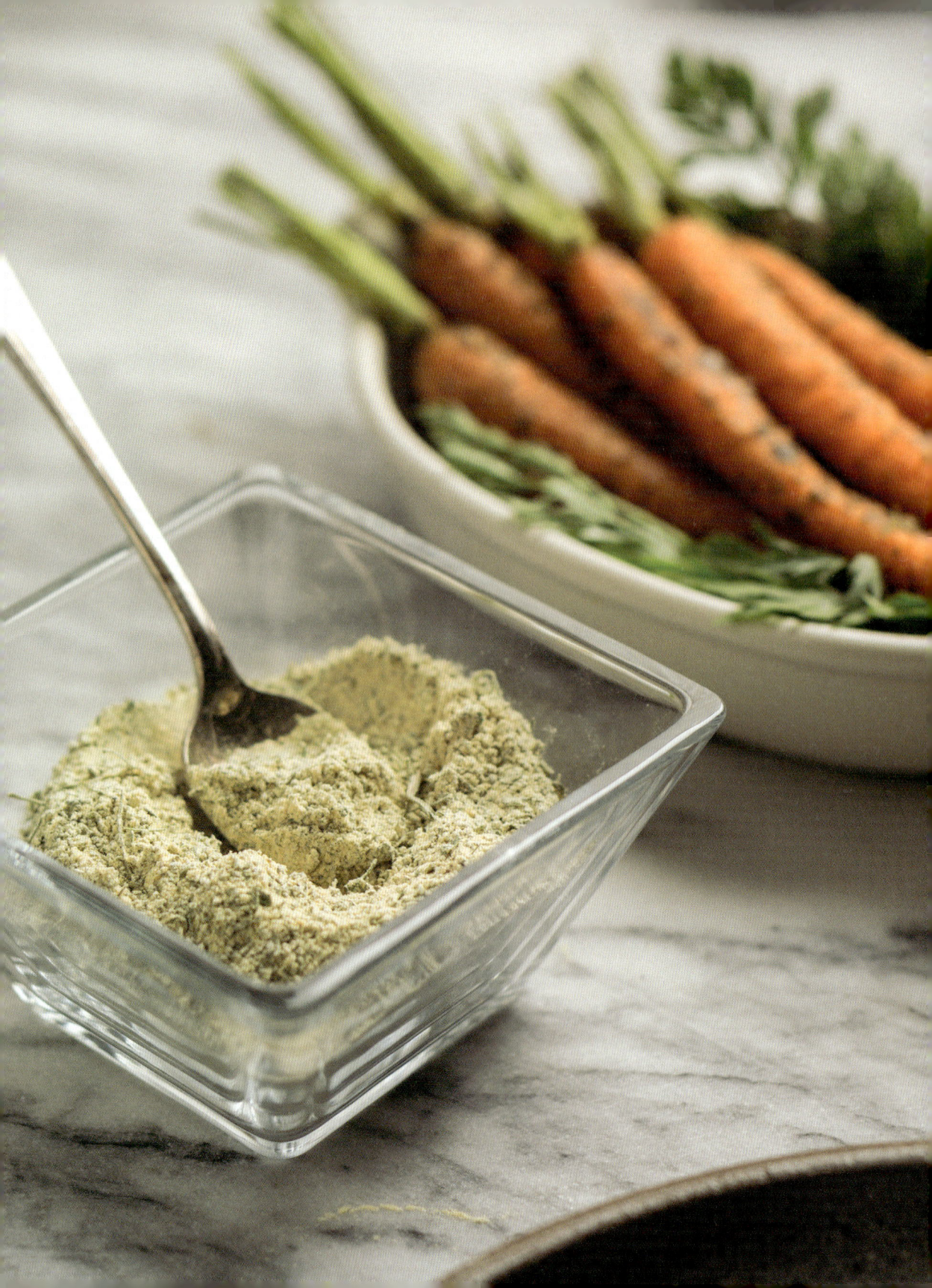

Sazonador corazón de león

La alholva y el ajo son unas especias estupendas para la salud del corazón. Los antiguos creían que el ajo producía, al ser ingerido, una influencia fortalecedora. Los soldados romanos lo comían antes de las batallas para ser más valientes. Aunque quizá era solo una forma de espantar al enemigo con una legión de mal aliento.

El ajo tiene muchos usos aparte del de condimento. Además de reforzar la salud del corazón, se ha empleado como ingrediente de jarabes para la tos porque ayuda a limpiar los pulmones, macerado en aceite para combatir las infecciones de oídos y para el dolor de garganta. Es una planta picante con una personalidad fogosa que estimula la circulación y calienta las manos y los pies fríos.

Las semillas de ortiga le añaden los beneficios de los adaptógenos y el perejil te ayuda a no espantar a nadie cuando disfrutas de esta mezcla tan sabrosa porque se emplea tradicionalmente para combatir el olor a ajo en el aliento.

Elaboración

1. Mezcla en un bol pequeño la alholva, el ajo, el comino y las semillas de ortiga.

2. Añade el perejil picado y transfiere la mezcla a un tarro pequeño. Tenlo siempre a mano en la mesa para acordarte de añadir un poco a los platos como condimento o ponlo con las especias para cocinar verduras o pollo.

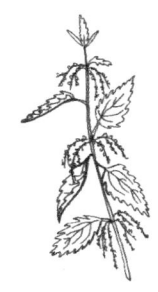

SE OBTIENEN APROXIMADAMENTE ¾ DE TAZA (11 CUCHARADAS SOPERAS)

- 1 cucharada sopera de alholva en polvo
- ¼ de taza de ajo en polvo
- 1 cucharada sopera de comino en polvo
- ¼ de taza de semillas de ortiga
- 1 cucharada sopera de perejil seco picado

Salud hormonal masculina

Aunque la salud de un hombre no es propensa a los ciclos hormonales evidentes que experimenta una mujer, el equilibrio hormonal no deja por ello de ser un factor importante que deben cuidar los hombres que abordan su salud desde una perspectiva holística. Más o menos a partir de los treinta años, los niveles de testosterona empiezan a disminuir ligeramente de forma natural y, como consecuencia de estos cambios hormonales, algunos hombres pueden empezar a notar cambios en sus patrones de sueño, en el estado de ánimo y en el deseo sexual. También influyen sobre el nivel de testosterona los problemas de tiroides y otros trastornos médicos. Por eso es importante consultar la salud hormonal con el médico y recordar que no es solo una cuestión femenina.

Infusión nocturna buena para ellos

En líneas generales, lo que es bueno para ellas lo es también para ellos. Quizá consideres que la hoja de frambueso rojo es una planta femenina, pero no la desdeñes demasiado rápido. Es una hierba muy nutritiva repleta de vitaminas y minerales y posee propiedades astringentes que favorecen el tracto intestinal y las vías urinarias. Añádele un poco de hoja de ortiga y tendrás una infusión estupenda para los chicos. ¡A vuestra salud!

Puedes incluso añadir una cucharadita de raíz de ortiga para darle un refuerzo extra a la próstata, aunque esta raíz suele usarse para problemas de salud prostáticos concretos y no como tónico preventivo.

Elaboración

1. Pon a calentar un litro (1 cuarto de galón) de agua y, cuando rompa a hervir, viértelo en un tarro de vidrio resistente al calor.
2. Añade 3 cucharadas soperas de hojas de frambueso rojo secas y una cucharada sopera de hojas de ortiga secas.
3. Tapa el tarro y deja en infusión en el frigorífico durante toda la noche.
4. A la mañana siguiente, cuela las hojas, endulza al gusto y ve tomando la infusión en el transcurso del día.

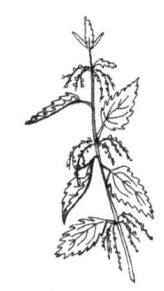

PARA 1 PERSONA

1 litro (1 cuarto de galón) de agua

3 cucharadas soperas de hojas secas de frambueso rojo

1 cucharada sopera de hojas de ortiga secas

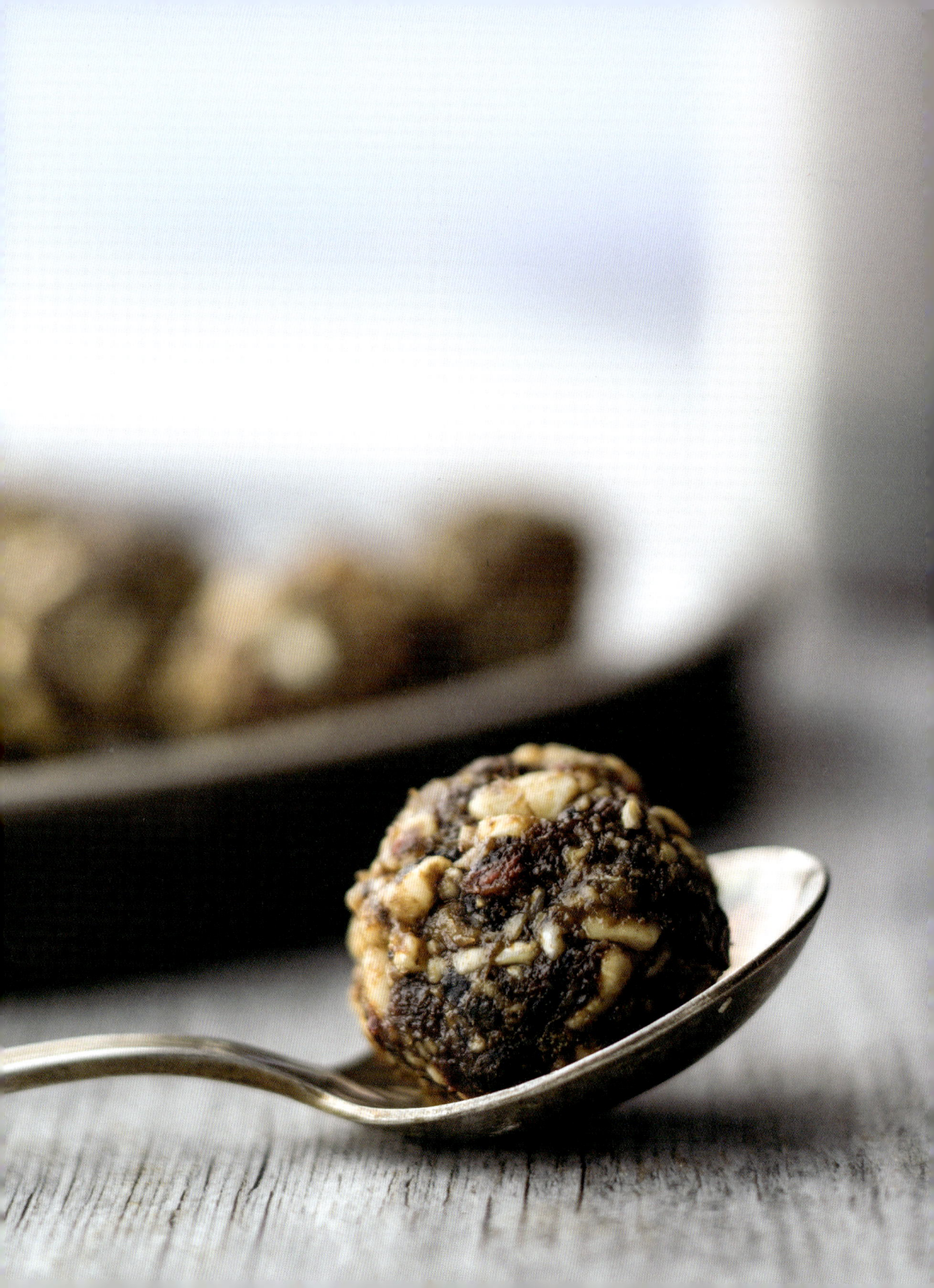

CAPÍTULO DIEZ

RECETAS PARA MEJORAR EL CABELLO, LA PIEL Y LAS UÑAS

En herborismo reconocemos que la belleza auténtica procede del interior. Tu personalidad es lo que determina la forma en la que los demás te ven, pero también se aplica en el sentido de que lo que le metes al cuerpo a través de la boca para que trabaje con ello determina en gran medida tu aspecto físico.

Los superalimentos de belleza no tienen por qué ser exóticos. Dos de las mejores cosas que puedes hacer por tu cuerpo son tomar más frutas y verduras y estar bien hidratado. Aunque las superfrutas como la grosella de la India y el goji son las que se llevan todos los titulares, la mayor parte de ellas son ricas en antioxidantes (también deberías tomar más fibra y recortar el consumo de cafeína). Algunos de los mejores auxiliares herbales de la belleza están más bien en la parte silvestre y de malas hierbas y no en la de las plantas tropicales exóticas. Las ortigas, la paja de avena, las hojas de frambueso rojo y el diente de león están repletos de vitaminas y minerales que tu cuerpo aprovecha para tener un pelo, una piel y unas uñas fuertes y sanas.

El sueño y el estrés son otros dos aspectos que debes cubrir con tu rutina de belleza. ¡Asegúrate de que esa agenda tan ajetreada que tienes te deja tiempo suficiente para descansar y recuperarte! Hay muchísimos estudios que debaten sobre si el estrés es bueno o en qué punto empieza a ser excesivo, pero aquí tienes una idea novedosa: sintonízate con lo que tu cuerpo te dice acerca de ello.

Cuando todos los aspectos básicos de tu salud estén bien cubiertos, podrás añadir a tu rutina algunas recetas divertidas con adaptógenos como, por ejemplo:

- El He shou wu en concreto tiene fama de sacar a relucir la belleza natural del cabello. El grosellero de la India y el goji están repletos de antioxidantes que tu cuerpo puede utilizar para conseguir una piel sana.

- En el capítulo sobre la ortiga del libro de Maud Grieve *A Modern Herbal*, publicado en 1931, la autora afirma que la ortiga es un excelente tónico capilar y que los tratantes de caballos alimentaban a sus animales durante unas cuantas semanas con semillas de esta planta mezcladas con el grano para que tuvieran un aspecto reluciente. Por lo que parece, este truco de belleza sirve también para los ponis.

- La bardana y otras alternativas suaves ayudan a limpiar la sangre y ayudan a combatir cualquier desequilibrio que se manifieste en la piel. Son uno de los ingredientes favoritos para los productos limpiadores de muchos herboristas junto con otras plantas como el lampazo (*Rumex crispus*) y el trébol rojo.

En este capítulo veremos algunas formas de usar los adaptógenos y reconstituyentes para conseguir un cabello, una piel y unas uñas sanas combinándolos con alimentos ligeros y nutritivos que aporten al organismo los componentes que necesita para conseguir una belleza completamente natural.

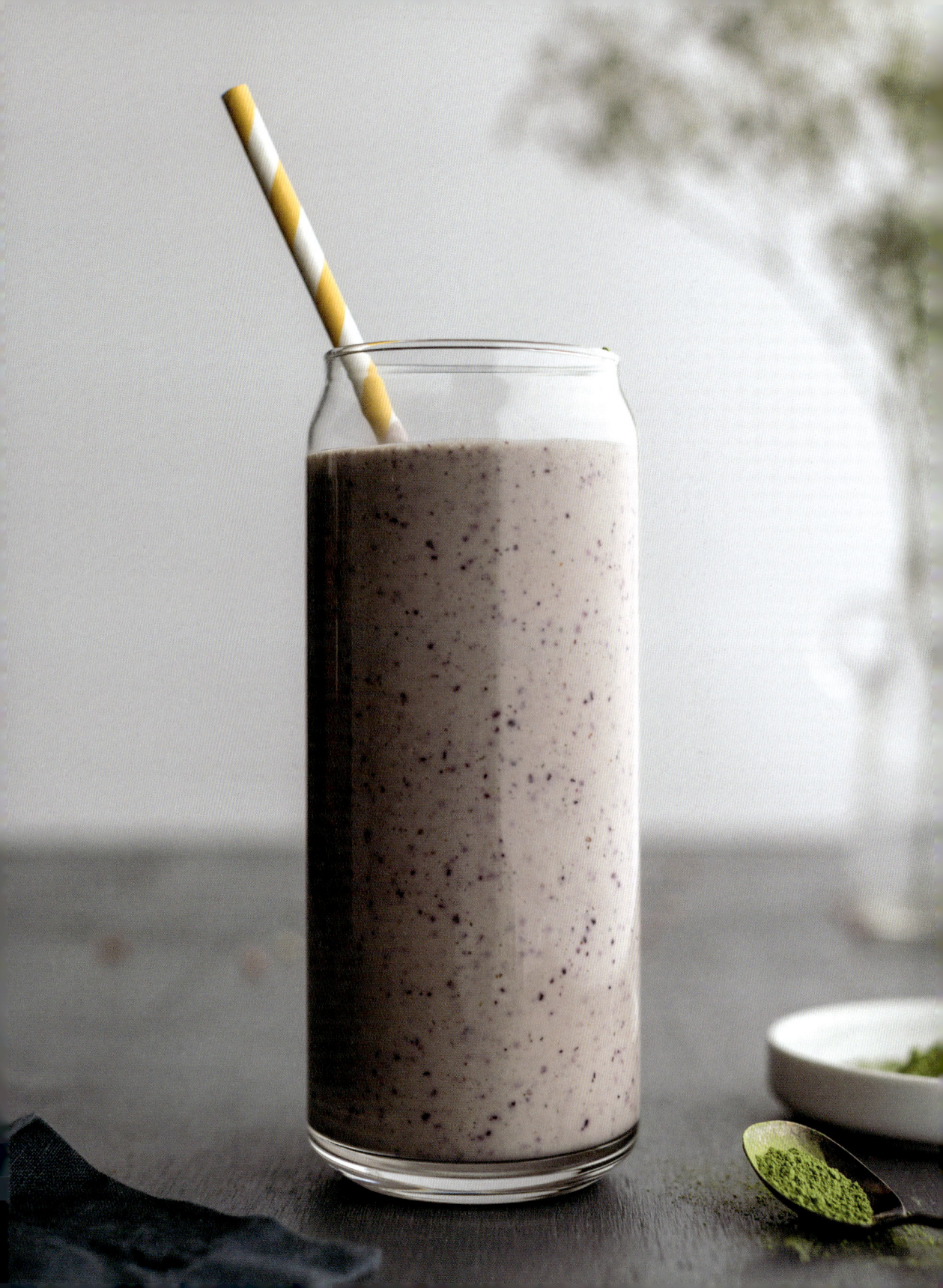

Batido de arándanos y ortiga

Una infusión básica de ortigas de las que se dejan durante toda la noche sirve para aportar más elementos nutritivos a un batido ya repleto de cosas buenas gracias al yogur griego, los arándanos y las espinacas. Un puñado de avena instantánea le añade una cantidad muy satisfactoria de fibra. Las ortigas y las espinacas están repletas de vitaminas y minerales que combinan muy bien con los arándanos ricos en antioxidantes.

Para preparar la infusión nocturna de ortiga, lo que en ocasiones se conoce también como infusión nutritiva, tendrás que hacer un «té» muy potente y dejarlo reposar durante toda la noche para extraer la máxima cantidad de nutrientes de las hojas.

Pon 2 cucharadas soperas de hojas de ortiga secas en un tarro de vidrio y añade 240 mililitros (8 onzas) de agua recién hervida. Tapa el tarro, déjalo reposar entre 10 y 15 minutos y, a continuación, introdúcelo en el frigorífico. ¡A la mañana siguiente tendrás la infusión lista para preparar el batido! Puedes añadirle las hojas junto con la infusión, si quieres, o colarlas y emplear solo el líquido.

Elaboración

1. Vierte la infusión nocturna de ortigas en el vaso de la batidora y añade las espinacas. Bate para licuar estas últimas lo más posible.

2. Apaga la batidora y añade el yogur, los arándanos congelados y la avena y bate un poco más. Prueba para determinar si necesitas añadirle algún endulzante.

3. Sirve en un vaso y adorna con un poco de matcha en polvo.

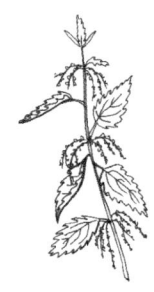

PARA 1 PERSONA

1 taza de infusión nocturna de ortigas

¼ de taza de espinacas frescas

1,5 tazas de yogur griego de vainilla

1 taza de arándanos congelados

2 cucharadas soperas de avena instantánea

¼ de cucharadita de té verde matcha en polvo

El cultivo de las ortigas

Sé por experiencia que esta hierba crece muy bien en un recipiente tipo barril. No es una planta tiquismiquis. El barril limitará hasta cierto punto su crecimiento pero, considerando que puede alcanzar una altura de 180 centímetros (6 pies) y extenderse en todas direcciones, eso no es necesariamente algo malo. Ponle un compost rico y mantenla bien regada y estará encantada. Si quieres cultivarla en el suelo, ten en cuenta que, si las condiciones son las adecuadas, en seguida se habrá extendido una barbaridad. Se da mejor a pleno sol, pero se adapta a emplazamientos de semisombra y prefiere los suelos ricos con agua abundante.

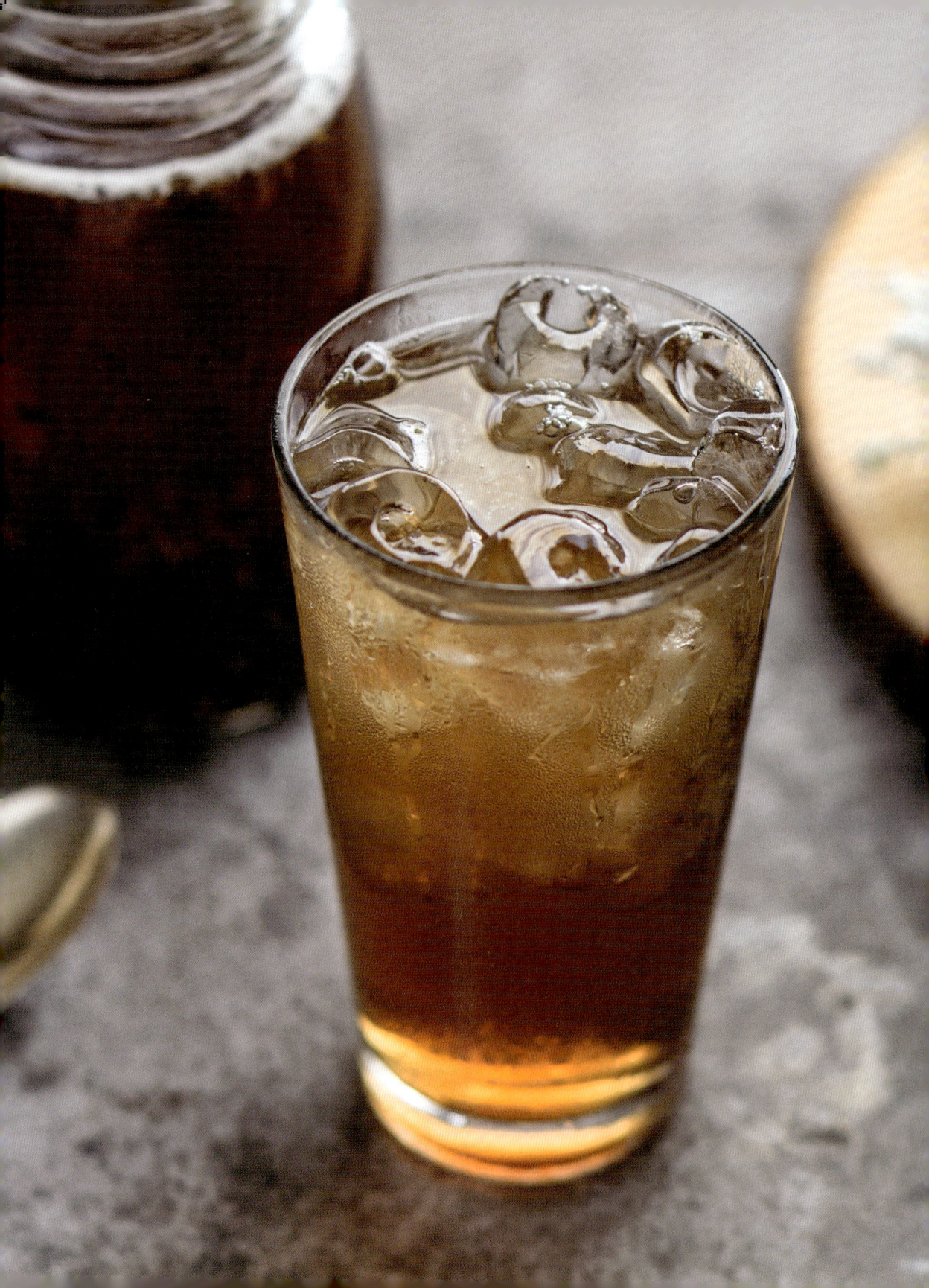

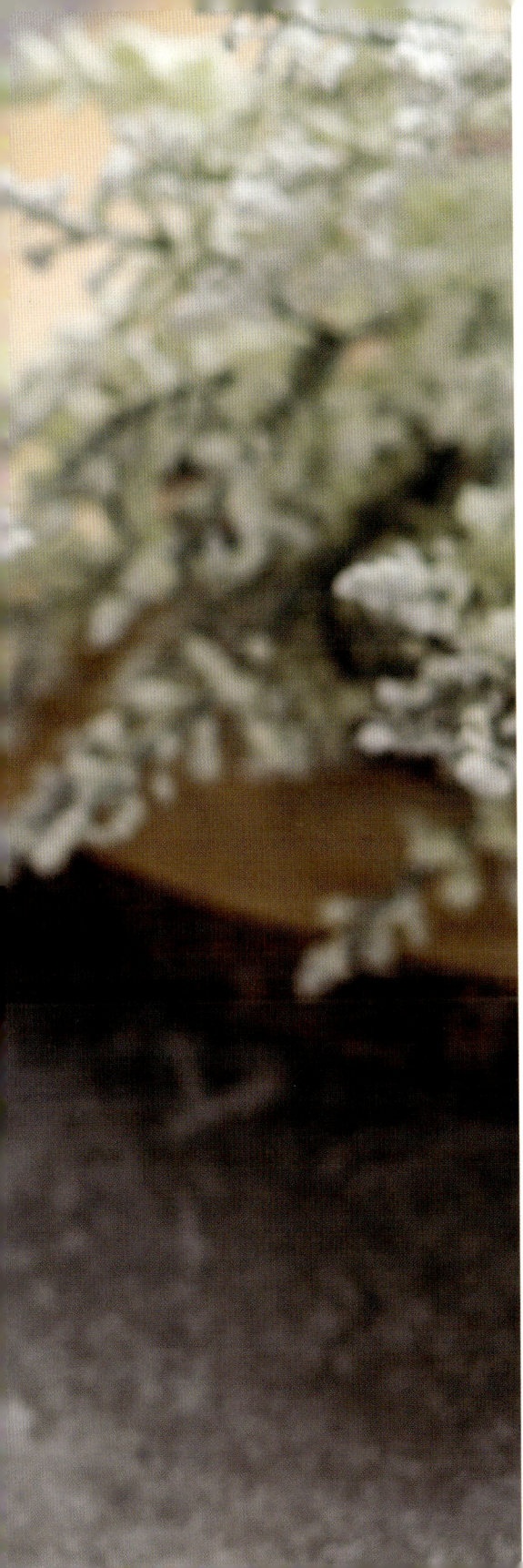

Bebida embellecedora de bayas y flores

Las bayas del grosellero de la India, ricas en antioxidantes, combinan muy bien con el trébol rojo para conseguir una bebida embellecedora que puedes preparar por la noche y tenerla lista para cuando comienza el día.

El trébol rojo es reconstituyente, una hierba que ayuda al organismo a depurarse suavemente y a eliminar los desechos, y se usa en infusión para limpiar y curar la piel desde el interior.

En algunas personas, el azúcar puede desencadenar un brote de acné, así que es mejor que lo evites para endulzar tu bebida embellecedora. Si de verdad deseas un sabor más dulce, te recomiendo que le pongas un poco de estevia, que no provoca problemas de piel.

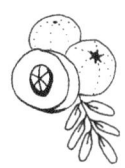

SE OBTIENE 1 LITRO (32 ONZAS), SUFICIENTE PARA UN DÍA

1 cucharada sopera de bayas de grosellero de la India secas

Medio litro (16 onzas) de agua

750 mililitros (24 onzas) de agua

3 cucharadas soperas de flores y hojas de trébol rojo

Elaboración

1. Hierve lentamente las bayas de grosellero de la India a fuego lento en medio litro (16 onzas) de agua durante 20 minutos. La decocción se reducirá aproximadamente a la mitad, con lo que te quedarán unos 240 mililitros (8 onzas). Transfiere las bayas de grosellero de la India y el agua en la que han estado cociendo a un tarro de vidrio de 1 litro (cuarto de galón).
2. Pon a hervir 750 mililitros de agua. Rellena el tarro de litro con el agua caliente y añade las flores y hojas de trébol rojo.
3. Tapa el tarro y déjalo reposar durante toda la noche en el frigorífico. En el transcurso del día siguiente ve tomando tu bebida embellecedora con hielo.

Infusiones nocturnas en el frigorífico

Algunos de vosotros quizá penséis que soy excesivamente cauta al recomendar que dejéis siempre las infusiones nocturnas en el entorno de clima controlado del frigorífico. A muchos herboristas no les importa dejarlas en la encimera de la cocina durante toda la noche. Yo no soy de esas. Aunque «no es más que» una infusión, siempre existe la posibilidad de contaminación en todo aquello que ha estado en contacto con la tierra o de contaminación cruzada con cualquier cosa que se encuentre en la encimera, los utensilios o los tarros. Las bacterias se dan el festín padre cuando están a una temperatura de entre 4,5 y 60 °C (40-140 °F) que, como observarás, incluye claramente la temperatura de una habitación. Aunque es probable que unas pocas horas no lleguen a causar ningún problema, yo soy muy escrupulosa ante la idea de que estén más tiempo… toda la noche, por ejemplo. La refrigeración no altera en absoluto el proceso de extracción; en todo caso, puede realzarlo gracias al movimiento del agua al enfriar. En una infusión en frío de plantas, dependemos de hecho del movimiento del agua fría que se desplaza hacia el fondo del tarro para el proceso de extracción. Las infusiones frías se hacen mejor si suspendes la planta hacia la parte superior del tarro con una gasa de quesero, así que juega con ellas y deja que tu científico loco interior se divierta un poco. ¡Eso sí, acuérdate de hacerlo a una temperatura segura!

Amargos para el cerebro y la belleza

Los herboristas suelen señalar en cuanto te descuidas lo importante que es una buena digestión para disfrutar de una salud óptima. Uno de los recursos para mantenerla en plena forma es el humilde sabor amargo. Así es, «el sabor que no le gusta a nadie» es en realidad sumamente importante para la salud. Una pizca basta para preparar todo el proceso digestivo, desde la salivación en la boca hasta abajo... hasta abajo del todo. Así es, hasta la regularidad mejora con los amargos. La bacopa, que no es un adaptógeno sino un nootrópico (en el capítulo 5 encontrarás más información acerca de ellos), se añade a veces a los productos para el cabello y el cuerpo para aportarles más propiedades embellecedoras. También es conocida por su sabor picante y amargo.

El diente de león es quizá uno de los ejemplos más clásicos de amargo herbal y resulta muy eficaz para mantener al aparato digestivo en perfectas condiciones. Al igual que la ortiga, es una planta muy accesible porque es muy prolífica, para disgusto de los suburbanitas que aspiran a tener un césped perfecto. Por lo general son las raíces las que se emplean como amargo, pero las flores constituyen también un ingrediente poco habitual de lociones y jabones para el baño y el cuerpo. Sospecho que tanto el diente de león como la bacopa son unas plantas muy versátiles.

Dejando a un lado las divagaciones, estas dos hierbas se complementan muy bien. En esta receta se incluyen varios ingredientes para suavizar un poco el sabor. ¿Te va a desagradar muchísimo al principio? Sí. ¿Es bueno para tu cuerpo? Sí. Si tienes un poco de constancia, ¿te llegarás a acostumbrar al sabor? Posiblemente. ¡Dale una oportunidad y apúntate al amargo!

Elaboración

1. Introduce la raíz de diente de león y el extracto de bacopa en un tarro de vidrio.
2. Añade el pellizco de semillas de anís, la cáscara de naranja seca y unas rodajas de jengibre fresco.
3. Deja reposar en un lugar fresco y oscuro durante 2 semanas, cuela y embotella el extracto.
4. Toma unas gotas antes de cada comida. Sé valiente y póntelas directamente en la boca o échalas en un poco de agua y trágalas. Recuerda que lo que se pretende es que las saborees, aunque eso signifique diluirlas al principio.

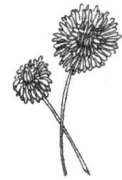

SE OBTIENEN 30 MILILITROS (1 ONZA)

- **15 gramos (½ onza) de raíz de diente de león**
- **15 gramos (½ onza) de extracto de bacopa**
- **Un pellizco de semillas de anís**
- **Cáscara de naranja seca**
- **2-3 rodajas de jengibre fresco pelado**

Gelée de belleza

La gelatina (y su pariente, el colágeno) alcanzan periódicamente gran difusión por diversas razones relacionadas con la salud, incluida su promoción como ingrediente alimentario que te pone en camino de conseguir un cabello, una piel y unas uñas más sanas. En realidad, el cuerpo descompone la gelatina y emplea sus componentes (aminoácidos) allí donde los necesita, por lo que no es como si pudieras absorberla entera y ponerla a trabajar directamente para embellecerte. No estaría mal, pero al menos sabrás que tu cuerpo la está utilizando para un trabajo importante.

La gelatina es relativamente escasa en la dieta moderna, aunque los caldos de huesos son una fuente tradicional. ¡Una forma más divertida de tomar un poco más es en postres!

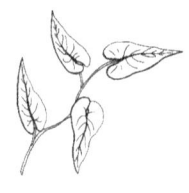

PARA 4 PERSONAS

2 tazas de zumo de arándanos rojos y granada (o de tu mezcla de bayas favorita)

2 paquetes (7 miligramos-¼ de onza) de gelatina en polvo o 2 cucharadas soperas de gelatina a granel

2,5 cucharaditas de extracto de He shou wu

3 cucharadas soperas de azúcar de caña granulada

Elaboración

1. Vierte el zumo en un cazo pequeño y espolvorea la gelatina por encima. No enciendas el fuego todavía. La gelatina necesita unos 5 minutos para «florecer» y empezar a absorber parte del líquido.

2. Al cabo de 5 minutos, enciende el fuego y calienta el zumo y la gelatina a fuego lento hasta que esta última esté totalmente diluida. Añade el extracto de He shou wu y el azúcar granulado y remueve con suavidad hasta que se hayan disuelto.

3. Vierte la mezcla en 4 cuencos e introdúcelos en el frigorífico. Cuando la gelatina enfríe, empezará a cuajar y a ponerse temblona (suele tardar unas 4 horas).

4. Cuando la gelatina esté lista, sirve los postres con fruta fresca o disfrútalos tal cual.

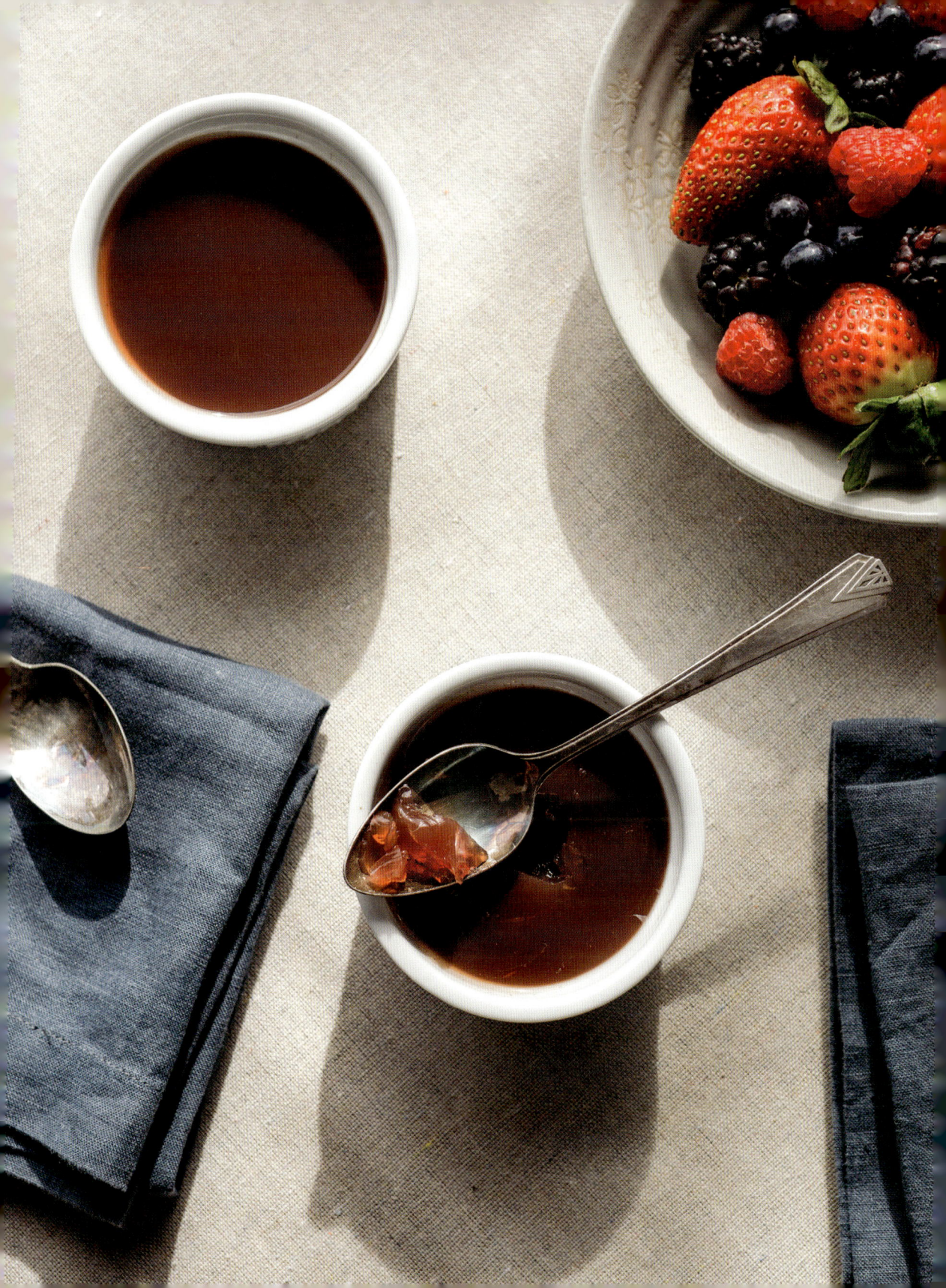

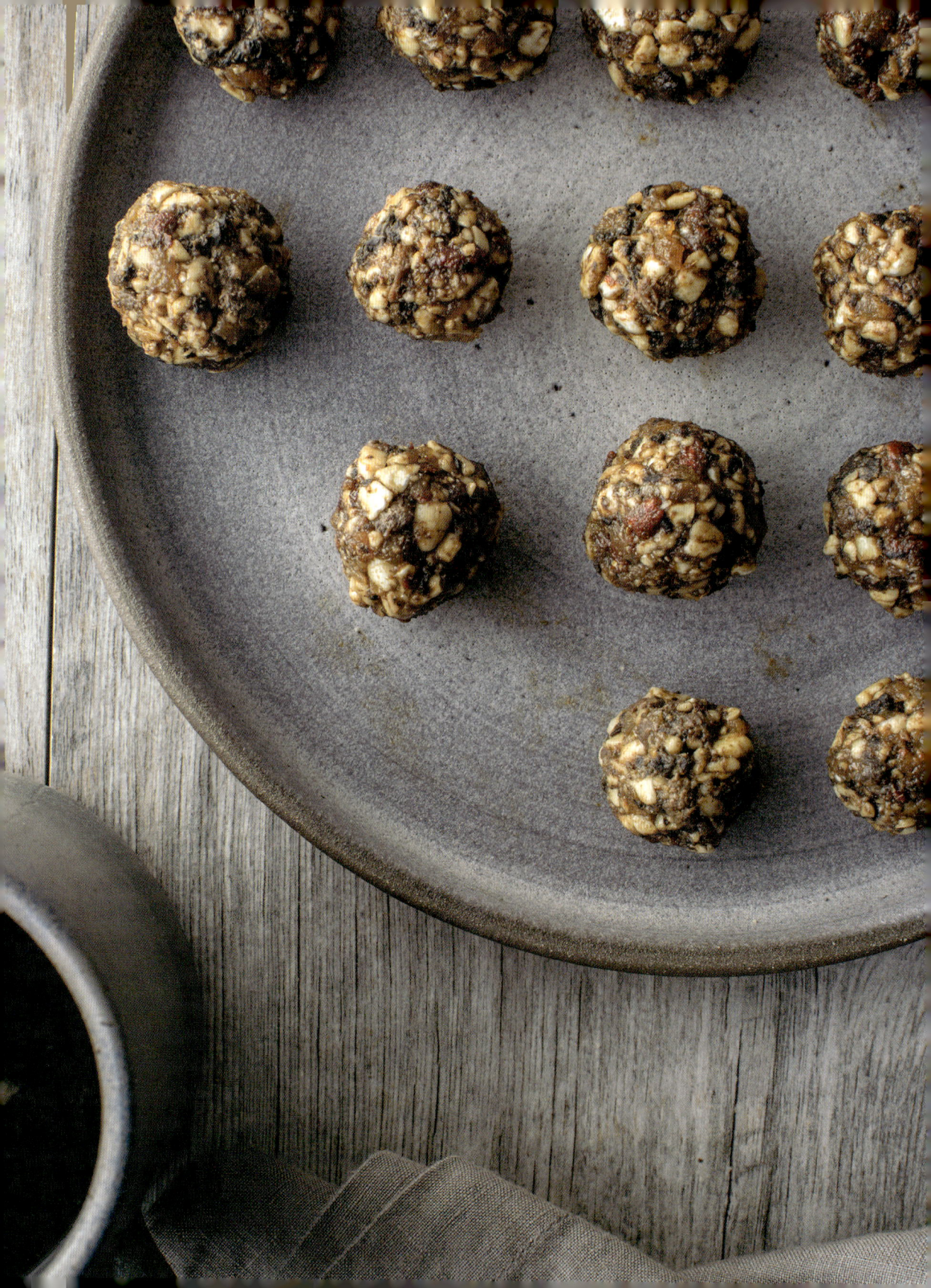

Bombones de goji y grosellero de la India

Estos sabrosos bomboncitos embellecedores están hechos exclusivamente a base de fruta y frutos secos y un poco de endulzante para que todo se quede bien pegadito. El goji y el grosellero de la India favorecen la salud de las venas, los capilares y la piel y el primero tiene también fama de ser bueno para los ojos.

Elaboración

1. Rehidrata las grosellas de la India dejándolas en remojo en un poco de agua durante toda la noche. Cuando están secas suelen ser muy duras, pero remojadas se ablandan y resultan más fáciles de trabajar.

2. Cuando las grosellas de la India hayan tenido la oportunidad de ablandarse, colócalas sobre un paño de cocina y dales unos golpecitos para eliminar el exceso de agua. Introduce los frutos secos y toda la fruta en el robot de cocina y tritúralos en trocitos diminutos. ¡Ten cuidado de no pasarte y convertirlo todo en una pasta!

3. Transfiere la mezcla de fruta y frutos secos a un bol mediano.

4. Riégala con la miel o el jarabe de arroz integral y amasa con las manos para mezclar bien.

5. Cuando la miel o el jarabe estén ya incorporados, ve formando bolitas con las manos.

6. Guárdalas en un recipiente hermético a temperatura ambiente o en el frigorífico. Refrigeradas pueden durar hasta dos semanas.

SE OBTIENEN 16 BOMBONES (8 RACIONES)

¼ de taza de grosellas de la India secas

1 taza de los frutos secos que elijas

¼ de taza de bayas de goji secas

¼ de taza de albaricoques secos

2 cucharadas soperas de miel o jarabe de arroz integral

Infusión ojos brillantes

La combinación de goji y crisantemo es muy clásica para reforzar la salud de los ojos, en ocasiones acompañada de otros ingredientes como las moras de morera. El goji es rico en carotenoides y todos recordamos lo bueno que se supone que es el betacaroteno de las zanahorias. El goji alivia los ojos secos, enrojecidos o llorosos y, según el uso tradicional, sirve incluso para trastornos oculares más graves. Estos mismos carotenoides y flavonoides que hacen que sea tan bueno para el dolor de ojos actúan también en casos de capilares frágiles e inflamación que se reflejan en la facilidad para tener hematomas y arañas vasculares.

El herborismo tradicional chino considera que las flores de crisantemo son refrescantes y que actúan específicamente sobre el hígado. Según la medicina tradicional china, este órgano está relacionado con los ojos, así que la combinación de goji y crisantemo resulta lógica según esta línea de pensamiento tradicional. Esta planta se considera también útil para combatir fiebres y dolores de cabeza.

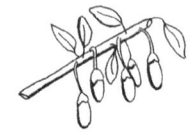

SE OBTIENE 1 TAZA

Medio litro (16 onzas) de agua

1-2 grosellas de la India

½ cucharadita de bayas de goji

1-2 flores de crisantemo

Elaboración

1. Pon el agua a calentar. Mientras tanto, introduce las grosellas de la India, las bayas de goji y las flores de crisantemo en un tarro de medio litro o de 1 litro (1 pinta-1 cuarto de galón).

2. Cuando el agua rompa a hervir, viértela sobre las flores y las bayas del tarro.

3. Deja reposar durante 10 minutos y cuela a una taza. Si lo deseas puedes añadir un poco de endulzante, pero es posible que con las bayas de goji ya haya adquirido el dulzor suficientemente.

4. Desecha las flores de crisantemo pero guarda las bayas para preparar alguna taza más. Asegúrate de guardarlas en el frigorífico y de usarlas en pocos días. Siempre que vayas a preparar otra infusión con ellas, añade flores de crisantemo nuevas.

El cultivo de los crisantemos

Los crisantemos son fáciles de cultivar siempre y cuando tengas en cuenta unas cuantas peculiaridades suyas. Son perennes, lo que significa que año tras año te darán una cosecha nueva de flores. Elige una variedad que las tenga blancas o de color amarillo pálido. Necesitan sol abundante, al menos cinco horas al día, y pueden tener problemas con los hongos si las hojas se mojan. Son muy apropiados para cultivar tanto en maceta como en el suelo. Cuando los riegues, debes colocar el recipiente en un plato con agua para que la tierra absorba la humedad o regar con mucho cuidado por debajo de las hojas. Si mojas las hojas y las flores, estas se pondrán marrones y se pudrirán (¡algo no muy conveniente si lo que quieres es hacer una infusión!) y las primeras criarán hongos. Recolecta las flores justo cuando acaben de abrirse y colócalas sobre una rejilla en un lugar a la sombra o a cubierto donde corra bien el aire para que se sequen.

Es probable que ya conozcas los crisantemos aunque quizá no supieras que tienen un pasado medicinal. *Chrysanthemum morifolium* se vende como planta de jardín por el colorido que despliega a finales de verano y en otoño. ¡Es muy fácil que hayas sido testigo de cómo se adueñaban del centro de jardinería! Las variedades más utilizadas en la medicina tradicional china tienen flores de color amarillo pálido o blanco, aunque los entusiastas de la jardinería se vuelven locos por las moradas, rojas y amarillo chillón.

Para esta mezcla uso grosellas de la India en lugar de moras de morera pero, si dispones de estas últimas secas, puedes probar a hacerla con ellas.

Mezcla de especias para un desayuno embellecedor

El goji y el He shou wu se reúnen, acompañados de un poquito de canela, en esta mezcla de especias muy fácil de hacer y que va muy bien con unas gachas de avena o un yogur a la hora del desayuno. La dosis es de hasta un cuarto de cucharadita.

El He shou wu se incluye a veces en los suplementos herbales porque tradicionalmente se ha empleado para combatir las canas prematuras. En el herborismo tradicional chino se clasifica como tónico renal. Aunque nuestra forma moderna de tratar los riñones se centra en la anatomía y en las responsabilidades fisiológicas, como ayudarlos a filtrar los desechos del cuerpo, según la perspectiva tradicional hacen mucho más que eso. Según ella albergan la esencia de la juventud y son los responsables de vigilar los factores que la indican, como la mente clara, el cabello lustroso y los huesos fuertes.

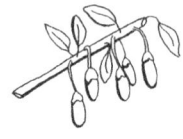

SE OBTIENEN 3 CUCHARADAS SOPERAS

1 cucharada sopera de bayas de goji en polvo

1 cucharada sopera de He shou wu en polvo

1 cucharada sopera de canela en polvo

Elaboración

1. Introduce las bayas de goji, el He shou wu y la canela en polvo en un tarro de vidrio pequeño.

2. Tapa el tarro y agítalo con suavidad para mezclar todos los ingredientes. Deja que se asienten en el fondo antes de volver a abrirlo.

3. Pon unas cucharaditas en un salero o déjalo todo en el tarro, como prefieras.

4. Ponle una etiqueta y guárdalo junto con las otras mezclas en el armario de las especias.

Legendario elixir dorado de belleza

La cúrcuma es la que aporta el color dorado al que hace referencia el nombre de esta receta. *Curcuma longa* es la cúrcuma que más conocemos en Occidente y la que vamos a emplear en esta ocasión. Tiene una larga tradición como especia culinaria. Contiene curcumina, una sustancia muy estudiada por su amplio abanico de propiedades saludables, pero sobre todo por sus proezas antioxidantes.

Aporta antioxidantes y otras sustancias que favorecen el lustre de la piel de dentro afuera (una piel dorada de dentro afuera). Ten cuidado de que no te caiga ninguna gota de este elixir en la cara mientras te lo llevas a la boca si no quieres estar durante un tiempo luciendo manchas amarillas. La cúrcuma se utiliza a veces en recetas tópicas de belleza pero, si tenemos en cuenta que también se emplea para teñir telas y que puede dar un tono amarillo a la piel, quizá sería mejor que usaras cúrcuma kasturi *(Curcuma aromatica)* si te entran ganas de experimentar con estas aplicaciones tópicas.

Por vía interna, ofrece una dosis saludable de curcumina que refresca la inflamación y aporta antioxidantes protectores que favorecen el brillo que proviene del interior. Como es bastante amarga, resulta más agradable de tomar como elixir con miel que directamente en extracto.

Si prefieres diluir el extracto en agua has de saber que la curcumina no es hidrosoluble. Puedes mezclar tu Legendario elixir dorado de belleza con un poco de aceite de sésamo, de leche o de leche de coco y eso te permitirá mezclar mejor la cúrcuma y te aportará grasas que faciliten su absorción en el organismo.

Elaboración

1. Mezcla los extractos de cúrcuma, bardana y He shou wu en un tarro de vidrio y añade la miel.
2. Agita unas cuantas veces para que la miel se disuelva y a continuación vierte el elixir en un tarro de vidrio ámbar.
3. Etiqueta y disfruta. Puedes usar entre 30 y 60 gotas hasta un máximo de 3 veces al día.

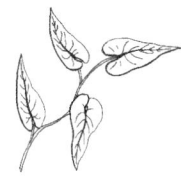

SE OBTIENEN 40 RACIONES

15 mililitros (½ onza) de extracto de cúrcuma

15 mililitros (½ onza) de extracto de bardana

15 mililitros (½ onza) de extracto de He shou wu

15 mililitros (½ onza) de miel

Ungir con aceite para favorecer la belleza y la salud

Abhyanga es el arte ayurvédico de darse masaje a uno mismo. Se dice que ungir todo el cuerpo con aceite es una práctica que ofrece muchos beneficios para la salud: mejora la piel y el tono muscular, ayuda a dormir mejor, facilita la circulación y nutre el cuerpo. Se cree que abhyanga es beneficioso para las tres doshas, pero sobre todo para las personas vata (las doshas son las descripciones ayurvédicas de los diferentes tipos corporales). Las personas vata tienden a ser delgadas, con piel seca y un temperamento indagador. Pueden tener un montón de energía nerviosa o pasar mucho tiempo pensando y reflexionando, por lo que una práctica como abhyanga les proporciona un ritual enraizante que les ayuda a nutrir la piel.

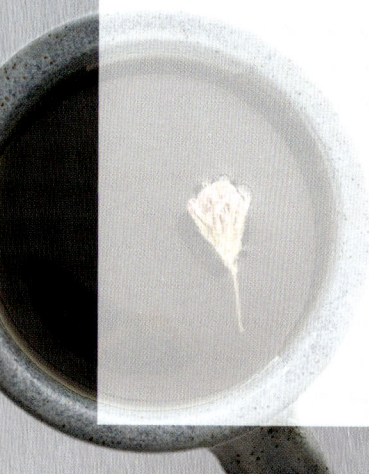

Aceite de satavar

Las raíces de satavar suelen considerarse candidatas al consumo por vía oral, pero también pueden emplearse por vía tópica. En el herborismo tradicional se macera el satavar en un aceite y se utiliza para tratar problemas de la piel. Esta planta posee sustancias antiinflamatorias y propiedades antiespasmódicas que pueden aportar aún más beneficios a la aplicación tópica, ya sea como parte de la rutina de cuidado facial o en un aceite corporal.

Elaboración

1. Introduce la raíz de satavar en polvo y el aceite portador, ya sea de sésamo o cualquier otro, en un tarro de medio o de un litro (1 pinta-1 cuarto de galón).

2. Introduce el tarro en una olla de cocción lenta y añade agua suficiente a la olla (no al tarro) para cubrirlo hasta la mitad.

3. Conecta la olla a baja temperatura y deja macerar el satavar en el aceite durante toda la noche.

4. A la mañana siguiente, apaga la olla y deja que el agua se enfríe hasta que esté a temperatura ambiente. Puedes dejarla todo el día, no hace falta que montes guardia esperando a que esté lista.

5. Cuando el aceite se haya enfriado, pásalo por un filtro de café para eliminar la planta pulverizada. Añade 3-5 gotas de tu aceite esencial favorito.

6. Embotella el aceite de satavar y guárdalo en un lugar fresco y oscuro. Si observas que al cabo de unas semanas cambia el olor y se pone rancio, deséchalo y prepara otro nuevo. Es posible que notes que empieza a tener un olor fuerte, a moho o picante, y eso será señal de que se ha enranciado.

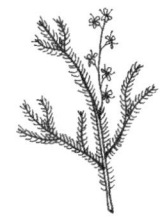

SE OBTIENEN APROXIMADAMENTE 240 MILILITROS (8 ONZAS)

- 30 gramos (1 onza) de raíz de satavar en polvo
- 270 mililitros (9 onzas) de aceite de sésamo o cualquier otro aceite portador que elijas
- 3-5 gotas del aceite esencial que elijas

Bebida de raíces antiojos de mapache

El exceso de cafeína puede favorecer la aparición de círculos oscuros debajo de los ojos y también de fatiga, dolores de cabeza cuando dejamos de tomarla y otras molestias. Como ya vimos en la receta de Amargos para el cerebro y la belleza de este mismo capítulo, el amargo diente de león es fabuloso para la digestión, y esta influye sobre el aspecto del rostro. La bardana, por su parte, ayuda al organismo a llevar a cabo sus rutinas normales de limpieza. Aquí tienes una bebida negra y amarga para esas mañanas en las que te apetece tomar algo que se parezca al café pero que no contenga cafeína y que le dé un empujoncito depurativo a tu cuerpo. Para esta receta es mejor usar leche vegetal y no de vaca. El resultado será más ligero y apropiado si la estás empleando como parte de una depuración.

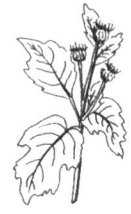

PARA 1 PERSONA

240 mililitros (8 onzas) de agua

½ cucharadita de raíz de bardana en trozos

½ cucharadita de raíz de diente de león tostada en trozos

Leche vegetal al gusto

Una pizca de canela molida o de especias de chai

El endulzante que prefieras

Elaboración

1. Pon a calentar los 240 mililitros (8 onzas) de agua. Mientras esperas, introduce los trozos de bardana y diente de león en un tarro de vidrio.

2. Cuando el agua rompa a hervir, viértela sobre las raíces y deja reposar durante 5 minutos. Cuela las raíces (y guárdalas para preparar otra taza).

3. Sirve la bebida de raíces en una taza y condiméntala con tu leche vegetal favorita, una pizca de especias y una cucharada de miel, jarabe de arce o néctar de agave.

¿Energía sin cafeína?

Quizá hayas oído a algunas personas anunciar el guaraná como algo que aporta energía sin cafeína. Por desgracia, esto no es más que otra leyenda «herbana». La responsable de las propiedades energizantes de la planta no es la guaranina… ¡sino la cafeína! Y no solo eso, sino que la concentración de cafeína en las semillas de este árbol sudamericano es muy alta. El café contiene aproximadamente un 2 por ciento de su peso en cafeína. ¡En el guaraná alcanza hasta un 5 por ciento!

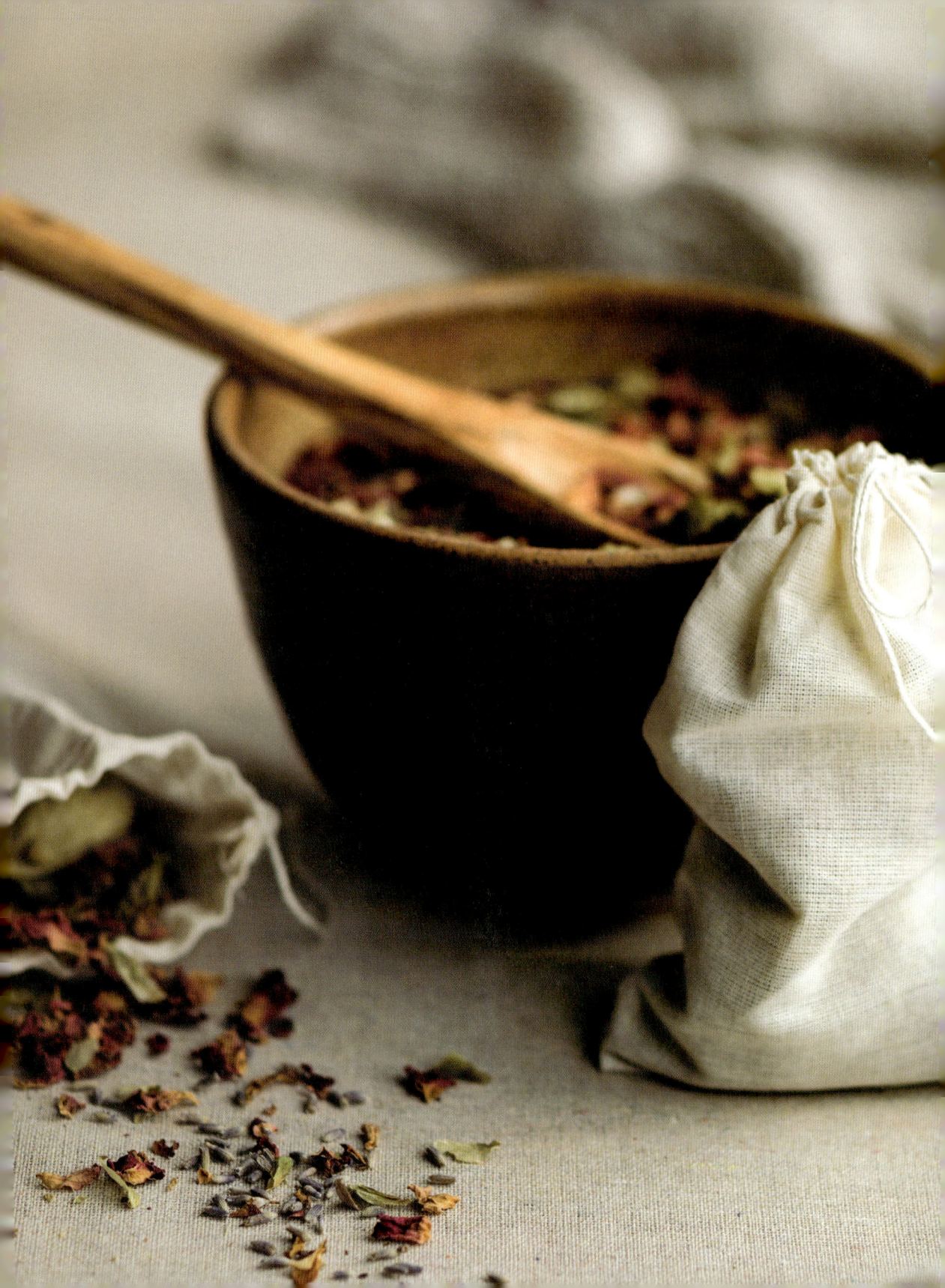

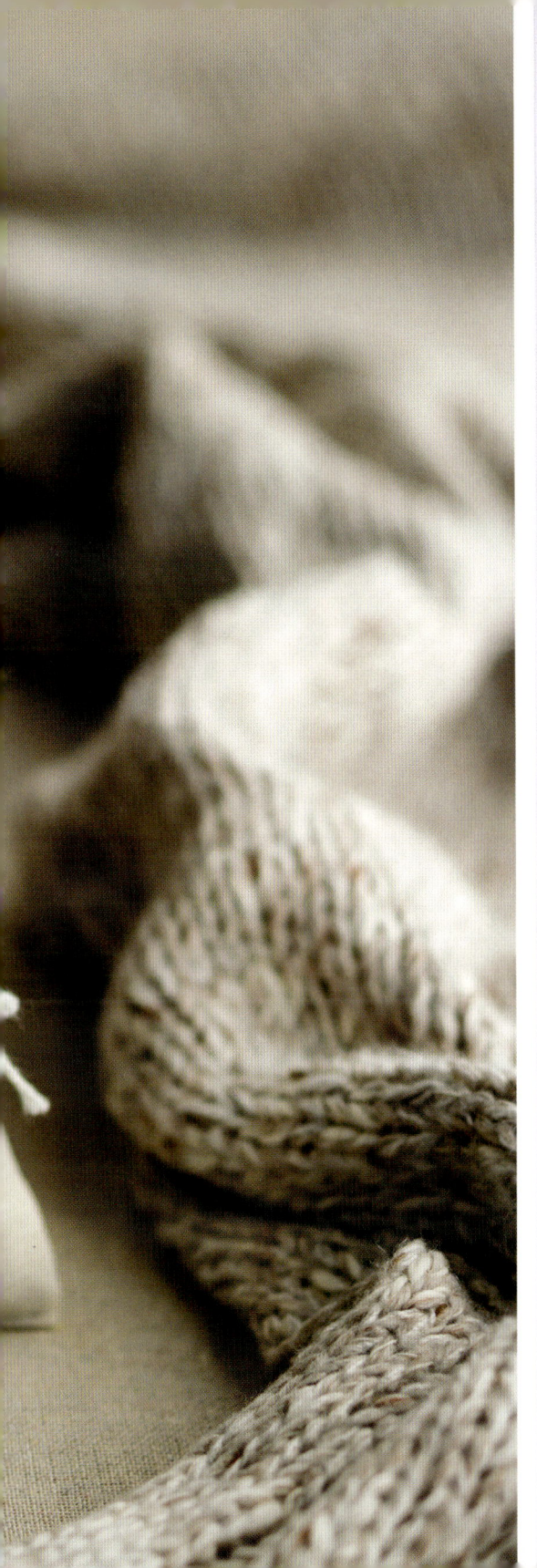

Conclusión: disfruta de los adaptógenos a diario

Espero que estas recetas te hayan permitido comprobar que los adaptógenos son unos complementos muy versátiles de la dieta y que, a la hora de incorporarlos a tus rutinas de salud, no hace falta que te limites a las cápsulas y a las botellitas de tintura. En lugar de plantearte la dieta sana como un protocolo rígido que no se debe saltar, considérala una serie de rutinas que puedes establecer para fomentar un estilo de vida saludable. Los adaptógenos no sustituyen a las necesidades básicas de una buena dieta, dormir lo suficiente y disponer de unas buenas habilidades para superar el estrés en momentos complicados, pero sí ayudan a reforzar la salud tanto en las épocas buenas como en las malas. Aquí tienes una serie de puntos que debes tener en cuenta cuando empieces a investigar los adaptógenos y la forma de incorporarlos a tu vida.

Los noes de los adaptógenos

- Los adaptógenos no satisfacen las necesidades básicas de tu cuerpo.
- No te pases; una cantidad excesiva de algo bueno puede ser mala.
- No uses adaptógenos sin hablar previamente con tu médico si sufres alguna dolencia crónica o estás tomando algún tratamiento.
- No uses adaptógenos durante el embarazo.

Los síes de los adaptógenos

- Incorpora los adaptógenos a un estilo de vida saludable y equilibrado.
- Disfruta de formas creativas de añadir los adaptógenos a tus rutinas.
- Prueba distintos adaptógenos y encuentra aquellos que mejor se identifiquen con tus necesidades de salud.
- Sé consciente de que tus necesidades de salud cambian con el tiempo; ajusta tus rutinas en consecuencia.

¡Espero que alcances la salud y el equilibrio de una forma gratificante y creativa!

Apéndice A: recursos y suministradores

Mountain Rose Herbs

Ofrece una amplia variedad de hierbas, infusiones, especias, suministros, utensilios y libros.

Recomendable sobre todo por su dedicación a las fuentes responsables y sostenibles y por su compromiso comunitario de apoyo a causas medioambientales.

www.mountainroseherbs.com

Bulk Herb Store

Un buen suministrador de ingredientes.

www.bulkherbstore.com

Strictly Medicinal Seeds

Maravillosa selección de plantas medicinales y semillas.

www.strictlymedicinalseeds.com

Elk Mountain Herbs

Ofrece muchos ingredientes herbales difíciles de encontrar, como semillas de ortiga al peso.

www.elkmountainherbs.com

Banyan Botanicals

Se centra en hierbas ayurvédicas.

www.banyanbotanicals.com

Starwest Botanicals

Un buen suministrador de todos los utensilios e ingredientes herbales básicos.

www.starwest-botanicals.com

Frontier Co-op

Por lo general, este suministrador ofrece solo hierbas al peso, pero puede ser un buen recurso si necesitas grandes cantidades.

www.frontiercoop.com

Gaia Herbs

Extractos y cápsulas de gran calidad.

www.gaiaherbs.com

Herbs Etc.

Otro suministrador de extractos y cápsulas de calidad con algunas fórmulas exclusivas.

www.herbsetc.com

Herb Pharm

Excelente suministrador de muchos extractos y fórmulas herbales diferentes.

www.herb-pharm.com

Baker Creek Heirloom Seeds

Fantástico suministrador de semillas de hierbas y verduras tradicionales.

www.rareseeds.com

Johnny's Selected Seeds

Ofrece semillas de hierbas y de verduras.

www.johnnyseeds.com

LocalHarvest

Conecta con herboristas y productores de hierbas para vender.

www.localharvest.org

Apéndice B: bibliografía

Hoffmann, David, FNIMH, AHG. *Medical Herbalism*. Rochester, Vermont: Healing Arts Press, 2003.

McBride, Kami. *The Herbal Kitchen*. San Francisco: Conari Press, 2010.

Tierra, Lesley, LAc, Herbalist, AHG. *Healing with the Herbs of Life*. New York: Crossing Press, 2003.

Winston, David, and Steven Maimes. *Adaptogens: Herbs for Strength, Stamina, and Stress Relief*. Rochester, Vermont: Healing Arts Press, 2007.

Wood, Matthew. *The Practice of Traditional Western Herbalism*. Berkeley, California: North Atlantic Books, 2004.

Wood, Matthew. *The Earthwise Herbal: A Complete Guide to Old World Medicinal Plants*. Berkeley, California: North Atlantic Books. 2008.

Yance, Donald, CN, MH, RH (AHG). *Adaptogens in Medical Herbalism*. Rochester, Vermont: Healing Arts Press, 2013.

Tabla de conversión del sistema imperial al métrico

EQUIVALENCIAS DE VOLUMEN

Medida de volumen imperial	Equivalente métrico
1/8 de cucharadita	0,5 mililitros
¼ de cucharadita	1 mililitro
½ cucharadita	2 mililitros
1 cucharadita	5 mililitros
½ cucharada sopera	7 mililitros
1 cucharada sopera (3 cucharaditas)	15 mililitros
2 cucharadas soperas (1 onza líquida)	30 mililitros
¼ de taza (4 cucharadas soperas)	60 mililitros
⅓ de taza	90 mililitros
½ taza (4 onzas líquidas)	125 mililitros
⅔ de taza	160 mililitros
¾ de taza (6 onzas líquidas)	180 mililitros
1 taza (16 cucharadas soperas)	250 mililitros
1 pinta (2 tazas)	500 mililitros
1 cuarto de galón (4 tazas)	1 litro (aproximadamente)

EQUIVALENCIAS DE PESO

Medida de peso imperial	Equivalente métrico
½ onza	15 gramos
1 onza	30 gramos
2 onzas	60 gramos
3 onzas	85 gramos
¼ de libra (4 onzas)	115 gramos
½ libra (8 onzas)	225 gramos
¾ de libra (12 onzas)	340 gramos
1 libra (16 onzas)	454 gramos

EQUIVALENCIAS DE TEMPERATURAS DE HORNO

Grados Fahrenheit	Grados Celsius
200 grados Fahrenheit	95 grados Celsius
250 grados Fahrenheit	120 grados Celsius
275 grados Fahrenheit	135 grados Celsius
300 grados Fahrenheit	150 grados Celsius
325 grados Fahrenheit	160 grados Celsius
350 grados Fahrenheit	180 grados Celsius
375 grados Fahrenheit	190 grados Celsius
400 grados Fahrenheit	205 grados Celsius
425 grados Fahrenheit	220 grados Celsius
450 grados Fahrenheit	230 grados Celsius

TAMAÑOS DE FUENTES DE HORNO

Imperiales	Métricos
Fuente redonda de 8 x 1,5 pulgadas	Molde redondo de 20 x 4 centímetros
Fuente redonda de 9 x 1,5 pulgadas	Molde redondo de 23 x 3,5 centímetros
Fuente de 11 x 7 x 1,5 pulgadas	Fuente de 28 x 18 x 4 centímetros
Fuente de 13 x 9 x 2 pulgadas	Fuente de 30 x 20 x 5 centímetros
Fuente rectangular de 2 cuarto de galón	Fuente de 30 x 20 x 3 centímetros
Fuente de 15 x 10 x 2 pulgadas	Fuente de 30 x 25 x 2 centímetros
Molde de pastel de 9 pulgadas	Molde de pastel de 22 x 4 o 23 x 4 centímetros
Molde desmontable de 7 u 8 pulgadas	Molde desmontable de 18 o 20 centímetros
Fuente de 9 x 5 x 3 pulgadas	Fuente estrecha de 23 x 13 x 7 centímetros
Cazuela de 1,5 cuarto de galón	Cazuela de 1,5 litros
Cazuela de 2 cuarto de galón	Cazuela de 2 litros

Listado de sinónimos

Achicoria (radicheta, escarola)
Aguacate (avocado, palta, cura, abacate, cupandra)
Aguaturma (pataca, tupinambo, alcachofa de Jerusalén, castaña de tierra, batata de caña)
Albaricoque (damasco, chabacano, arlbérchigo, alberge)
Alforfón (trigo sarraceno)
Alubias (judías, frijoles, mongetes, porotos, habichuelas)
Apio nabo (apionabo, apio rábano)
Arándanos rojos (cranberries)
Azúcar glas (azúcar glacé)
Azúcar mascabado (azúcar mascabada, azúcar moscabada, azúcar de caña)
Beicon (bacón, panceta ahumada)
Batata (camote, boniato, papa dulce, chaco)
Bayas asai (fruto palma murraco o naidi)
Bok choy (col china, repollo chino, pak choy)
Brócoli (brécol, bróculi)
Calabacín (zucchini)
Calabaza (zapallo, ayote, auyamas, bonetera)
Caqui (kaki)
Carambola (tamarindo, fruta estrella, cinco dedos, vinagrillo, pepino de la India, lima de Cayena, caramboleiro, estrella china)
Cebolleta (cebolla verde, cebolla de invierno, cebolla de verdeo, cebolla inglesa)
Chirivía (pastinaca, zanahoria blanca)
Cilantro (culantro, coriandro, alcapate, recao, cimarrón)

Col (repollo)
Colinabo (rutabaga, nabo de Suecia)
Desnatado (descremado)
Diente de león (achicoria amarga, amargón, radicha, panadero, botón de oro)
Echinacea (equinácea)
Frambuesa (sangüesa, altimora, chardonera, mora terrera, uva de oso, zarza sin espinas, fragaria, churdón)
Fresa (frutilla)
Gambas (camarones)
Guindilla (chile)
Guisante (arveja, chícharo, arbeyu)
Hierba de trigo (wheat grass)
Hierbabuena (batán, hortelana, mastranzo, menta verde, salvia, yerbabuena)
Jicama (nabo)
Judía verde (ejote, chaucha, vainita, frijolito, poroto verde)
Judías (frijoles, alubias, porotos, balas, caraotas, frejoles, habichuelas)
Linaza (semillas de lino)
Lombarda (col morada, col lombarda, repollo morado)
Mandarina (tangerina, clementina)
Mandioca (yuca, casava, tapioca)
Mango (melocotón de los trópicos)
Mantequilla (manteca)
Melocotón (durazno)
Menta (mastranto)
Mostaza parda (mostaza oriental, china o de India)
Nabo (rábano blanco)

Nectarina (briñón, griñón, albérchigo, paraguaya, berisco, pelón)
Nueces pecanas (nueces pacanas, nueces de pecán)
Papaya (fruta bomba, abahai, mamón, lechosa, melón papaya)
Patata (papa)
Pepino (cogombro, cohombro, pepinillo)
Pimentón (páprika, paprika, pimentón español)
Pimienta de cayena (chile o ají en polvo, merkén, cayena)
Pimiento (chile o ají)
Piña (ananá, ananás)
Pipas (semillas o pepitas de girasol)
Plátano (banana, cambur, topocho, guineo)
Plátano macho (plátano verde, plátano para cocer, plátano de guisar, plátano hartón)
Pomelo (toronja)
Quinoa (quínoa, quinua, quiuna, juba, jiura)
Requesón (queso blando)
Remolacha (betabel, beterrada, betarraga, acelga blanca, beteraba)
Rúcula (rúgula)
Salsa de soja (salsa de soya, shoyu)
Sandía (melón de agua, patilla, aguamelón)
Sésamo (ajonjolí, ejonjilí, ajonjolín, jonjolé)
Sirope (jarabe)
Tabasco (salsa picante)
Tomate (jitomate, jitomatera, tomatera)
Yaca (panapén, jack)
Zumo (jugo)

Índice temático

A

Abejas, Sazonador Vital de las, 223
Aceite con una gota de magia de hierbas de provenza y ashwagandha, 216-217
Aceite de masaje estimulante, 112-113
Aceite de oliva, 23
Aceite de satavar, 267
Aceite de sésamo, 23
Aceite estimulante para masaje, 112-113
Aceites de cocina con una gota de magia, 215-217
Adaptógenos
 almacenamiento, 19, 21, 175
 antecedentes de los, 35-73
 beneficios de los, 9-11, 17-18, 35-73, 271-272
 cambios en el cuerpo y, 17, 272
 combinar, 148
 comprender los, 9-11, 15-33
 cultivo de los, 42, 54, 64, 145, 191, 253
 disfrutar a diario de los, 18, 271-272
 dosificación de los, 18-19, 35-73, 229
 explicación de los, 9-11, 15-19
 frescura de los, 85
 fundamentos básicos de los, 13-33
 glosario, 35-73
 hierbas mohosas, 85
 investigaciones sobre los, 9-10, 16-18
 lista de, 35-73
 moler, 88
 para los niños, 19, 158
 para un estilo de vida saludable, 9-11, 17-18, 271-272
 precaución con los, 17-19, 158, 202, 272
 propiedades de los, 35-73
 pulverizar, 88
 recetas para el bienestar, 75-269
 recolección, 87, 95
 seguridad de los, 11, 17-19, 35-73, 158, 202, 272
 síes y noes de los, 272
 suministros para, 20-23, 27, 273-274
Agua carbonatada con lavanda y tulsi, 107
Agua fresca de tulsi, 104
Aguacate y pistachos, budín con especias para endulzar el ánimo, 121-122
Aguas con gas, 104-107
Albahaca sagrada (*Ocimum sanctum*), 36-37
Albahaca y granada con rodiola, Refresco de, 205
Albizia julibrissin (árbol de la seda), 38
Almacenamiento, consejos de, 19, 21, 175
Amargos para el cerebro y la belleza, 257
Antiojos de mapache, Bebida de raíces, 268
Arándanos rojos, Electuario de 230
Arándanos y ortiga, Batido de, 253
Arándanos y pera, láminas de Fruta de, 182-183
Árbol de la seda (*Albizia julibrissin*), 38
Árbol de la seda efervescente, 108
Arce y Jengibre, Elixir Inmunitario de, 174
Arce, Jarabe de, con maca y suma, 186
Arctium lappa (bardana), 42-43
Ashwagandha (*Withania somnifera*), 39-40
Asparagus racemosus (satavar), 70-71
Astrágalo (*Astrágalo membranaceus*), 41
Astragalus membranaceus (astrágalo), 41
Avellanas, chocolate, Delicias de coco con, 193
Ayurveda, 16, 58, 70, 92, 266

B

Baño que calma el espíritu, Mezcla para el, 92
Bardana (*Arctium lappa*), 42-43
Bardana, Salteado de, 162
Batatas asadas con romero, 150
Batido de arándanos y ortiga, 253
Bayas de goji con chocolate mexicano, 114
Bayas y astrágalo, Gominolas inmunitarias de, 170
Bayas y cerezas con tomillo para la hora de dormir, 99
Bayas y flores, Bebida embellecedora de, 255-256
Bebida de raíces antiojos de mapache, 268
Bebida embellecedora de bayas y flores, 255-256
Bebidas efervescentes herbales, 105-108
Belleza y el cerebro, amargos para la, 257
Belleza, *gelée* de, 258

Belleza, Legendario elixir dorado de, 265
Bienestar, recetas, 75-269. *Véanse también recetas concretas*
Bocaditos de higo, 119
Bocaditos de manteca de frutos secos para la hora de acostarse, 83-85
Bocaditos de Muesli, 187
Bombas de Pipas, 228
Bombones de goji y grosellero de la India, 261
Botellas de vidrio, 19
Brandy, 22
Brekhman, Israel I., 17
Budín de Chía, 133
Budín de pistachos y aguacate con especias para endulzar el ánimo, 121-122
Budín de Semillas de chía con matcha, melocotón y ginostemma, 136
Budín Supremo de chía y chocolate, 139
Buen descanso, Elixir del, 97

C

Cacao de canela y cordyceps, 173
Cafeína, 55-56, 109-111, 144, 207, 268-269
Cambios en el cuerpo, 17, 272
Canela y cordyceps, Cacao de, 173
Canela, Nueces acarameladas con eleutero y, 128-129
Capacidad de concentración, recetas para la, 125-151
   Batatas asadas con romero, 150
   Budín de chía, 133
   Budín de semillas de chía con gynostemma, 136
   Budín de semillas de chía con matcha, melocotón y gynostemma, 136
   Budín supremo de chía y chocolate, 139
   Cordial de moras para mentes brillantes, 149
   Jarabe y refresco de lavanda y schisandra, 147
   Manteca de pipas de girasol, 130-131
   Mezcla de té verde, 144
   Nueces acarameladas con canela y eleutero,128-129
   Ojimiel para genios, 137
   Pistachos con chile, lima y dang shen, 140
   Polvos y crema para untar el poder del dol, 132
   Pringue para el cerebro, 142-143
   Taza para pensar, 144
   Yogur de chía con frambuesas y rodiola, 135
   Yogur de chía, 135
Cápsulas, rellenar, 232
Centella asiática (*Centella asiatica*), 44-45
Centella asiática (centella asiática), 44-45
Cerebro y labelleza, amargos para el, 257
Cereza y frambuesa, Láminas de fruta de, 182-183
Cerezas y bayas con tomillo para la hora de dormir, 99
Chía y chocolate, Budín supremo de, 139
Chía, Budín de, 133
Chía, semillas de, 133
Chía, Yogur de, con frambuesas y rodiola, 135
Chile, lima y dang shen, Pistachos con, 140
Chocolate y chía, Budín de, 139
Chocolate, Trufas de maca y, 212
Chupitos para las supermujeres, 213
Chupitos para los superhombres, 227
Coco Delicias de, con arándanos rojos y naranja, 193
Coco, Delicias de, con chocolate y avellanas, 193
Coco, Delicias de, con yogur y fruta fresca, 194
Codonopsis pilosula (dang shen), 48
Comidas multicolores, 151
Corazón de león, sazonador, 245
Cordial de moras para mentes brillantes, 149
Cordyceps (*Cordyceps sinensis*), 46-47
Cordyceps sinensis (cordyceps), 46-47
Crataegus monogyna/oxyacantha (espino blanco), 51-52
Crema de naranja y suma, Elixir de, 242
Crisantemos, cultivo de los, 263
Cuencos de vidrio, 20, 27
Cuencos multicereales con astrágalo, 159
Cuencos para mezclar, 20, 27
Cultivares, 209
Cultivo, consejos para el, 42, 53, 64, 145, 191, 253
Culturistas, 243

D

Dang shen (*Codonopsis pilosula*), 48
Dang shen y espino blanco, Mezcla de, 190
Dang shen, cultivo del, 191

Dardymov, I.V., 17
Delicias de coco con arándanos rojos y naranja, 193
Delicias de coco con chocolate y avellanas, 193
Delicias de coco con yogur y fruta fresca, 194
Delicias de coco, 192-194
Delicias de fruta, coco y yogur, 194
Descanso, buen, Elixir del, 97
Días felices, Elixir de, 103
Dorado de belleza, Legendario elixir, 265

E
Electuario de arándanos rojos, 230
Eleutero (*Eleutherococcus senticosus*), 49-50
Eleutero y fresas, *Shrub* de, 164-166
Eleutero y limón, *gelee* de, 199
Eleutero, Extracto de a base de vinagre, 165
Eleutherococcus senticosus (eleutero), 49-50
Elixir de la vida amorosa, 220-221
Elixir de los días felices, 103
Elixir de suma y crema de naranja, 242
Elixir del buen descanso, 97
Elixir inmunitario de arce y jengibre, 174
Elixir sandman reserva, 89
Elixires, almacenamiento, 175
Embarazo, 202, 272
Emblica officinalis (grosellero de la India), 58-59
Embudos de vidrio, 26-33
Embudos, 26-33
Endulzar el ánimo, Especias para, 122

Energía y resistencia, recetas para mejorar tu, 177-199
Bocaditos de muesli, 187
Delicias de coco con arándanos rojos y naranja, 193
Delicias de coco con chocolate y avellanas, 193
Delicias de coco con togur y fruta fresca, 194
Delicias de coco, 192-194
Extracto de finseng, 195
Gelée de eleutero y limón, 199
Infusión de ortiga, 188
Jarabe de arce con maca y suma, 186
Láminas de fruta con rodiola, 181-183
Láminas de fruta de cereza y frambuesa, 182-183
Láminas de fruta de pera y arándanos, 182-183
Láminas de druta sencillamente de fresa, 182-183
Mezcla de dang shen y espino blanco, 190
Perdido en el campo (infusión nocturna), 188
Sal multiusos de semillas de ortiga, 184
Sal para el *superswitchel*, 197
Superswitchel, 196-197
Especias para endulzar el ánimo, 122
Especias para la hora de acostarse, 84
Especias, Bocaditos de higo con, 118-119
Espino blanco (*Crataegus monogyna/oxyacantha*), 51-52

Espino blanco y dang shen, Mezcla de, 190
Dang Shen y, 190
Estado de ánimo, Especias para endulzar el, 122
Estado de ánimo, Recetas para mejorar el, 101-123
Aceite de masaje estimulante, 112-113
Aceite de masaje, 112-113
Agua carbonatada con lavanda y tulsi, 107
Agua Carbonatada de tulsi, 107
Agua fresca de tulsi, 104
Aguacate y pistachos, Budín de, 121-122
Árbol de la seda efervescente, 108
Bayas de goji con chocolate mexicano, 114
Bocaditos de especias e higos para saborear el día, 118-119
Bocaditos de higo, 119
Budín de pistachos y aguacate con especias para endulzar el ánimo, 121-122
Elixir de los días felices, 103
Especias para endulzar el ánimo, 122
Infusión de enredadera y bayas, 109
Infusión de rooibos, 111
Leche con rodiola y rooibos, 110
Un poquito de miel calmante, 116
Estilo de vida saludable, 9-11, 17-18, 271-272
Estrés, alivio del, 78, 163, 203, 250, 271
Explosión de poder con palomitas de maíz, especias para, 241

Extracto de eleutero a base de binagre, 165
Extracto de ginseng, 195
Extracto de rodiola y schisandra, 79
Extracto para los que están hechos polvo, 163
Extractos, almacenamiento, 175
Extractos, elaboración, 22-33
Extractos glicerinados, elaboración, 142-143
Extractos herbales
   almacenamiento, 21
   elaboración, 22-33
   ingredientes para los, 22-23
   por maceración, 24-26, 143, 163, 238
   por percolación, 26-33, 97, 163, 207-208, 238

F
Flores y bayas, Bebida embellecedora de, 255-256
Flujos de energía, 179
Fo-ti (*Polygonum multiflorum*), 60-61
Frambuesa y cereza, Láminas de fruta de, 182-183
Fresa, Láminas de fruta de, 182-183
Fresas y eleutero, *Shrub* de, 164-166
Frito, Tentempié de plátano para la hora de acostarse, 96
Fruta, Jarabe de para el shrub, 165
Frutos secos para la hora de acostarse, Bocaditos de, 83-85
Frutos secos, manteca de, 84
Función inmunitaria, recetas para la, 153-175
   Cacao de canela y

cordyceps, 173
Cuencos multicereales con astrágalo, 159
Elixir inmunitario de arce y jengibre, 174
Extracto de eleutero a base de vinagre, 165
Extracto para los que están hechos polvo, 163
Gominolas inmunitarias de bayas y astrágalo, 170
Infusión instantánea de grosellero de la India y jengibre, 160
Jarabe de fruta para el shrub, 165
Jarabe de goji y saúco, 157
Salteado de bardana, 162
Shrub de fresas y eleutero, 164-166
Sopa de miso, 167-169
Sopa de pollo con fideos y miso, 169

G
Ganoderma lucidum (reishi), 68
Gelée de nelleza, 258
Gelée de eleutero y limón, 199
Genios, ojimiel para, 137
Ginseng americano (*Panax quinquefolius*), 53-54
Ginseng asiático (*Panax ginseng*), 55-56
Ginseng, Extracto de, 195
Glosario, 35-73
Glycyrrhiza glabra (regaliz), 66-67
Goji (*Lycium barbarum*), 57
Goji y grosellero de la India, bombones de, 261
Goji y saúco, Jarabe de, 157
Goji, Bayas de con chocolate mexicano, 114

Gominolas de bayas y astrágalo, 170
Gominolas Inmunitarias de bayas y astrágalo, 170
Green, James, 26
Grieve, Maud, 250
Grosellero de la India (*Emblica officinalis*), 58-59
Grosellero de la India y goji, Bombones de, 261
Gynostemma pentaphyllum (jiaogulan), 62

H
He shou wu (*Polygonum multiflorum*), 60-61, 236-237
Hechos puré, Extracto para los que están, 163
Herborismo tradicional chino, 53, 66-67, 68, 123, 177, 179, 236, 262-264
Hierbas. *Véase también* Adaptógenos
   almacenamiento, 19, 21, 175
   antecedentes de las, 35-73
   beneficios de las, 9-11, 17-18, 35-73, 271-272
   comprender las, 9-11, 15-33
   dosificación de las, 18-19, 35-73, 229
   frescura de las, 85
   glosario, 35-73
   hierbas mohosas, 85
   investigaciones sobre las, 9-10, 16-18
   para los niños, 19, 158
   propiedades de las, 35-73
   seguridad de las, 11, 17-19, 35-73, 158, 202, 272
Hierbas de provenza y ashwagandha, Aceite mágico de, 216-217
Higos, Miel de Satavar con, 206

Hobbs, Christopher, 42
Hoffmann, David, 38
Hojas de frambueso rojo, 210
Hojas y bayas, 210
Hombre de leyenda, Trufas del, 236-237
Hora de acostarse, Especias para la, 84

I
Infusión de enredadera y Bayas, 109
Infusión de prtiga, perdido en el campo, 188
Infusión de rooibos, 111
Infusión de setas y chai, 233
Infusión instantánea de grosellero de la India y jengibre, 160
Infusión masculina de chai y setas, 233
Infusión nocturna buena para ellos, 247
Infusión nocturna, recetas, 188, 247
Infusión nocturna, refrigerar, 256
Infusión ojos brillantes, 262
Infusiones
  Bebida embellecedora de bayas y flores, 255-256
  Infusión de enredadera y bayas, 109
  Infusión de morfeo, 86-87
  Infusión de rooibos, 111
  Infusión instantánea de grosellero de la India y jengibre, 160
  Infusión masculina de chai y setas, 233
  Infusión nocturna, 188, 247
  Infusión ojos brillantes, 262
  Leche con rodiola y rooibos, 110

Mezcla de té verde, 144
Taza para pensar, 144
Infusiones, elaboración, 20, 23, 92, 217
Infusiones, refrigerar, 256
Ingredientes, 22-23
Investigaciones, 9-10, 16-18

J
Jarabe de arce con maca y suma, 186
Jarabe de fruta para el shrub, 165
Jarabe de goji y saúco, 157
Jarabe y refresco de lavanda y schisandra, 147
Jardín nocturno, Saquitos del, 90
Jiaogulan (*Gynostemma pentaphyllum*), 62
Jiaogulan, cultivo del, 145

K
Kress, Henriette, 64, 65

L
Láminas de fruta con rodiola, 181-183
Láminas de fruta de cereza y frambuesa, 182-183
Láminas de fruta de pera y arándanos, 182-183
Láminas de fruta sencillamente de fresa, 182-183
Lavanda y schisandra, Refresco y jarabe de, 148
Lazarev, Nikolai V., 16
Leche con rodiola y rooibos, 110
Legendario elixir dorado de belleza, 265
Lepidium meyenii (maca), 63

Limón, *Gelée* de eleutero y, 199
Lycium barbarum (goji), 57

M
Maca (*Lepidium meyenii*), 63
Maca y chocolate, Trufas de, 212
Maca y suma, Jarabe de arce con, 186
Maca, batido fácil de, 219
Maceración, método de, 24-26, 143, 163, 238
Manteca casera de pipas de girasol, 130-131
Matcha y melocotón con dynostemma, Budín de semillas de chía, 136
Medianoche, Leche de, 80-81
Medicaciones, 18, 272
Medicamentos con receta, 18, 272
Medicina tradicional china, 16, 38, 41, 44-45, 46-48, 51, 55-57, 64-65, 68, 207, 262-264
Médico, consultar con el, 18, 52, 157, 187, 203, 272
Mejorar el sueño, recetas para, 77-99
  Bayas y cerezas con tomillo para la hora de dormir, 99
  Bocaditos de manteca de frutos secos para la hora de acostarse, 83-85
  Elixir del buen descanso, 97
  Elixir sandman reserva, 89
  Especias para la hora de acostarse, 84
  Extracto de schisandra y rodiola, 79
  Leche de medianoche, 80-81
  Mezcla para el baño que calma el espíritu, 92
  Mezcla para el baño, 92

Mezcla para una infusión de morfeo, 86-87
Néctar nocturno and tentempié de plátano frito para la hora de acostarse, 96
Néctar nocturno, 94, 96
Polvo para la leche, 81
Saquitos del jardín nocturno, 90
Tentempié de plátano frito para la hora de acostarse, 96
Mejorar la piel, recetas para la, 249-269. *Véase también* Recetas para el cabello, la piel y las uñas
Mezcla de dang shen y espino blanco, 190
Mezcla de especias para el desayuno, 264
Mezcla de especias para un desayuno embellecedor, 264
Mezcla de té verde, 144
Mezcla para el baño que calma el espíritu, 92
Mezcla para una infusión de morfeo, 86-87
Miel calmante, 116
Miel calmante, un poquito de, 116
Miel, 22
Miso, Sopa de, 167-169
Moho, 85
Moler, consejos para, 88
Moore, Michael, 26
Multicereales con astrágalo, Cuencos 159
Multiusos de semillas de ortiga, Sal, 184

N

Naranja, delicias de coco con, 193
Néctar nocturno y plátano frito para la hora de acostarse, Tentempié de, 96
Néctar nocturno, 94, 96
Nervinas, hierbas, 18, 39, 101-102
Niños, 19, 158
Nocturno, Néctar, 94, 96
Nootrópicas, plantas, 44, 102, 126-127, 142, 207
Normas de seguridad, 11, 17-19, 158, 202, 272
Nueces acarameladas con canela y eleutero, 128-129

O

Ocimum sanctum (albahaca sagrada), 36-37
Ojimiel para Genios, 137
Ollas y cuencos, 20, 27
Orégano y schisandra, Aceite de, 216-217
Ortiga (*Urtica dioica*), 64-65
Ortiga y arándanos, Batido de, 253
Ortigas, cultivo de las, 253

P

Palomitas de maíz, Explosión de poder con, 239-241
Palomitas de maíz, explosión de poder con, especias para, 241
Panax ginseng (ginseng asiático), 55-56
Panax quinquefolius (ginseng americano), 53-54
Pera y arándanos, Láminas de Fruta de, 182-183
Percolación, método, 26-33, 97, 163, 207-208, 238
Perdido en el campo (infusión nocturna), 188
Pfaffia paniculata (suma), 73
Picante de satavar, Aceite mágico, 216-217
Pila de compost, 161
Pipas de calabaza y suma, Batido de, 235
Pipas de Girasol, manteca de, 130-131
Pistachos con Chile, Lima y Dang shen, 140
Pistachos y aguacate con especias para endulzar el ánimo, Budín de 122
Plátano frito, Tentempié para la hora de acostarse, 96
Poción de damiana y zarzaparrilla, 238
Poción de rodiola, 207-208
Poción de zarzaparrilla y damiana, 238
Poder, Explosión de, con bolas de palomitas de maíz, 239-241
Pollo con fideos y miso, Sopa de, 169
Polvo para la leche, 81
Polvos y crema para untar el poder del sol, 132
Polygonum multiflorum (He shou wu), 60-61
Precauciones, 17-19, 158, 202, 272
Prensa francesa o de émbolo, 21
Preocupaciones sobre las hormonas, 202-203, 243, 246
Pringue para el cerebro, 142-143
Probióticos, 167, 213, 227
Pulverizar, consejos para, 88

R

Raíces, infusión de, 268
Raíces, recolección, 95
Recetas. *Véanse también recetas concretas* habilidades básicas para las, 23-24

ingredientes para las, 22-23
para el bienestar, 75-269
para la salud femenina, 201-223
para la salud masculina, 225-247
para mejorar el cabello, 249-269
para mejorar el estado de ánimo, 101-123
para mejorar el sueño, 77-99
para mejorar la concentración, 125-151
para mejorar la energía, 177-199
para mejorar la función inmunitaria, 153-175
para mejorar la piel, 249-269
para mejorar la resistencia, 177-199
para mejorar las uñas, 249-269
suministros para, 20-23, 27, 273-274
Recetas de belleza, 249-269
Véase también Recetas para el cabello, la piel y las uñas
Recetas para mejorar el cabello, la piel y las uñas, 249-269
Aceite de satavar, 267
Amargos para el cerebro y la belleza, 257
Batido de arándanos y ortiga, 253
Bebida de raíces antiojos de mapache, 268
Bebida embellecedora de bayas y flores, 255-256
Bombones de goji y grosellas de la India, 261
Gelée de belleza, 258
Infusión ojos brillantes, 262
Legendario elixir dorado de belleza, 265

Mezcla de especias para un desayuno embellecedor, 264
Recetas para mejorar las uñas, 249-269. *Véase también* Recetas para el cabello, la piel y las uñas
Recolección, consejos para la, 87, 95
Recursos, 222, 273-275
Refresco de granada y albahaca con rodiola, 205
Refresco de schisandra y lavanda, 147
Refrescos efervescentes herbales, 105-108
Regaliz (*Glycyrrhiza glabra*), 66-67
Reishi (*Ganoderma lucidum*), 68
Resistencia, recetas, 177-199. *Véase también* Energía y resistencia, recetas
Rodiola (*Rhodiola rosea*), 69
Rodiola y frambuesa, Yogur de chía con, 135
Rodiola y rooibos, Leche con, 110
Rodiola y schisandra, Extracto de, 79
Rodiola, granada y albahaca, refresco de, 205
Rodiola, Láminas de fruta con, 181-183
Rodiola, Poción de, 207-208
Romero, Batatas asadas con, 150
Rooibos y rodiola, Leche con, 110
Rose, Kiva, 64, 65

S
Sal multiusos de demillas de ortiga, 184
Sal para el superswitchel, 197

Salteado de bardana, 162
Salud femenina, recetas para la, 201-223
Aceite de hierbas de provenza y ashwagandha con una gota de magia, 216-217
Aceite de schisandra y orégano, 216-217
Aceites de cocina con una gota de magia, 215-217
Batido fácil de maca, 219
Chupitos para las dupermujeres, 213
Elixir de la bida smorosa, 220-221
Hojas de frambueso rojo, 210
Hojas y nayas, 210
Miel de datavar con Higos, 206
Poción de fodiola, 207-208
Refresco de granada y albahaca con Rodiola, 205
Sazonador vital de las abejas, 223
Trufas de maca y chocolate, 212
Salud masculina, recetas para la, 225-247
Batido de pipas de calabaza, 235
Bombas de pipas, 228
Chupitos para los superhombres, 227
Electuario de arándanos rojos, 230
Elixir de suma y crema de naranja, 242
Explosión de poder con bolas de palomitas de maíz, 239-241
Infusión masculina de shai y setas, 233

Infusión nocturna, 247
Poción de zarzaparrilla y damiana, 238
Sazonador corazón de león, 245
Suma y pipas de calabaza, Batido de 235
Trufas del hombre de leyenda, 236-237
Sandman reserva, elixir, 89
Saquitos del jardín nocturno, 90
Satavar (*Asparagus racemosus*), 70-71
Satavar con higos, Miel de, 206
Satavar, Aceite mágico picante de, 216-217
Saúco y goji, Jarabe de, 157
Sazonador corazón de león, 245
Sazonador para el desayuno, 264
Sazonador para la explosión de poder con palomitas de maíz, 241
Sazonador para palomitas de maíz, 241
Sazonador vital de las abejas, 223
Sazonador, Sal de semillas de ortiga, 184
Schisandra (*Schisandra chinensis*), 72
Schisandra chinensis (schisandra), 72
Schisandra y lavanda, Jarabe y refresco de, 147
Schisandra y orégano, Aceite de, 216-217
Schisandra y rodiola, Extracto de, 79
Semillas de chía con matcha, melocotón y gynostemma, Budín de, 136
Semillas de ortiga, dónde conseguirlas, 222

Semillas de ortiga, sal multiusos de, 184
Shrub de fresas y eleutero, 164-166
Shrub, Jarabe de fruta para el, 165
Sistemas del organismo, funcionamiento diario de los, 179
Sopa de miso, 167-169
Sopa de pollo con fideos y miso, 169
Sueño, importancia del, 77-78, 250, 271
Suma (*Pfaffia paniculata*), 73
Suma y crema de naranja, Elixir de, 242
Suma y los culturistas, la, 243
Suma y maca, Jarabe de arce con, 186
Suma y pipas de calabaza, Batido de, 235
Suministros, 20-23, 27, 273-274
Superhombres, chupitos para los, 227
Supermujeres, chupitos para las, 213
Superwitchel, 196-197
Superwitchel, Sal para el, 197

T
Tabla de conversión sistema imperial/sistema métrico, 276-277
Tabla de conversiones, 276-277
Tarros de vidrio, 21, 27
Taza para pensar, 144
Teteras, 21
Tónicos ayurvédicos, 39, 44, 58, 60, 80, 266
Trufas de maca y chocolate, 212
Trufas del hombre de leyenda, 236-237

Tulsi (*Ocimum sanctum*), 36-37
Tulsi y lavanda, Agua carbonatada con, 107
Tulsi, Agua fresca de, 104

U
Una gota de magia, aceites culinarios con, 215-217
Urtica dioica (ortiga), 64-65
Utensilios, 20, 27
Utensilios de cocina, 20-23, 27, 273-274
Utensilios para medir, 20, 27

V
Vida amorosa, Elixir de la, 220-221
Vidrio, Tarros de 21, 27
Vinagre de sidra, 22
Vinagre, Extracto de eleutero a base de, 165
Vodka, 22

W
Winston, David, 174
Withania somnífera (ashwagandha), 39-40
Wolff, Lise, 42

Y
Yance, Donald, 51
Yogur, Delicias de coco y fruta fresca con, 194
Yogur de chía con frambuesas y rodiola, 135

Z
Zarzaparrilla y damiana, Poción de, 238
Zhang Lu, 48

Acerca de la autora

Agatha Noveille es la fundadora del Common Branch Herb School, una escuela herbal popular que promueve el uso de las plantas medicinales como forma de salvaguardar la salud y la resiliencia de la comunidad. Además de tener su propio blog, *Indie Herbalist*, forma parte de un equipo de escritores de la Herbal Academy. Escribe con regularidad entradas para el blog *The Survival Mom* y ha publicado artículos en diversas revistas, páginas web y periódicos como mindbodygreen.com y la revista *From Scratch*. Reside en Dalton, Georgia (EE. UU.).

Gaia ediciones

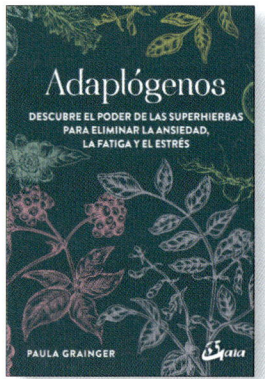

ADAPTÓGENOS

Descubre el poder de las superhierbas para eliminar la ansiedad, la fatiga y el estrés

PAULA GRAINGER

Adaptógenos te revela los últimos descubrimientos científicos sobre estas plantas asombrosas y te enseña a mejorar tu salud y bienestar incorporándolas a tu vida a través de deliciosos smoothies, bolitas energéticas, postres, tés, tónicos vigorizantes y eficaces elixires de belleza.

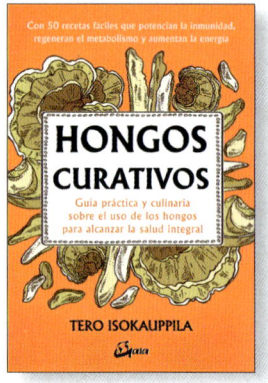

HONGOS CURATIVOS

Guía práctica y culinaria sobre el uso de los hongos para alcanzar la salud integral

TERO ISOKAUPPILA

En *Hongos curativos* descubrirás las diez variedades que mejor potencian la salud, desde las más conocidas, como el shiitake y las gírgolas, a las más exóticas, como el cordyceps y el tremella. Además, las recetas del libro te enseñan a tomar los hongos en comidas sencillas a lo largo de todo el día, desde el desayuno hasta la cena, y te descubren recomendaciones prácticas y trucos para que los incorpores a tus hábitos saludables diarios.

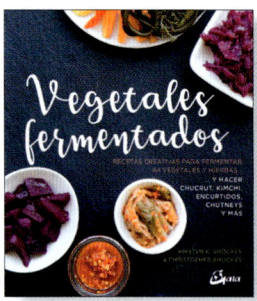

VEGETALES FERMENTADOS

64 vegetales y hierbas... y hacer chucrut, kimchi, encurtidos, chutneys y más

KIRSTEN K. SHOCKEY y CHRISTOPHER SHOCKEY

Con este libro dominarás las técnicas de elaboración de chucrut, kimchi, encurtidos y condimentos fermentados, y descubrirás cómo aplicar estos sencillos procesos para fermentar más de 60 verduras y hierbas frescas, e incluso algunas frutas.